Dr. Neal D. Barnard & Jennifer K. Reilly

DEN **KREBS** ÜBERLEBEN

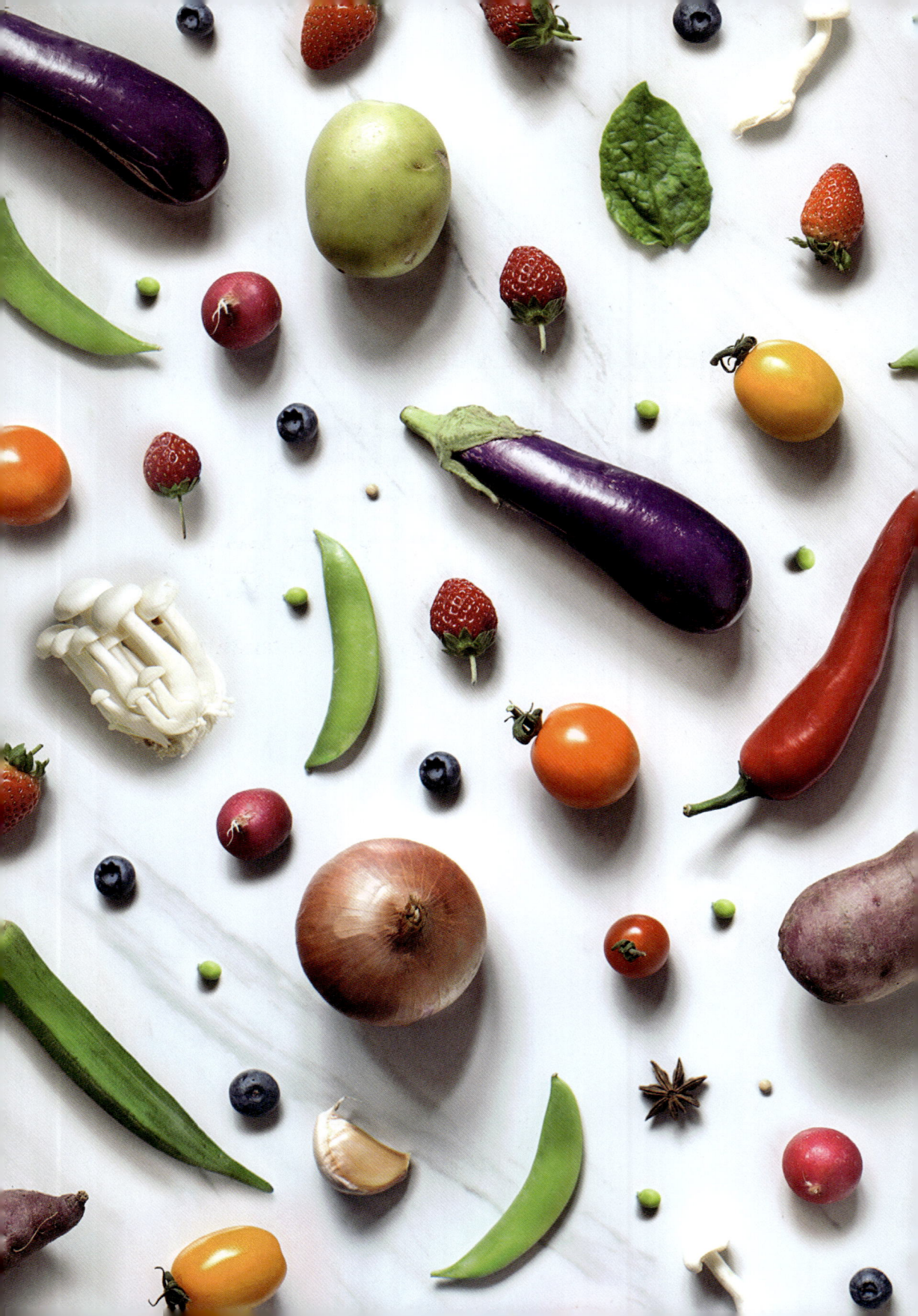

Dr. Neal D. Barnard & Jennifer K. Reilly

DEN **KREBS** ÜBERLEBEN

Mit gezielter Ernährung den Heilungsprozess unterstützen

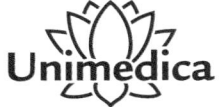

Unimedica

INHALT

REZEPTE

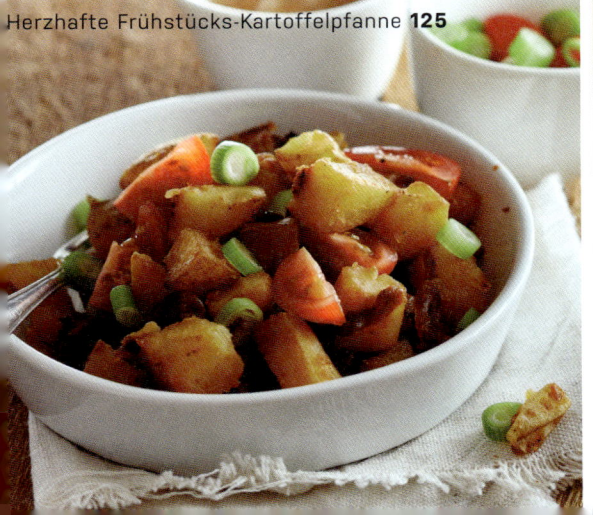

Herzhafte Frühstücks-Kartoffelpfanne **125**

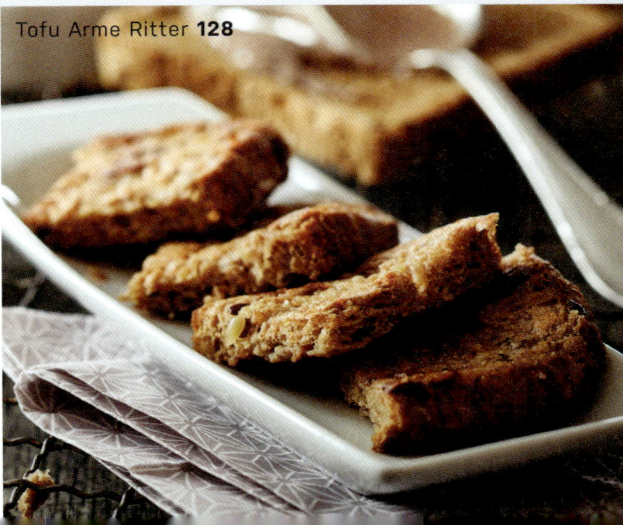

Tofu Arme Ritter **128**

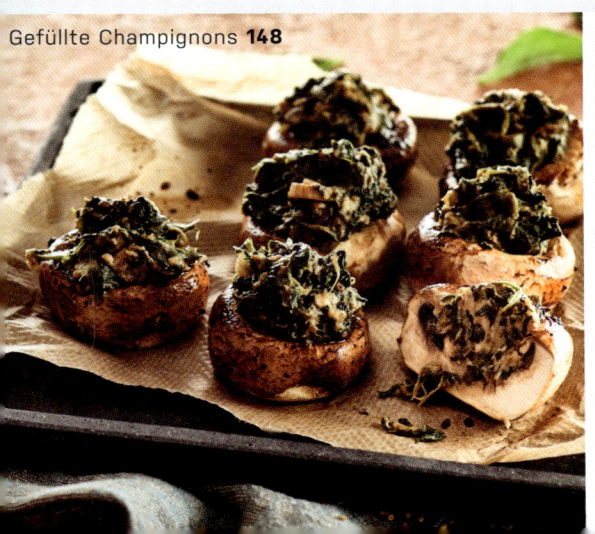

Gefüllte Champignons **148**

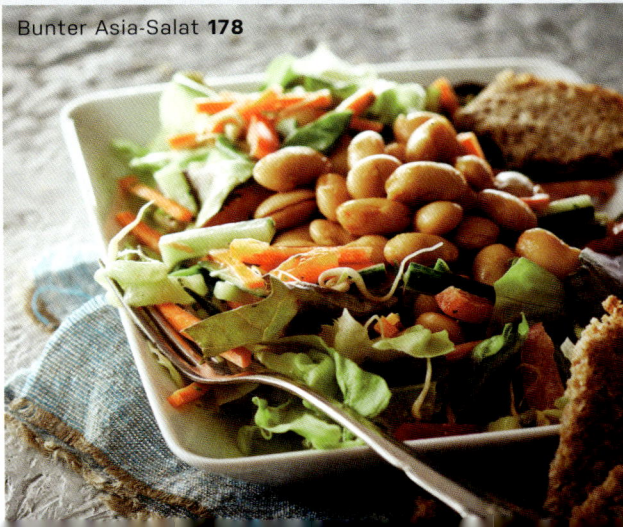

Bunter Asia-Salat **178**

GEMÜSE-BEILAGEN 221

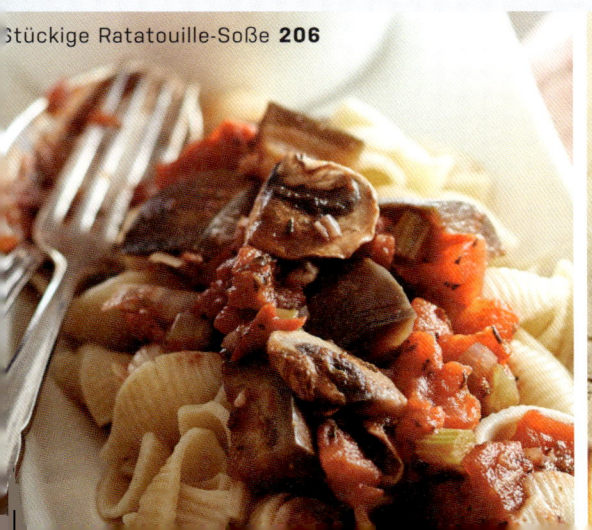

Stückige Ratatouille-Soße **206**

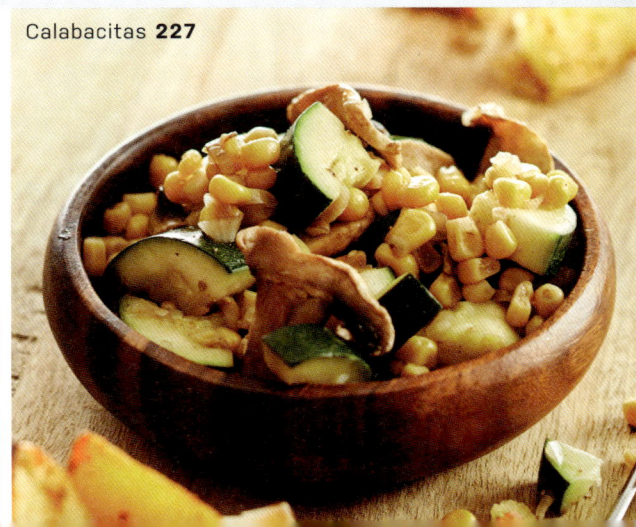

Calabacitas **227**

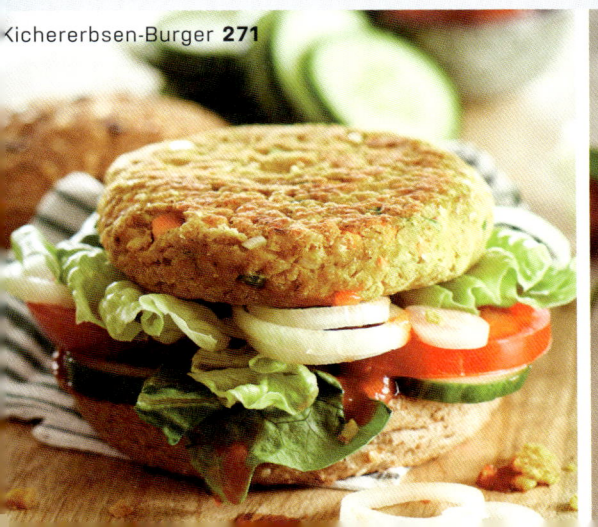

Kichererbsen-Burger **271**

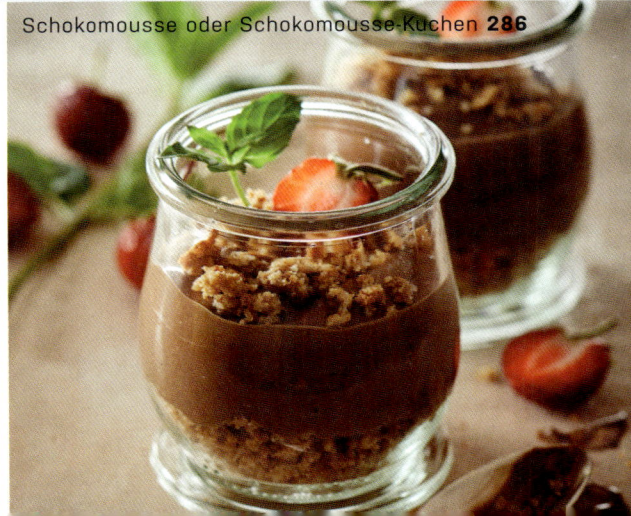

Schokomousse oder Schokomousse-Kuchen **286**

Den Krebs überleben wurde von Dr. Neal D. Barnard verfasst, unter Mitwirkung von Jennifer K. Reilly (Ernährungsberaterin) und Susan M. Levin (Master of Science, Ernährungsberaterin). Die Rezepte stammen von Jennifer Raymond (Master of Science, Ernährungsberaterin), unter Mitwirkung von Amy Lanon (PhD), Brie Turner-McGrievy (Master of Science, Ernährungsberaterin), Jennifer K. Reilly, Stephanie Beine (Ernährungsberaterin), Evelisse Capo und Brandi Redo. Dieses Handbuch wurde erstellt als Begleitmaterial für die »Food for Life« Koch- und Ernährungslehrgänge, die vom *Physicians Committee for Responsible Medicine* entwickelt wurden.

Es ist aber so detailliert, dass es sich auch losgelöst von diesen Kursen verwenden lässt. Das Buch wird Ihnen wichtige Einblicke geben in die Rolle der Nahrungsmittel bei der Krebsvorbeugung und der Krebsbekämpfung. Unser Ziel ist es, Sie über den Zusammenhang von Nahrungsmitteln und Gesundheit zu informieren. Dennoch kann dieses Buch ebenso wenig wie jedes andere eine individuelle ärztliche Betreuung oder Beratung ersetzen. Alle Arten der Krebsbehandlung, Ernährungsumstellungen eingeschlossen, müssen Ihre individuellen Bedürfnisse berücksichtigen. Falls Sie übergewichtig sind, irgendein anderes Gesundheitsproblem haben oder Medikamente einnehmen, sollten Sie sich mit Ihrem Arzt beraten, bevor Sie Ihre Ernährung oder Ihr Sportprogramm ändern, und die auf Sie zugeschnittenen medizinischen Ratschläge befolgen.

Es gibt viele Situationen, in denen eine Ernährungsumstellung dazu führt, dass auch die jeweilige Medikation angepasst werden muss. So brauchen z. B. Menschen mit Diabetes, Bluthochdruck oder hohen Cholesterinwerten nach einer Ernährungsumstellung oftmals weniger Medikamente. Sie sollten eng mit Ihrem Arzt zusammenarbeiten und Ihre Ernährung und Ihre Medikation so anpassen, wie es für Sie richtig ist.

Die Ernährungswissenschaft entwickelt sich ständig weiter. Wir möchten Sie deshalb dazu anhalten, auch andere Informationsquellen zu nutzen und auch einen Blick in die »Zusätzlichen Ressourcen« auf Seite 314 zu werfen.

Bei einer Ernährungsumstellung ist es wichtig sicherzustellen, dass Sie auch wirklich alle Nährstoffe aufnehmen, die Sie benötigen. Zu Ihrem Ernährungsplan gehört unbedingt Vitamin B$_{12}$, sei es in Form von Multivitamin-Präparaten, angereicherter Sojamilch, Zerealien oder direkt mit mindestens 5 Mikrogramm pro Tag.

WIR WÜNSCHEN IHNEN BESTE GESUNDHEIT!

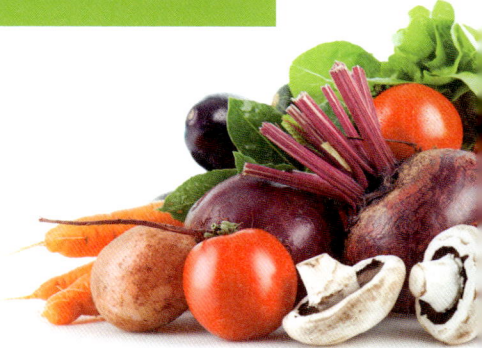

EINFÜHRUNG

NAHRUNGSMITTEL GEGEN KREBS

Wissenschaftler erforschen bereits seit vielen Jahren, wie das Ernährungsverhalten bei der Krebsprävention helfen, aber auch, wie es nach einer Krebsdiagnose die Überlebenschancen verbessern kann. Die Forschungsarbeiten sind noch längst nicht abgeschlossen, doch sind die bisher bekannten Ergebnisse bereits von außerordentlicher Bedeutung. Bestimmte Ernährungsmuster scheinen sich besonders günstig darauf auszuwirken, dass Menschen, bei denen Krebs diagnostiziert wurde, ein längeres und gesünderes Leben führen können. Andere Ernährungsmuster hingegen verstärken das Risiko und führen zu höheren Krebssterberaten.

Unser Ziel ist es, diese wissenschaftlichen Erkenntnisse in einfache, praktische Schritte zu übersetzen, die Sie in Ihrer eigenen Küche, im Lebensmittelgeschäft, im Restaurant oder an jedem anderen Ort, an dem Sie über Ihr Essen nachdenken, befolgen können. Diese Informationen haben wir in acht Kapitel eingeteilt, die grundlegende wissenschaftliche Erkenntnisse, Tipps zum Planen von Mahlzeiten und das Befolgen einfacher Schritte zu Hause umfassen. Darüber hinaus empfehlen wir in jedem Kapitel Rezepte auf dieser Grundlage. Einige Rezepte bieten mehrere gesundheitliche Vorteile; die besonders guten haben wir deswegen in mehrere Kapitel aufgenommen. Natürlich sind im Buch nicht nur Hinweise auf die Rezepte enthalten, sondern die Rezepte selbst (und mehr).

Bevor wir beginnen, noch ein Hinweis: Wenn wir uns die Rolle bestimmter Lebensmittel in Bezug auf Krebs genauer anschauen, werden sich einige Menschen vermutlich etwas unwohl fühlen. Wenn Lebensmittel das Krebsrisiko beeinflussen, fragen sie sich, bedeutet das, dass ich in irgendeiner Weise selbst die Schuld an meiner Krankheit trage? Hat das, was ich als Kind gegessen habe, zu diesem Problem geführt? Hängt Krebs mit unserer Kultur zusammen?

Es ist ganz natürlich, dass solche Gedanken in unseren Köpfen herumgeistern. Wir möchten Sie aber dazu ermutigen, die Schuldfrage gänzlich außen vor zu lassen. Tatsächlich kann sich Krebs auch bei einer sehr gesunden Lebensweise entwickeln. Und Sie kennen bestimmt auch Leute, die rauchen, sehr viel trinken und noch mehr essen, und trotzdem sehr alt werden. Leider ist es sehr leicht, an Krebs zu erkranken, und wir können nicht mit Sicherheit voraussagen, wen es treffen wird und wer davon verschont bleibt. Also konzentrieren wir uns nicht auf die Schuldfrage, sondern lieber darauf, welche Nahrungsmittel gut für Sie sind. Oder wie es der Golfspieler Jack Niclaus so schön formulierte: »Sie können sich den ganzen Tag lang den Kopf darüber zerbrechen, warum Sie den Ball in den Wald geschossen haben. Sie können aber auch einfach hingehen und ihn wieder herausholen.«

Die Forschung, die sich mit der Rolle von Lebensmitteln beim Überleben von Krebs beschäftigt, hat ihren Ursprung in Studien, die die Ursachen dieser Erkrankung erforschen. Als Wissenschaftler die Ernährungsweise von Menschen, die Krebs entwickelten, mit der Ernährungsweise von denen verglichen, die gesund blieben, entdeckten sie viele Faktoren, die das Krebsrisiko tatsächlich beeinflussten. Sie hatten dabei auch die Gelegenheit zu erforschen, wie verschiedene Ernährungsmuster das Überleben nach der Krebsdiagnose beeinflussen.

VIEL BALLASTSTOFFE, WENIG FETT

Es hat sich herausgestellt, dass viele Lebensmittel, die der Krebsentstehung vorbeugen, uns auch dabei helfen, diesen zu bekämpfen, wenn er zugeschlagen hat. Unter den wichtigsten Erkenntnissen, die durch die Forschung zutage getreten sind, ist die Tatsache, dass Lebensmittel die Hormone beeinflussen, die das Krebswachstum befeuern. Beispielsweise scheint eine ballaststoffreiche und fettarme Ernährungsweise die Östrogene zu reduzieren. Das wiederum senkt die Wahrscheinlichkeit, dass sich Krebszellen vermehren oder verbreiten.

Ballaststoffe sind ebenfalls wichtig, um Darmkrebs vorzubeugen, da sie dabei helfen, Abfallprodukte aus dem Körper heraus zu transportieren. Ballaststoffe scheinen außerdem die Immunfunktion zu unterstützen. Deshalb ist eine ballaststoffreiche pflanzliche Ernährung wichtig für die Krebsvorbeugung, für das Überleben von Krebs und generell für eine gute Allgemeingesundheit. In den Kapiteln 1 und 2 erfahren Sie, wie Sie fettarme und ballaststoffreiche Lebensmittel leicht in Ihren Speiseplan einbauen können.

GRÜNDE FÜR DAS VERMEIDEN VON MILCHPRODUKTEN

Typische Milchprodukte (Milch, Käse, Joghurt etc.) stecken voller Fett und Cholesterin. Wissenschaftler haben zudem herausgefunden, dass Milchprodukte eine bedeutende Rolle bei der Krebsentstehung spielen. Die Physicians' Health Study und die Health Professionals Follow-up-Studie der Harvard Universität ergab, dass Männer, die häufig Milchprodukte verzehren, ein höheres Prostatakrebsrisiko haben. Mögliche

Gründe für diesen Zusammenhang sind zum einem die Tendenz von Milchprodukten, die Produktion des *insulinähnlichen Wachstumsfaktors* (IGF-1) im Körper zu verstärken, und zum anderen der hohe Kalziumgehalt von Milchprodukten, der die Aktivierung von Vitamin D reduziert. Brust- und Eierstockkrebs wurden ebenfalls auf einen Zusammenhang mit dem Konsum von Milchprodukten untersucht. Glücklicherweise machen Soja-, Reis- oder andere Pflanzenmilch, Joghurt auf Pflanzenmilchbasis und andere Milchalternativen einen Ernährungsumstieg leicht, wie Sie in Kapitel 3 sehen werden.

AUF FLEISCH VERZICHTEN

Zahlreiche Studien haben gezeigt, dass Krebs häufiger in Gesellschaften auftritt, in denen viele fettreiche Lebensmittel, insbesondere aber Fleisch, verzehrt werden, und weitaus seltener in Ländern, in denen die Ernährungsweise auf Getreide, Gemüse und Obst basiert. Wissenschaftliche Erkenntnisse deuten darauf hin, dass dies zum Teil an den typischen Eigenschaften von Fleisch liegt, das im Gegensatz zu Obst und Gemüse reichlich Fett, aber keinerlei Ballaststoffe enthält. Darüber hinaus bilden sich beim Garen von Fleisch im Fleischgewebe häufig krebserregende Chemikalien namens *heterozyklische Amine*.

Je länger Fleisch gegart wird und je höher die Temperaturen dabei sind, umso mehr dieser giftigen Substanzen werden gebildet. In Kapitel 4 erfahren Sie, wie Fleisch und Krebsrisiko miteinander zusammenhängen, und ebenso, welche vegetarischen Proteinquellen fettarm, ballaststoffreich und voller krebsbekämpfender Nährstoffe sind.

KREBSKILLER IN PFLANZLICHEN UND IMMUNSTÄRKENDEN LEBENSMITTELN

Antioxidantien sind kraftvolle Krebskiller, die vor allem in Obst und Gemüse vorkommen. Sie helfen dabei, Schäden durch freie Radikale zu verhindern, die zur Entstehung von Krebs führen können. In Kapitel 5 sehen wir uns detailliert an, welche Gemüse- und Obstsorten eine hohe Konzentration schützender Substanzen enthalten. Die Hauptbotschaft lautet, *sehr großzügig mit einer abwechslungsreichen Auswahl an Obst und Gemüse zu sein*, wenn Sie Ihre Mahlzeiten planen. Studien haben eindeutig bewiesen, dass gemüse- und obstreiche Ernährungsweisen die Wahrscheinlichkeit reduzieren, Krebs zu entwickeln. Diese Studien weisen außerdem daraufhin, dass Krebsüberlebende, die mehr Obst und Gemüse essen, tatsächlich ein längeres krebsfreies Leben führen.

In Kapitel 5 gehen wir außerdem auf die Rolle des Immunsystems bei der Krebsbekämpfung ein. Vitamin C und Zink können dem Immunsystem dabei helfen, Krebszellen zu erkennen und zu zerstören. Fett- und cholesterinreiche Lebensmittel hingegen können die Funktion des Immunsystems beeinträchtigen. Studien haben gezeigt, dass Vegetarier eine ungefähr doppelt so hohe natürliche Killerzellaktivität (natürliche Killerzellen umschließen und zerstören Krebszellen) haben wie Nichtvegetarier.

EIN GESUNDES GEWICHT HALTEN

Die Gewichtskontrolle ist unabdingbar für die Abwehr chronischer Krankheiten. Studien haben gezeigt, dass dünnere Menschen weniger häufig Krebs entwickeln. Zusätzlich dazu kann der Verlust überflüssigen Gewichts die Überlebenschancen verbessern, wenn Krebs diagnostiziert wurde. Kapitel 6 geht genauer auf dieses Thema ein.

LEGEN SIE SOFORT LOS

Vieles in unserer Ernährung hilft uns dabei, gesund zu bleiben oder gesund zu werden, wenn wir mit Krankheiten kämpfen. Gemüse, Obst, Bohnen, Vollkorngetreide und viele weitere Lebensmittel werden bereits seit Längerem wissenschaftlich untersucht. Zwar hat die Wissenschaft noch nicht auf alles eine Antwort gefunden, doch verfügen wir bereits über genügend Informationen, um schon jetzt mit einer gesünderen Ernährungsweise zu beginnen.

Wir möchten Sie gleich am Anfang dazu ermuntern, nicht nur ein bisschen mit einigen wenigen Veränderungen Ihrer Ernährungsweise zu experimentieren. Wenn bei Ihnen oder einem Ihrer Lieben eine ernste Krankheit diagnostiziert wurde, ist es an der Zeit, von allem zu profitieren, was Ihnen eine gesunde Ernährungsweise bieten kann. So sehr wir uns auch einreden möchten, dass schon sehr kleine Veränderungen hilfreich sind, so ernüchternd ist es, dass ein bisschen weniger Fett hier und eine Portion Obst mehr da am Ende nur sehr wenig ausrichten können. Dies wurde durch Studien bestätigt, die versucht haben, durch die Ernährung Cholesterin, Diabetes, Bluthochdruck, Osteoporose, Gewichtsprobleme und viele andere gesundheitliche Probleme in den Griff zu bekommen. Aus diesem Grund werden wir Sie nicht mit halbgaren Ernährungsempfehlungen abspeisen. Stattdessen ermuntern wir Sie, gleich voll einzusteigen und in den Genuss des gesamten Spektrums all der Vorteile zu kommen, die diese Lebensmittel Ihnen bieten können. Sie werden Gefallen daran finden. Das Ausprobieren einer gesunden Ernährungsweise wird Ihnen wahrscheinlich nicht nur eine bessere Gesundheit einbringen, sondern Sie auch neue spannende Aromen, exotische Restaurants und einige der bemerkenswertesten Ecken Ihres Supermarkts kennenlernen lassen.

Ja, Sie werden sich auf dem Weg dorthin einigen Herausforderungen stellen müssen. Ein neues Rezept kann sich als sensationell herausstellen, aber auch voll danebengehen. Das ist beim Experimentieren so. Machen Sie sich darüber keine Gedanken. Sobald Sie herausfinden, was Ihnen am meisten hilft, werden Sie eine ganze neue Welt nahrhafter und energiespendender Lebensmittel und köstlicher Geschmacksaromen kennenlernen, und darüber hinaus ganz anders über Essen und Gesundheit denken.

AUFGABEN FÜR DIESE WOCHE

Der 3-3-3-Weg zum Umstellen Ihrer Ernährungsweise

Um gesunden Lebensmitteln drei Wochen lang treu zu bleiben – oder den Rest Ihres Lebens – müssen Sie kein Sternekoch sein. Tatsächlich wechseln die meisten von uns zwischen acht oder neun Lieblingsessen ab, die unser kulinarisches Repertoire ausmachen. Wenn Sie Ihren Speiseplan von Grund auf umgestalten, brauchen Sie daher nur acht oder neun *gesunde* Mahlzeiten, die Sie wirklich mögen. Sobald Sie diese entdeckt haben, sind Sie startklar und haben alles, was Sie brauchen.

PROBIEREN SIE FOLGENDES: Nehmen Sie sich ein Blatt Papier und schreiben Sie drei Gerichte auf, die Sie mögen und die bereits relativ fettarm sind und keine tierischen Produkte enthalten. Sie könnten z. B. Nudeln mit Tomatensoße, einen Bohnen-Reis-Burrito mit gegrilltem Gemüse, einen Gartensalat mit Kidneybohnen und einem fettarmen italienischen Dressing, ein Portobello-Sandwich mit gerösteten roten Paprikastreifen oder ein Gemüse-Chili mit Kräckern auf diesen Zettel schreiben.

Notieren Sie nun drei weitere Gerichte, von denen Sie glauben, dass diese sich leicht in pflanzliche und fettarme Versionen verwandeln lassen. Beispiele für solche Gerichte wären ein Gemüseeintopf anstatt Eintopf mit Fleischeinlage, ein Pfannenrührgericht mit Gemüse und ohne Fleisch, ein Taco-Salat mit verschiedenen Bohnen und Gemüsewürfeln statt Speck, oder ein Veggie-Burger statt eines Fleischburgers.

Am Ende schreiben Sie sich noch drei Gerichte auf, die Sie bisher noch nicht kannten, aber gern einmal ausprobieren möchten. Schauen Sie sich die Rezepte auf den Seite 242 bis Seite 277 an und suchen Sie sich aus, was Sie anspricht.

Wenn Sie mit dieser Übung fertig sind, haben Sie neun Gerichte, mit denen Sie arbeiten können, und damit gleichzeitig Ihr Problem gelöst. Natürlich gibt es noch unzählige weitere Lebensmittel und Rezepte zum Ausprobieren, aber mit Ihrer neuen Liste haben Sie nun schon eine gute Basis, um loszulegen.

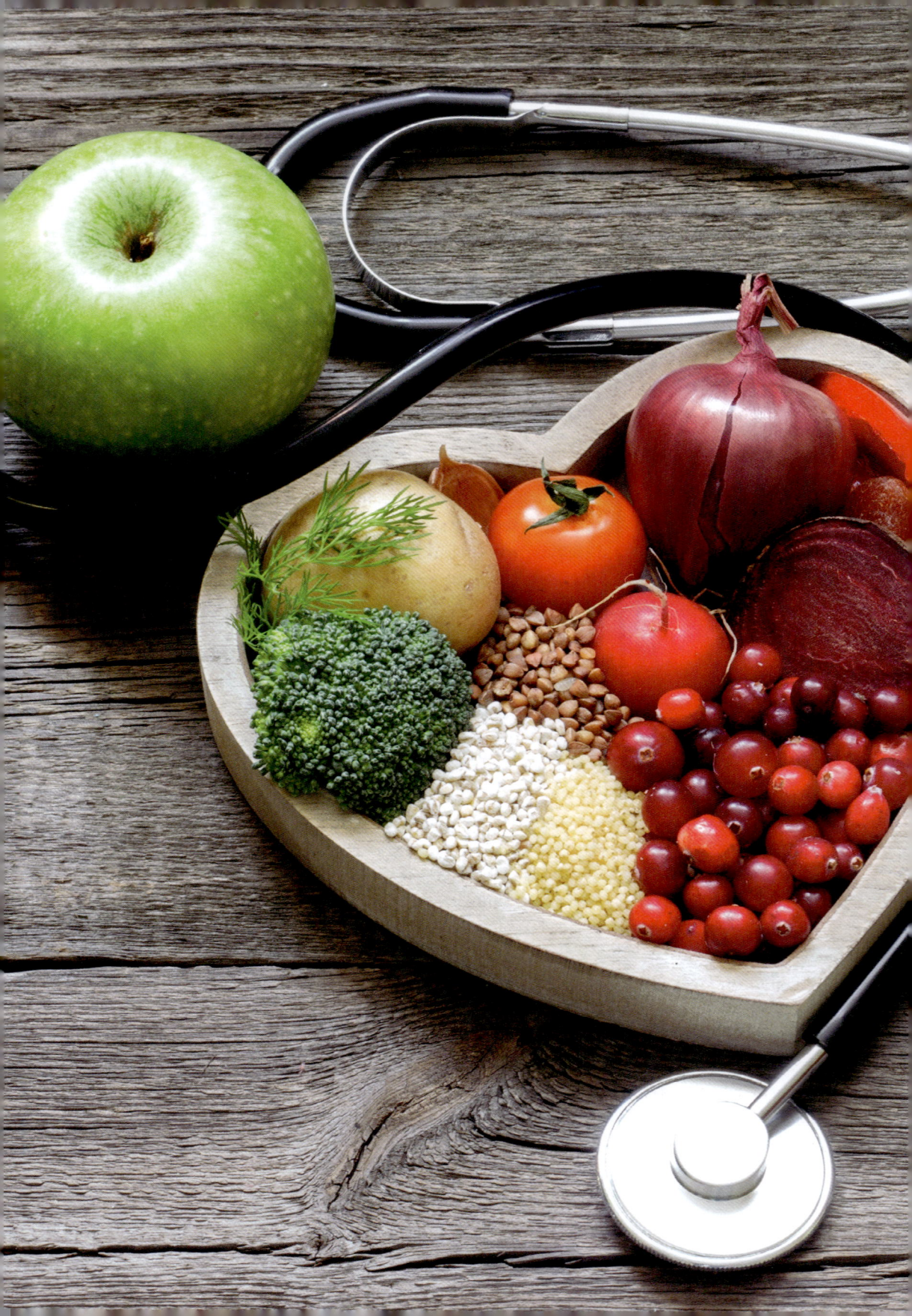

KAPITEL 1

PFLANZENBASIERTE ENERGIE TANKEN

Viele Forschungsteams haben sich bereits damit befasst, die Gesundheit verschiedener Bevölkerungsgruppen auf der ganzen Welt näher zu untersuchen. Ihre Hoffnung dabei ist es, herauszufinden, was die Ursachen von Krebs sind und wie man Krebs vorbeugen kann. Eine Studie nach der anderen hat dabei gezeigt, dass die Menschen, die sich pflanzenbasiert ernähren, auffällig geringe Krebsraten haben. Im ländlichen Asien und Afrika bestehen traditionelle Ernährungsweisen beispielsweise hauptsächlich aus Reis oder anderem Getreide, stärkehaltigem Gemüse, Obst und Bohnen. Die Menschen, die sich dort so ernähren, scheinen in der Regel nicht an Krebs zu erkranken. Wenn sie dennoch davon betroffen sind, scheinen sie bessere Überlebensraten vorzuweisen.

Wenn diese Bevölkerungsgruppen ihre traditionelle Ernährungsweise gegen eine typisch westliche Ernährung eintauschen – entweder, weil sie in ein anderes Land gezogen sind oder weil Fast-Food-Restaurants und andere westliche Produkte den Weg in ihr Land gefunden haben – ändern sich die Krebsraten abrupt. In Japan vollzog sich nach dem Zweiten Weltkrieg eine dramatische Veränderung der Ernährung. Traditionelle Reisgerichte wurden nach und nach durch Hamburger ersetzt. Milchprodukte, die vorher in Japan kaum bekannt waren, wurden schnell sehr beliebt. Die Kohlenhydrataufnahme sank, während der Fettkonsum erheblich stieg. Schnell begannen auch die Krebsraten zu steigen, wie auch die Raten von Übergewicht, Herzproblemen und anderen Krankheiten.

Auch wenn hierbei vielfältige Faktoren eine Rolle spielen, sollten wir uns einen wichtigen biologischen Fakt genauer ansehen: Fettreiche, ballaststoffarme, tierische Nahrungsmittel verstärken die Bildung von Hormonen, die ein Krebswachstum unterstützen. Genauer gesagt bringen Ernährungsweisen, die viel Fleisch, Milchprodukte und ähnliche Lebensmittel enthalten, den Körper dazu, mehr Östrogen zu produzieren. Östrogen ist der Obergriff für Hormone wie Östradiol, Östron und Östriol. Der Einfachheit halber bezeichnen wir sie in diesem Buch mit dem Oberbegriff »Östrogen«.

Dieses zusätzliche Östrogen erhöht das Krebsentstehungsrisiko im Brustgewebe und anderen Organen, die von den Sexualhormonen beeinflusst werden.

Um zu verstehen, wieso dies so entscheidend ist, denken Sie einmal kurz über die Rolle von Östrogen nach. Vereinfacht gesagt sorgt Östrogen dafür, dass etwas wächst. Wenn ein heranwachsendes Mädchen eine weibliche Figur entwickelt, merkt sie, wie durch das Östrogen ihr Brustgewebe wächst. Die Hormone lassen ebenso jeden Monat die Gebärmutterschleimhaut wachsen, da sich der weibliche Körper so auf eine mögliche Schwangerschaft vorbereitet.

Östrogen führt aber nicht nur dazu, dass gesundes Gewebe wächst. Es lässt auch die Krebszellen wachsen. Obwohl Wissenschaftler seit Langem wissen, dass Östrogene das Wachsen von Krebszellen nach deren Entstehung fördern, zeigen neuere Forschungsergebnisse nun auch, dass sie sogar den allerersten Schritt bei der Krebsentstehung auslösen können: die Mutation gesunder Zellen zu Krebszellen. Genauer gesagt verändern Enzyme im Körper die Östrogene so, dass diese Moleküle bilden, die die DNA beschädigen und so zu Krebs führen. Als Wissenschaftler bei einem Labortest etwas Östrogen auf Brustkrebszellen gaben, vermehrten sich diese rapide.[1] Eine der Hauptbehandlungsarten bei Brustkrebs besteht sogar darin, die Wirkung von Östrogen zu verringern (durch das Verabreichen von Medikamenten wie Tamoxifen, das die Östrogenaktivität blockiert).

An dieser Stelle kommt die Ernährung ins Spiel. Auch Essen kann die Wirkung von Östrogen beeinflussen, und zwar auf überraschende Weise. Wenn eine Frau beginnt, fettarm und ballaststoffreich zu essen, sinkt der Anteil an Östrogen in ihrem Blut nahezu sofort. In nur einigen Wochen sinkt die Östrogenmenge in ihrem Blut um 15 bis 50 Prozent.[2, 3] Sie hat immer noch genug Östrogen, um fruchtbar zu sein, aber dennoch weniger als vorher. Aus dem Blickwinkel der Krebsprävention ist das eine gute Sache, denn es bedeutet, dass das Krebszellwachstum weniger stark stimuliert wird.

Dasselbe Phänomen trifft auch auf Männer zu. Auch sie haben Östrogen im Blut, wenn auch wesentlich weniger als Frauen. Krebsforscher vermuten seit langem, dass sowohl Östrogen wie auch Testosteron (das »männliche Hormon«) bei der Entwicklung von Prostatakrebs eine Rolle spielen. Wenn Männer ihren Fettkonsum einschränken und dafür mehr Ballaststoffe essen, sinkt in der Regel beides: die Östrogen- und die Testosteronmenge im Blut. Keine Sorge, diese Umstellung wird Sie keinen Deut weniger männlich machen. Was weniger wird, sind die Hormone, die ein Entstehen von Prostatakrebs stimulieren.

> »Lebensmittel, die fettreich und ballaststoffarm sind, tendieren dazu, die Hormonaktivität von Östrogen und Testosteron zu verstärken – und das fördert die Krebsentstehung.«

Wegen dieser und anderer Erkenntnisse empfehlen viele Wissenschaftler, um Fleisch, Milchprodukte, frittierte Speisen und anderes fettiges Essen einen großen Bogen zu machen, da dies das Krebsrisiko wahrscheinlich verringern kann. Sie müssen sich aber darüber im Klaren sein, dass Sie, um Ihr Krebsrisiko zu verringern oder die Erkrankung wirkungsvoll zu bekämpfen, Ihre Ernährung völlig umstellen müssen. Studien haben gezeigt, dass leichte Änderungen der Ernährungsweise wenig oder gar nichts bewirken. Im Rahmen der »Women's Health Initiative«-Studie wurden 25.000 Frauen in der Interventionsgruppe dazu gebracht, sich acht Jahre lang fettarm zu ernähren (mit einem Ziel von höchstens 20 Prozent Fett bei der Nahrungsaufnahme).[4] Da sie aber weiterhin natürlich fettreiche Fleisch- und Milchprodukte verzehrten, fiel es den Teilnehmerinnen schwer, bei dem gesetzten Ziel zu bleiben. Es machten sich daher auch keine wesentlichen Anzeichen eines verringerten Krebsrisikos bemerkbar. Am Ende der Studie lagen diese Frauen bei durchschnittlich 29 Prozent konsumiertem Fett, während die Kontrollgruppe im Vergleich dazu bei 35 Prozent konsumiertem Fett lag. Dieser moderate Unterschied drückte sich in nur kleinen Veränderungen bei der Reduzierung des Brustkrebsrisikos aus.

Dennoch brachte diese Studie einige Lichtblicke zu Tage. Das Risiko PR-negativer Tumore sank um 30 Prozent. Die Frauen, die ihren Fettkonsum am stärksten reduziert hatten, erreichten zudem einen deutlicheren Rückgang ihres allgemeinen Krebs-erkrankungsrisikos um bis zu 20 Prozent. Größere Studien mit US-amerikanischen Frauen haben gezeigt, dass moderate Veränderungen des Fettkonsums das Brust-krebsrisiko nicht beeinflussen. Es spricht sehr viel dafür, dass die Änderung der Ernährungsweise sehr umfassend sein muss, um sich effektiv auszuwirken.

Jedenfalls bestätigt die Forschung, dass die Ernährung eine deutliche Wirkung hat – nicht nur, was die Krebsprävention, sondern auch was das Überleben von Krebs betrifft. Brustkrebspatientinnen, die sich fettarm ernähren, leben in der Regel wesentlich länger. Wissenschaftler der State University of New York in Buffalo untersuchten die Ernährungs-weisen von 953 Frauen, bei denen Brustkrebs diagnostiziert worden war. Sie begleiteten die Probandinnen über einen bestimmten Zeit-raum, um herauszufinden, welchen Frauen es damit gut erging und welchen nicht. Die Ergeb-nisse waren bemerkenswert. Das Sterberisiko erhöhte sich pro 1.000 Gramm Fett, das die Frauen pro Monat verzehrten, um 40 Prozent.[5]

Doch was heißt das aus praktischer Sicht? Folgendes: Wenn Sie das gesamte Fett aus einer typisch westlichen Ernährung im Verlauf eines Monats zusammenrechnen, und dann mit der

Fettmenge vergleichen, die eine fettarme, rein vegetarische Ernährung enthält, würde dies pro Monat einen Unterschied von etwa 1.500 Gramm ergeben.

> **»Das Sterberisiko erhöhte sich pro zusätzlichen 1.000 Gramm Fett, das die Frauen pro Monat verzehrten, um 40 Prozent.«**

Wenn diese Studienergebnisse sich bestätigen, würde dies für die Patientinnen, die sich typisch westlich ernähren, ein um 60 Prozent höheres Sterberisiko bedeuten.

Mehrere andere Studien kamen mehr oder weniger zu denselben Ergebnissen: Frauen mit Brustkrebs, die fettigere Sachen essen – Fleisch, Milchprodukte und frittierte Speisen – haben nicht nur ein größeres Risiko, dass der Krebs wieder auftritt, sondern erkranken tatsächlich auch häufiger erneut daran als die Frauen, deren Ernährung auf fettärmeren Lebensmitteln basiert – Gemüse, Obst, Vollkorngetreide und Bohnen.[6] So angsteinflößend solche wissenschaftlichen Erkenntnisse auch sein mögen, sie zeigen uns doch Wege auf, wie der Bedarf zukünftiger Behandlungen reduziert und die Wahrscheinlichkeit erhöht werden kann, ein Leben ohne Krebs zu führen.

Ähnliche Ergebnisse liegen auch für Prostatakrebs vor. Männer, die sich gesünder ernähren, d. h. mehr Gemüse, Obst und andere fettarme, pflanzenbasierte Lebensmittel essen, haben ein geringeres Risiko, an Krebs zu erkranken, und bessere Chancen, Krebs zu überleben, falls er doch zuschlägt.[7, 8]

HÜHNCHEN IST KEIN GEMÜSE

Viele Leute versuchen, das Fett in ihrem Essen zu reduzieren, indem sie von Rindfleisch auf Hühnerfleisch umsteigen. Leider enthält Hühnerfleisch aber fast genauso viel Fett wie Rindfleisch. Wie Sie in Tabelle 1 sehen, enthält das magerste Rindfleisch etwa 28 Prozent Fett (Prozentanteil der Kalorien). Das magerste Hühnerfleisch – Hühnerbrust ohne Haut, ohne zusätzliches Fett zubereitet – schlägt mit 24 Prozent Fett nicht viel besser zu Buche. Bei Fisch variiert der Fettanteil je nach Art. Einige liegen unter, andere über dem Fettanteil von Hühnerfleisch. Die wirklich fettarmen Lebensmittel aber sind eine wahre Klasse für sich: Bohnen, Gemüse, Obst und Vollkorngetreide sind allesamt fettarm und, wie wir in den folgenden Kapiteln sehen werden, reich an Vitaminen, Mineralien und gesunden Ballaststoffen. Wenn Sie oder Ihre Lieben versuchen, weniger Fett zu essen, hilft Ihnen der Wechsel von Rind- zu Hühnerfleisch nicht wesentlich weiter. Wenn Ihr Essen aber zukünftig aus Vollkorngetreide, Bohnen, Gemüse und Obst besteht, haben Sie den effektivsten Weg gefunden, überflüssiges Fett einzusparen.

Lassen Sie uns dieses Thema mit den Ergebnissen eines überraschenden Experiments an der *University of California* in Los Angeles beschließen.

TABELLE 1 *Fett in Lebensmitteln*

LEBENSMITTEL	PROZENTANTEIL DER KALORIEN AUS FETT
Atlantischer Wildlachs	40
Rindfleisch, Keule, mager	28
Hühnerfleisch weiß, ohne Haut	22
Thunfisch, weiß	21
Brokkoli, roh	10
Reis, Naturreis	7
Bohnen, weiße	4
Linsen	3
Apfel	3
Orange	3

Quelle: US Department of Agriculture, Agricultural Research Service, Nutrient Data Laboratory. USDA National Nutrient Database for Standard Reference, Freigabe der 28. Fassung, aktuell vom 17.05.2016. Abrufbar unter www.ars.usda.gov/research/datasets

Wissenschaftler entnahmen einer Gruppe von Männern Blut, die mehrere Jahre lang regelmäßig trainierten und sich fettarm ernährten. Sie nahmen auch Blutproben von übergewichtigen Männern, die weder eine bestimmte Ernährungsweise befolgten noch regelmäßig Sport trieben. Danach gaben sie kleine Teile des Blutserums aller Männer in Reagenzgläser, die standardisierte Prostatakrebszellen enthielten. Es stellte sich heraus, dass das Blut der Männer, die sich fettarm ernährten und regelmäßig Sport trieben, die Krebszellen um 49 Prozent langsamer wachsen ließ als das Blut der anderen Männer. Die unterschiedlichen Ernährungs- und Aktivitätsmuster führten zu einer so dramatischen Änderung des Testosterons, der Östrogene und anderer Substanzen im Blut, dass die Wirkung auf die Krebszellen direkt im Reagenzglas sichtbar wurde.[9]

Und diese Wirkung setzt sehr schnell ein. Das Forscherteam fand heraus, dass sich die krebsbekämpfende Kraft einer fettarmen Ernährung gepaart mit einem Trainingsprogramm schon nach elf Tagen bemerkbar macht.[10]

Das Reduzieren von Fett ist ein erster wichtiger Schritt bei der Krebsvorbeugung und dem Überleben von Krebs, wenn dieser einmal diagnostiziert wurde. Wie fangen wir es dann richtig an? Am einfachsten ist es, wenn Sie Ihre Mahlzeiten aus Lebensmitteln zubereiten, die von Natur aus wenig Fett enthalten, und bei der Zubereitung darauf verzichten, zusätzliches Fett oder Öl zu verwenden.

TABELLE 2 *Der »Power Plate«*

LEBENSMITTELGRUPPE	EMPFOHLENE TÄGLICHE PORTIONEN	PORTIONSGRÖSSE
Obst	3 oder mehr	50 g, 1 ganzes Stück Obst
Hülsenfrüchte (Bohnen, Erbsen und Linsen)	3 oder mehr	½ Tasse gekochte Bohnen, 4 EL Bohnenmus, 250 ml Sojamilch, 90 g Tofu, Tempeh, Seitan oder andere Fleischalternativen auf Hülsenfruchtbasis
Gemüse	4 oder mehr	1 Tasse rohes oder ½ Tasse gekochtes Gemüse
Vollkorngetreide	6 oder mehr	½ Tasse gekochtes Getreide, ¾–1 Tasse trockene Zerealien, 1 Scheibe Brot, ½ Tortilla, 1 Bagel/ großes Vollkornbrötchen entspricht 4 Portionen

DAS PLANEN IHRER MAHLZEITEN: DER »POWER PLATE«

Der einfachste und wahrscheinlich hilfreichste Leitfaden zu Grundnahrungsmitteln wird »Power Plate« genannt, ein 2009 von dem *Physicians Committee for Responsible Medicine* entwickeltes veganes Ernährungskonzept. Schauen wir uns diesen Leitfaden kurz an und überlegen wir uns danach, wie wir das Ganze in echte Mahlzeiten verwandeln können.

Der »Power Plate« enthält Gemüse, Hülsenfrüchte, Obst und Vollkorngetreide. Die Idee ist, sich die eigenen Mahlzeiten so aufzubauen, dass diese aus einer Vielzahl der in diese Gruppen fallenden Lebensmittel bestehen. Tabelle 2 zeigt Ihnen, wie viele tägliche Portionen der unterschiedlichen Lebensmittelgruppen von dem Leitfaden empfohlen werden (mehr Details und Portionsgrößen finden Sie in Tabelle 17 auf Seite 79). Ergänzen Sie diese noch durch ein Multivitaminpräparat, um sicherzustellen, dass Sie auch genügend Vitamin B_{12} aufnehmen.

Die Portionsgrößen aus Tabelle 2 sind Vorschläge, um Ihnen bei der Umstellung zu helfen. Sie können diese gern abändern. So ist z. B. eine Art, dem Power-Plate-Leitfaden zu folgen, das Einhalten eines eher asiatischen Ernährungsmusters, das vor allem auf Getreide wie Reis oder Nudeln basiert, das mit kleineren Portionen von Gemüse und Bohnengerichten ergänzt wird und sich Obst für den Nachtisch aufhebt. Genauso ist es aber auch möglich, den Schwerpunkt auf Gemüse zu setzen und dafür weniger Getreideprodukte zu essen. Einige Leute, die eher in Richtung Rohkost tendieren, werden mehr Obst verzehren. Sie können sich mit jedem Ernährungsmuster, das diese vier Lebensmittelgruppen enthält, vollwertig und ausgewogen ernähren.

Eine optimale Ernährung bedeutet, dass Sie auf Fleisch (rotes Fleisch, Geflügel und Fisch), Milchprodukte, Eier, zusätzliche Öle und fettreiche Speisen verzichten. Schränken Sie daher auch Ihren Verzehr von Nüssen, Nussbutter, Samen, Oliven und Avocados ein.

Machen Sie einen großen Bogen um frittierte Gerichte (Kartoffelchips, Pommes frites, Zwiebelringe usw.), ölige oder fettige Aufstriche wie Margarine und herkömmliche Salatdressings (fettfreie Dressings sind in Ordnung). Der Verzicht auf fettreiche Lebensmittel hilft Ihren Geschmacksknospen dabei, deren Vorliebe für fettiges Essen zu vermindern. Wenn Sie Brot, Zerealien oder andere Getreideprodukte auswählen, geben Sie den Lebensmitteln den Vorzug, die noch ihre natürlichen Ballaststoffe haben (kaufen Sie z. B. Naturreis statt weißem Reis).

Wie lässt sich das alles in echte Mahlzeiten verwandeln? Die Lebensmittel, auf die Sie sich ab jetzt konzentrieren, unterscheiden sich nicht wirklich stark von denen, die Sie bisher gegessen haben. Ihr Frühstück könnte zum Beispiel eine Schüssel Haferbrei mit Zimt und Rosinen sein (aber lassen Sie die Milch weg). Wenn Sie mögen, können Sie auch etwas Vollkorntoast oder Cantaloupe-Melone dazu essen. Mittags könnte es eine Erbsensuppe mit einem Vollkornbrötchen oder einen Teller mit Hummus, frischem Gemüse und Pitabrot geben. Ihr Abendessen könnte aus einer Minestrone als Vorspeise und Spaghetti mit Marinara-Soße oder einem herbstlichen Eintopf aus Gemüse, Bohnen und Getreide als Hauptspeise bestehen.

REZEPTEMPFEHLUNGEN

- Melone mit Ingwerkick (Seite 285)
- Hummus mit gerösteter roter Paprika (Seite 153)
- Süßsaure Gemüsepfanne (Seite 173)
- Geröstetes Getreide (Seite 212)

AUFGABEN FÜR DIESE WOCHE

Überprüfen Sie Ihre Ernährung mit einem 3-tägigen Ernährungsprotokoll

Sie bekommen einen ganz guten Eindruck davon, wie gesund Sie sich ernähren, wenn Sie sich zwei bis drei Tage lang alles aufschreiben, was Sie gegessen haben. Während Sie dies tun, achten Sie auch darauf, ob Sie jeden Tag etwas aus den vier gesunden Lebensmittelgruppen essen und auf tierische Produkte und fettige Speisen verzichten.

Wenn Sie etwas detaillierter über Ihre eigene Ernährung Bescheid wissen wollen, können Sie ein dreitägiges Ernährungsprotokoll führen. Diese Methode wird auch von Wissenschaftlern bei klinischen Studien angewendet. Sie sehen so nicht nur genau, was Sie essen, sondern erkennen damit auch, wie sich Ihre Ernährung mit der Zeit verbessert. Wenn Sie z. B. etwas zu viel Fett und etwas zu wenig Ballaststoffe aufnehmen, können Sie dies sofort erkennen und das Problem umgehend beheben.

Für Ihr eigenes Ernährungsprotokoll nehmen Sie sich einfach ein Blatt Papier und schreiben drei Tage lang alles auf, was Sie essen oder trinken (außer Wasser). Diese drei Tage sollten aus zwei Wochentagen und einem Wochenendtag bestehen, da die meisten von uns am Wochenende etwas anders essen als unter der Woche.

Notieren Sie sich auf dem Vordruck auf Seite 9 (kopieren Sie ihn sooft es nötig ist) alle Lebensmittel, Gewürze und Getränke auf unterschiedlichen Zeilen. Wenn Sie z. B. einen Salat aus Kopfsalat, Tomaten, Kichererbsen und einem Dressing gegessen haben, verwenden Sie vier Zeilen und schreiben alle Zutaten separat auf. Wenn Sie ein Erdnussbutter-Marmelade-Sandwich gegessen und dazu eine Cola getrunken haben, nutzen Sie ebenfalls vier Zeilen, um alle einzelnen Bestandteile dieser Mahlzeit aufzuschreiben: Brot, Erdnussbutter, Marmelade und das Getränk.

Schreiben Sie wirklich alles auf, was Sie essen, einschließlich Getränken und Gewürzen. Das Einzige, was Sie nicht aufschreiben müssen, ist Wasser. Notieren Sie die Menge jedes erfassten Lebensmittels, so gut Sie es können. Sie können die Zutaten entweder mit einer Küchenwaage wiegen oder das Volumen messen oder schätzen. Schreiben Sie die Zutaten immer sofort auf, damit Sie nichts vergessen. Wenn Ihnen das Protokoll zu umständlich ist, können Sie die Zutaten zunächst auch in ein kleines Notizbuch schreiben und später auf den Protokollbogen übertragen. Seien Sie dabei so gewissenhaft wie möglich.

Wenn Sie möchten, können Sie sich Ihr Ernährungsprotokoll auch bezüglich der aufgenommenen Nährstoffe auswerten lassen. Notieren Sie die Mengenangaben so genau wie möglich und verwenden Sie eine Küchenwaage. Ernährungsspezialisten wie Ernährungsberater oder Diätassistenten können Ihre Angaben für Sie auswerten. Sie können dies aber auch selbst im Internet mit einer Nährstoffanalyse-Software herausfinden. Beachten Sie aber, dass die Ernährungsempfehlungen, auch wenn die Nährstoffanalysen dieser Websites in der Regel korrekt sind, nicht automatisch optimal sind. Viele weitverbreitete Empfehlungen oder Richtlinien erlauben zu viel Fett und Cholesterin. Diese Richtlinie ist ein besseres Ziel: Bei einem Erwachsenen, der täglich etwa 2.000 Kalorien aufnimmt, sollte der Fettkonsum bei täglich 25 bis 35 Gramm liegen. Das entspricht etwa 10 bis 15 Prozent der täglichen Gesamtkalorien. Die Cholesterinaufnahme sollte bei null liegen. Auch Ihre Proteinaufnahme sollte nicht viel höher als ungefähr 50 Gramm pro Tag sein. Widerstehen Sie der Versuchung, Ihre Proteinaufnahme zu stark zu steigern.

Ernährungsprotokoll

DATUM:_____

Kopieren Sie diese Vorlage so oft wie nötig.
Notieren Sie auf jeder Zeile nur ein Lebensmittel/eine Zutat.

UHRZEIT	LEBENSMITTEL/ZUTAT	MENGE	ZUBEREITUNGSWEISE

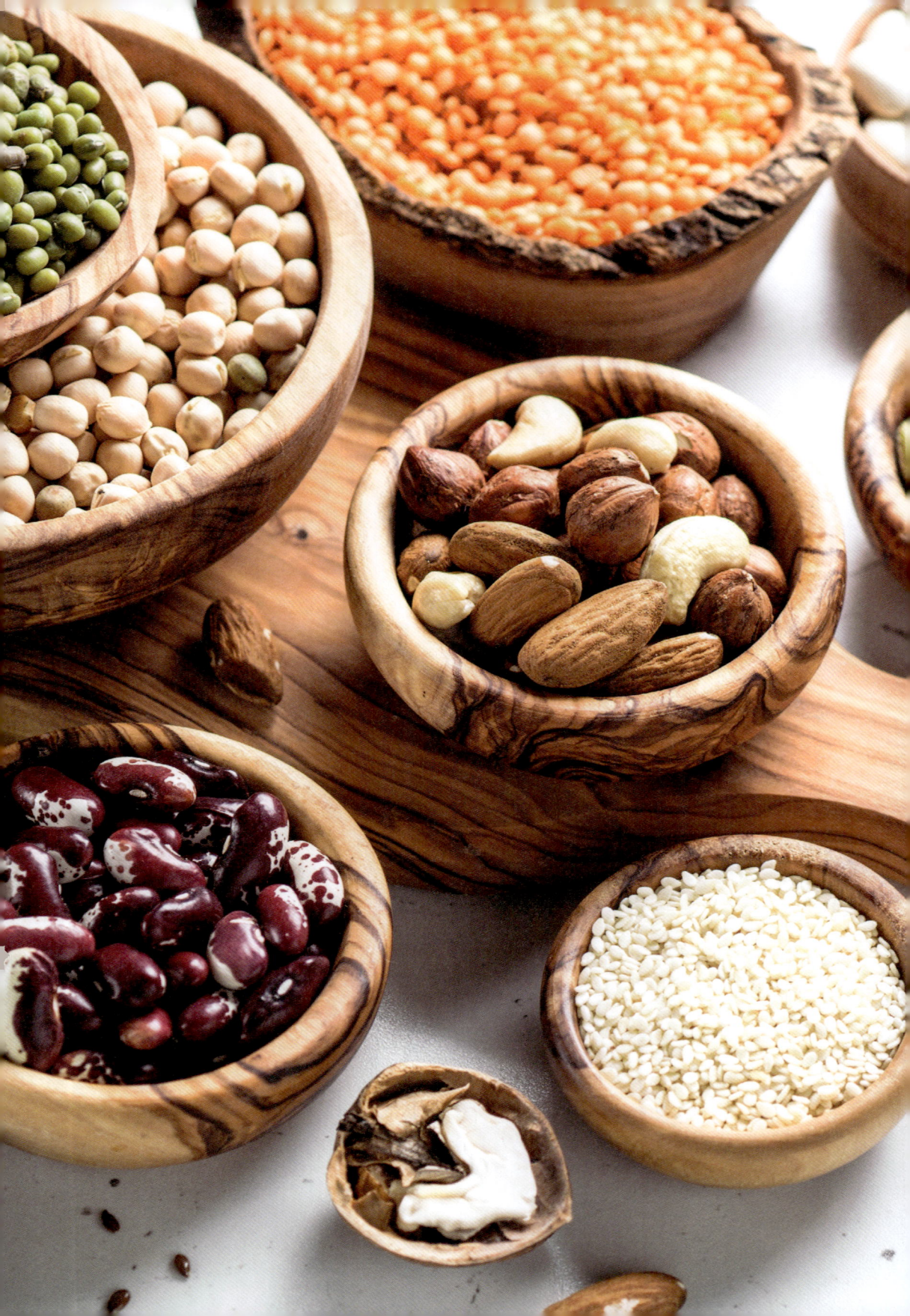

KAPITEL 2

BALLASTSTOFFE SIND DIE BESTEN

Wie Sie aus dem vorangegangenen Kapitel wissen, kann eine Ernährungsumstellung dabei helfen, die Östrogen- und Testosteronmenge im Blut zu verringern.

Ballaststoffe sind dabei ein entscheidender Faktor. Sie haben aber auch noch viele andere Vorteile, wie Sie in diesem Kapitel erfahren werden.

Ballaststoffe sind pflanzliches »Grobfutter« – also der Teil von Bohnen, Getreide, Gemüse und Obst, der sich nicht verdauen lässt. Ballaststoffe sorgen dafür, dass wir regelmäßigen Stuhlgang haben, da sie unseren Darm beim Abtransport von Abfall-produkten unterstützen. Sie haben aber noch weitere, ebenso wichtige Funktionen. Sie helfen uns dabei, alle möglichen Stoffe loszuwerden, Hormone eingeschlossen, die unser Körper dringend entsorgen will.

Dieses Entsorgungssystem beginnt in Ihrer Leber, die permanent damit beschäftigt ist, Ihr Blut zu filtern. Während Ihr Blut durch das feine Kapillarennetzwerk Ihrer Leber strömt, entfernen die Leberzellen daraus Giftstoffe, Cholesterin, Medikamente, über-flüssige Hormone und was auch immer Ihr Körper sonst noch für schädlich hält. Diese unerwünschten Substanzen werden dann von der Leber in eine kleine Röhre geschickt, nämlich den Gallengang, der zu Ihrem Darmtrakt führt. Dort saugen sich die Ballaststoffe mit den Abfallstoffen voll und transportieren sie mit dem Rest des Stuhls nach draußen.

Gemüse, Obst, Bohnen und Vollkorngetreide enthalten reichlich Ballaststoffe. Wenn diese Lebensmittel Teil Ihrer Ernährung sind, funktioniert Ihr körpereigenes Entsor-gungssystem ziemlich gut.

> »Die Leber zieht die Hormone aus Ihrem Blut. Diese gelangen dann in den Gallengang, werden von Ballaststoffen aufgenommen, und ab geht's nach draußen.«

Was aber passiert, wenn Ihr Mittagessen aus Hühnerbrust und einem Becher Joghurt besteht? Diese Produkte stammen nicht von Pflanzen, was bedeutet, dass sie keinerlei Ballaststoffe enthalten. Nicht ein klitzekleines Krümelchen. Wenn Ihre Leber also

Hormone oder andere Chemikalien in Ihren Verdauungstrakt schickt, gibt es dort nichts, was diese aufnimmt. Dadurch aber gelangen sie zurück in Ihren Blutkreislauf, und das Ganze geht von vorne los. Dieses endlose Spiel – Hormone, die das Blut und die Leber passieren, im Verdauungstrakt landen und dann leider wieder vom Blut aufgenommen werden, nennt sich enterohepatischer oder Darm-Leber-Kreislauf. Dieser sorgt dafür, dass die Hormone länger in Ihrem Blut bleiben, als sie sollten. Ballaststoffe brechen diesen Kreislauf auf, indem sie die Hormone ein für alle Mal aus dem Körper heraus transportieren.

BALLASTSTOFFE GEGEN DARMKREBS

Ballaststoffe haben noch eine weitere Funktion, von der Sie wissen sollten. Sie können sehr wahrscheinlich Ihr Darmkrebsrisiko verringern oder Ihre Überlebenschancen bei Darmkrebs erhöhen.[1,2] Ballaststoffe bewegen den Stuhl im Darm vorwärts, sodass alle möglichen Karzinogene (krebsverursachende Stoffe), die sich in Ihrem Stuhl verstecken, schnell aus Ihrem Körper heraus transportiert werden.

Karzinogene finden sich nicht nur in Industrieabfällen und verschmutzter Luft, sondern stecken mitunter auch in Lebensmitteln. Wenn Hühnerfleisch, Fisch oder rotes Fleisch bei hohen Temperaturen zubereitet werden, bilden sich oftmals krebs-erregende Stoffe, die sogenannten heterozyklischen Amine, da die Proteinmoleküle und andere Teile des Muskelgewebes durch die starke Hitze deformiert werden. Das ist natürlich ein weiterer Grund, tierische Produkte zu vermeiden. Doch auch die Gallenflüssigkeit, die Ihr Körper bildet, um Fette zu verdauen, kann die Entstehung von Karzinogenen fördern. Eine ballaststoffreiche Ernährung hilft Ihrem Körper dabei, diese Substanzen auszuscheiden.

VERSUCHEN SIE TÄGLICH AUSREICHEND BALLASTSTOFFE AUFZUNEHMEN

Wo finden Sie denn nun die Ballaststoffe, die Sie brauchen? Tierische Produkte, d. h. rotes Fleisch, Geflügel, Eier und Milchprodukte, enthalten keine. Aus diesem Grund haben Menschen, die sich vor allem von tierischen Produkten ernähren, oft mit Ver-stopfungen zu kämpfen. Pflanzliche Lebensmittel hingegen enthalten von Natur aus jede Menge Ballaststoffe. Deshalb benötigen Vegetarier auch sehr selten Abführmittel. Der wichtigste Schritt für eine ballaststoffreiche Ernährung ist das Essen von reichlich Gemüse, Obst, Bohnen und Vollkorngetreide, und der Verzicht auf tierische Produkte.

Eine fleischlastige Ernährungsweise ist aber nicht der einzige falsche Weg, den Sie einschlagen können. Nehmen wir an, dass Sie zwei Frühstücksoptionen hätten:

Haferbrei mit Vollkorntoast einerseits, und ein helles Brötchen mit Marmelade andererseits. Die erste Option steckt voller Ballaststoffe, die zweite, das Brötchen, hat nur sehr wenige. Es wird aus Weißmehl hergestellt, also Weizenmehl, dessen Ballaststoffe während des Raffinationsverfahrens entfernt werden. Dadurch wird das Mehl weich und weiß, aber leider auch fast völlig seiner Ballaststoffe beraubt.

Wenn Sie sich für Vollkornbrot statt Weißbrot entscheiden, werden Sie mit wesentlich mehr Ballaststoffen belohnt. Dasselbe gilt für braunen Naturreis, der immer noch die dunklere äußere Schale hat – im Gegensatz zu weißem Reis, der während des Raffinationsprozesses seine ballaststoffreiche Außenschale verliert.

Generell sind Bohnen und Gemüse die ballaststoffreichsten Lebensmittel, gefolgt von Obst und Vollkorngetreide. Ja, natürlich werden Frühstückszerealien und andere Getreideprodukte für ihren hohen Ballaststoffgehalt beworben. In einfachen Bohnen- und Gemüsegerichten verstecken sich aber auch überraschend große Ballaststoffmengen. Ballaststoffe gibt es in zwei Formen:

LÖSLICHE BALLASTSTOFFE lösen sich in Wasser auf, so wie z. B. Haferbrei cremig wird, wenn die Haferflocken in Wasser gekocht werden. Auch in Bohnen, Gerste und anderen pflanzlichen Lebensmitteln sind viele lösliche Ballaststoffe enthalten. Lösliche Ballaststoffe sind besonders für ihre Fähigkeit bekannt, den Cholesterinspiegel in Schach zu halten.

UNLÖSLICHE BALLASTSTOFFE, die in Gemüse, Obst, Weizen, Reis und vielen anderen Getreidearten vorkommen, unterscheiden sich deutlich. Reis und Weizen werden nicht »pampig«, so wie z. B. Haferflocken. Unlösliche Ballaststoffe sind besonders hilfreich dabei, den Stuhl im Verdauungstrakt weiter zu bewegen und dadurch Verstopfungen zu verhindern.

In puncto Krebsprävention liegt es in Ihrem Interesse, genug von beiden Ballaststoffarten abzubekommen. Wenn Ihr Speiseplan bereits jede Menge Bohnen, Gemüse, Obst und Vollkornprodukte enthält, nehmen Sie schon reichlich gesunde Ballaststoffe auf. Nach Daten der Nationalen Verzehrsstudie II weisen in Deutschland 75 Prozent der Frauen und 68 Prozent der Männer aber eine Ballaststoffzufuhr unter dem Richtwert von mindestens 30 Gramm pro Tag auf. Dennoch sollten Sie versuchen, dieses Ziel nach und nach anstatt sofort und auf Biegen und Brechen zu erreichen. Es kann einige Wochen dauern, bis sich Ihr Verdauungssystem an die Umstellung gewöhnt.

Vollkorngetreide wie Naturreis und kernige Haferflocken lassen sich ziemlich leicht verdauen. Sie werden bemerken, dass sich Kreuzblütlergemüse wie Brokkoli, Kohl oder Blumenkohl leichter verdauen lässt, wenn es weich gekocht wird. Wenn Sie von Bohnen Blähungen bekommen, essen Sie anfangs kleinere Mengen. Achten Sie darauf, dass diese richtig weich gekocht sind, und probieren Sie verschiedene Sorten aus.

EIN SCHNELLER BALLASTSTOFF-CHECK

Dieser schnelle Ballaststoff-Check ist ein praktisches kleines Hilfsmittel. Mit einem einfachen Punktvergabesystem, das Sie bereits nach einer oder zwei Minuten gelernt haben, können Sie den Ballaststoffgehalt von nahezu allem, was Sie im Supermarkt finden, bestimmen, und so herausfinden, wie hoch Ihr eigener Ballaststoffkonsum ist.

Um Ihre Mahlzeiten zu überprüfen, schreiben Sie alles, was Sie gegessen oder getrunken haben, auf den unten folgenden Vordruck. Notieren Sie neben jedem Lebensmittel die Anzahl der jeweiligen Ballaststoffpunkte, indem Sie folgendes Punktvergabesystem anwenden:

- **BOHNEN:** Pro 100 Gramm Bohnen oder Linsen oder jedem Essen, das diese Menge an Bohnen und Linsen enthält, notieren Sie eine 7. Das entspricht der Grammanzahl von Ballaststoffen, die in einer Portion Hülsenfrüchte stecken. 250 Milliliter Sojamilch oder 125 Gramm Tofu entsprechen einer 1.

- **GEMÜSE:** Notieren Sie für jede Portion Gemüse eine 4. Die einzige Ausnahme davon bildet Kopfsalat, für den eine Portion 2 Punkte erhält. Eine Kartoffel mit Schale bekommt 4 Punkte, ohne Schale aber nur 2 Punkte.

- **OBST:** Für jedes mittelgroße Stück Obst (z. B. ein Apfel, eine Orange, eine Banane oder eine Tasse ungesüßtes Apfelmus oder 250 Milliliter Bananen-Smoothie) notieren Sie eine 3. Ein Glas Saft bekommt eine 1.

- **GETREIDE:** Jedes Stück Weißbrot, ein Weißmehlbrötchen, Bagel oder etwas Ähnliches erhält eine 1. Vollkornbrot und -brötchen erhalten eine 2. Eine Portion gekochte Pasta bekommt eine 2, eine Portion weißer Reis eine 1, und eine Portion Naturreis eine 3. Eine Portion gekochter Haferbrei schafft es auf 4. Typische essfertige Zerealien bekommen eine 3, wenn sie aber stark verarbeitet und eingefärbt sind, nur eine 1. 75 Gramm Haferflocken bekommen eine 8. Natürlich können Sie sich auch an den Angaben auf der jeweiligen Verpackung orientieren.

- **FLEISCH, GEFLÜGEL ODER FISCH:** Bekommen 0 Punkte. Tierische Produkte enthalten keine Ballaststoffe.

- **EIER ODER MILCHPRODUKTE:** Bekommen 0 Punkte.

- **ERFRISCHUNGSGETRÄNKE, WASSER:** Bekommen 0 Punkte.

Schneller Ballaststoff-Check

LEBENSMITTEL (ein Lebensmittel/eine Zutat pro Zeile)	BALLASTSTOFFPUNKTE

GESAMTPUNKTZAHL BALLASTSTOFFE: _____

AUSWERTUNG DES BALLASTSTOFF-CHECKS

WENIGER ALS 20 PUNKTE: Sie brauchen mehr Ballaststoffe in Ihrem Essen. Momentan scheint es so zu sein, dass Sie Ihren Appetit nur schwer zügeln können und ab und zu an Verstopfung leiden. Durch eine erhöhte Ballaststoffaufnahme können Sie Ihren Appetit besser kontrollieren und das Risiko für zukünftige gesundheitliche Probleme stark senken.

20–39 PUNKTE: Sie ernähren sich besser als die meisten Menschen der westlichen Welt. Wenn Sie Ihre Ballaststoffaufnahme allerdings noch etwas erhöhen, werden Sie merken, dass Ihr Essen Sie noch länger satt und zufrieden macht und Sie Ihre Kalorienzufuhr weiter einschränken können.

40 ODER MEHR PUNKTE: Glückwunsch! Ihre Ernährung steckt voller gesunder Ballaststoffe, die Ihren Appetit zügeln und Sie gesund halten. Ballaststoffe reduzieren außerdem Ihr Risiko, Herzkrankheiten, Diabetes oder Verdauungsprobleme zu entwickeln.

BALLASTSTOFFREICHES KOCHEN

Bohnen sind Ballaststoffbomben

Bohnen stecken randvoll mit Ballaststoffen. Wenn Sie beim Kochen Dosenbohnen verwenden, achten Sie auf den Salzgehalt und kaufen Sie Bohnen, die bereits salzarm sind, oder gießen Sie sie vor dem Verwenden ab und spülen Sie sie gut. Wenn Sie getrocknete Bohnen zum Kochen verwenden, ist dies zwar ein größerer Zeitaufwand, doch sparen Sie sich dadurch gleich von Anfang an zusätzliches Salz und darüber hinaus auch Geld, da getrocknete Bohnen in der Regel erheblich günstiger sind. Außerdem haben selbst gekochte Bohnen auch einen intensiveren Geschmack als Dosenbohnen. Tabelle 3 enthält eine Kochanleitung sowie Angaben zur jeweiligen Kochzeit verschiedener getrockneter Bohnenarten.

WILDE BOHNEN ZÄHMEN: DIE VERDAUUNG ERLEICHTERN

Wenn Bohnen bei Ihnen leichte Verdauungsprobleme oder Blähungen auslösen, können Sie dieses Problem mit folgenden Strategien beheben:
1. Beginnen Sie mit kleineren Portionen. Manche Menschen können außerdem kleinere Hülsenfrüchte besser verdauen, also probieren Sie es zunächst mit schwarzen Bohnen, Schwarzaugenbohnen und Linsen, bevor Sie sich an Pinto- oder Favabohnen wagen.
2. Achten Sie darauf, dass die Bohnen wirklich weich gekocht sind. Ein Streifen Kombu-Alge im Bohnenkochwasser, den Sie mitkochen, kann ebenso hilfreich sein.

TABELLE 3 *Kochzeit verschiedener Bohnenarten*

HÜLSENFRÜCHTE (1 Tasse, 250 ml Fassungsvermögen, trocken)	VERHÄLTNIS Wasser:Bohnen	KOCHZEIT	ERGIEBIGKEIT (nach dem Einweichen und Kochen in Tassen)
Adzukibohnen	4:1	45 Min.	3
Braune Linsen	2:1	30 Min.	3
Grüne Linsen	2:1	30–45 Min.	2
Kichererbsen	4:1	1–1 ½ h	3
Kidneybohnen	3:1	1-1 ½	2 ¾
Limabohnen	3:1	1 h	3
Mungbohnen	3:1	45 Min.	3
Pintobohnen	3:1	45–60 Min.	3 ¼
Rote Linsen	2:1	15–20 Min.	3
Schwarzaugenbohnen	3:1	30 Min.	2 ½
Schwarze Bohnen	3:1	1-1 ½ h	3
Sojabohnen	4:1	2–3 h	2 ¾
Spalterbsen, grün oder gelb	4:1	45–60 Min.	2
Weiße Bohnen	3:1	45–60 Min.	2 ¾
Weiße Riesenbohnen	3:1	1–1 ½ h	2 ⅔

Dosenbohnen statt selbst gekochter Bohnen

Das Verwenden von Dosenbohnen kann viel Zeit und Energie sparen, wenn Sie beruflich und privat stark eingespannt sind. Sie können für selbst gekochte Bohnen und Dosenbohnen die gleiche Menge ansetzen. Kaufen Sie Dosenbohnen ohne Salz oder verringern Sie deren Salzgehalt, indem Sie sie abgießen, in ein Sieb geben und gut spülen, bevor Sie sie verwenden.

TABELLE 4 *Kochzeit verschiedener Getreidearten*

GETREIDE (trocken)	VERHÄLTNIS Getreide:Wasser	KOCHZEIT	VERHÄLTNIS (nach dem Einweichen und Kochen in Tassen)
Amaranth	1:2 ½	20–25 Min.	2 ½
Buchweizenschrot	1:2	15 Min.	2 ½
Dinkel	1:3 ½	40–50 Min.	2 ½
Gerste, ungeschält	1:3	1 ¼ h	3 ½
Gersteflocken	1:2	30–40 Min.	2 ½
Haferflocken (Kleinblatt) oder Kleie	1:2 ½	5 Min.	2
Haferflocken, kernig	1:1 ¾	15 Min.	3
Haferkörner, ganz	1:3	30–40 Min.	3 ½
Haferschrot	1:2 ½	30–45 Min.	3
Hirse, ungeschält	1:3–4	20–25 Min.	3 ½
Maismehl (fein)	1:4–4 ½	8–10 Min.	2 ½
Maismehl (Polenta, grob)	1:4–4 ½	20–25 Min.	2 ½
Perlgraupen (Gerste)	1:3	50–60 Min.	3 ½
Quinoa	1:2	15–20 Min.	2 ¾
Reis, Naturreis, Basmati	1:2 ½	35–40 Min.	3
Reis, Naturreis, Langkorn	1:2 ½	45–55 Min.	3
Reis, Naturreis, Rundkorn	1:2	45–55 Min.	3
Reis, Wild-	1:3	50–60 Min.	4
Roggenflocken	1:2	10–15 Min.	3
Roggenkörner	1:3 ½	60 Min.	3
Teff	1:3	5–20 Min.	3 ½
Triticale	1:3	1 ¾ h	2 ½
Weizen, Bulgur	1:2	15 Min.	2 ½
Weizen, Couscous	1:1	5 Min.	2
Weizenkörner	1:3	2 h	2 ½
Weizenschrot	1:2	20–25 Min.	2 ½

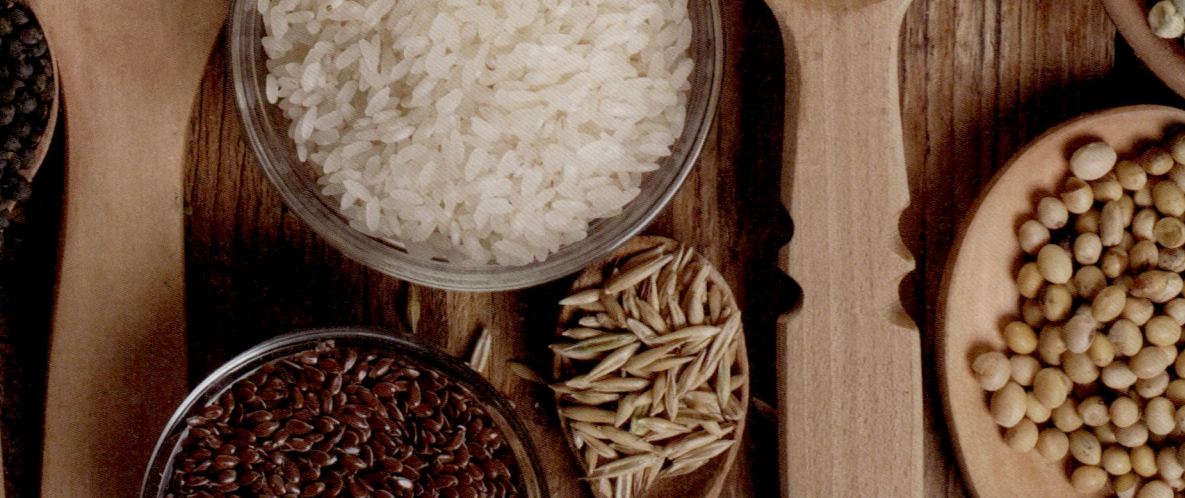

3. Gießen Sie Dosenbohnen ab und spülen Sie sie gründlich. Dieser Schritt reduziert zusätzlich auch deren Salzgehalt.
4. Weichen Sie die Bohnen vor dem Kochen 8 bis 12 Stunden in kaltem Wasser oder 2 bis 4 Stunden in warmem Wasser ein (die Bohnen im Wasser zum Kochen bringen, vom Herd nehmen, abdecken und bei Raumtemperatur weichen lassen). Gießen Sie die Bohnen nach dem Einweichen ab und kochen Sie sie in einer ausreichenden Menge frischem Wasser, sodass sie immer etwa eine Handbreit mit Wasser bedeckt sind. Bohnen benötigen mitunter eine sehr lange Kochzeit (bis zu mehreren Stunden), bis sie weich genug sind. Diese Kochzeit hängt von mehreren Faktoren ab: (1) der Wasserhärte, (2) der Größe der Bohnen, (3) dem Alter der Bohnen und (4) der Kochmethode (durch das Druckgaren im Schnellkochtopf lässt sich die Kochzeit erheblich verkürzen – um ca. zwei Drittel oder sogar mehr).

REZEPTEMPFEHLUNGEN

- Calabacitas (Seite 227)
- Fettarme Guacamole (Seite 150)
- Mango-Salsa (Seite 151)
- Schnelle Bohnen-Burritos (Seite 272)

AUFGABEN FÜR DIESE WOCHE

Schauen Sie bei einem größeren Supermarkt oder Lebensmittelgeschäft vorbei und sehen Sie sich an, welche Bohnenarten dort erhältlich sind. Sie werden wahrscheinlich bemerken, dass Sie diese an drei verschiedenen Orten finden: Zunächst verschiedene Arten abgepackter getrockneter Bohnen bei den Trockenwaren, dann vor allem Kidneybohnen, weiße Bohnen und Kichererbsen beim Dosengemüse, und schließlich Cannellini- oder andere speziellere Bohnenarten in der Feinkost- oder Spezialitätenabteilung. Suchen Sie sich mindestens eine für Sie neue Bohnenart aus und probieren Sie sie diese Woche aus. Wenn Sie Bohnen bisher eher gemieden haben, fangen Sie mit kleinen Portionen an, um Blähungen zu vermeiden.

Wenn Sie schon einmal beim Einkaufen sind, nehmen Sie gleich noch eine Packung Vollkorn- bzw. Naturreis mit. Naturreis enthält all die natürlichen Ballaststoffe, die weißem Reis fehlen. Vollkorngetreide passt wunderbar zu Bohnen. Die große Vielfalt, der abwechslungsreiche Geschmack und der günstige Preis von Vollkorngetreide macht es zu einer aufregenden neuen Lebensmittelgruppe, die Sie unbedingt näher entdecken sollten. Experimentieren Sie mit den verschiedenen Sorten, die Sie im Laden finden, und orientieren Sie sich bei der Zubereitung an den Angaben in Tabelle 4.

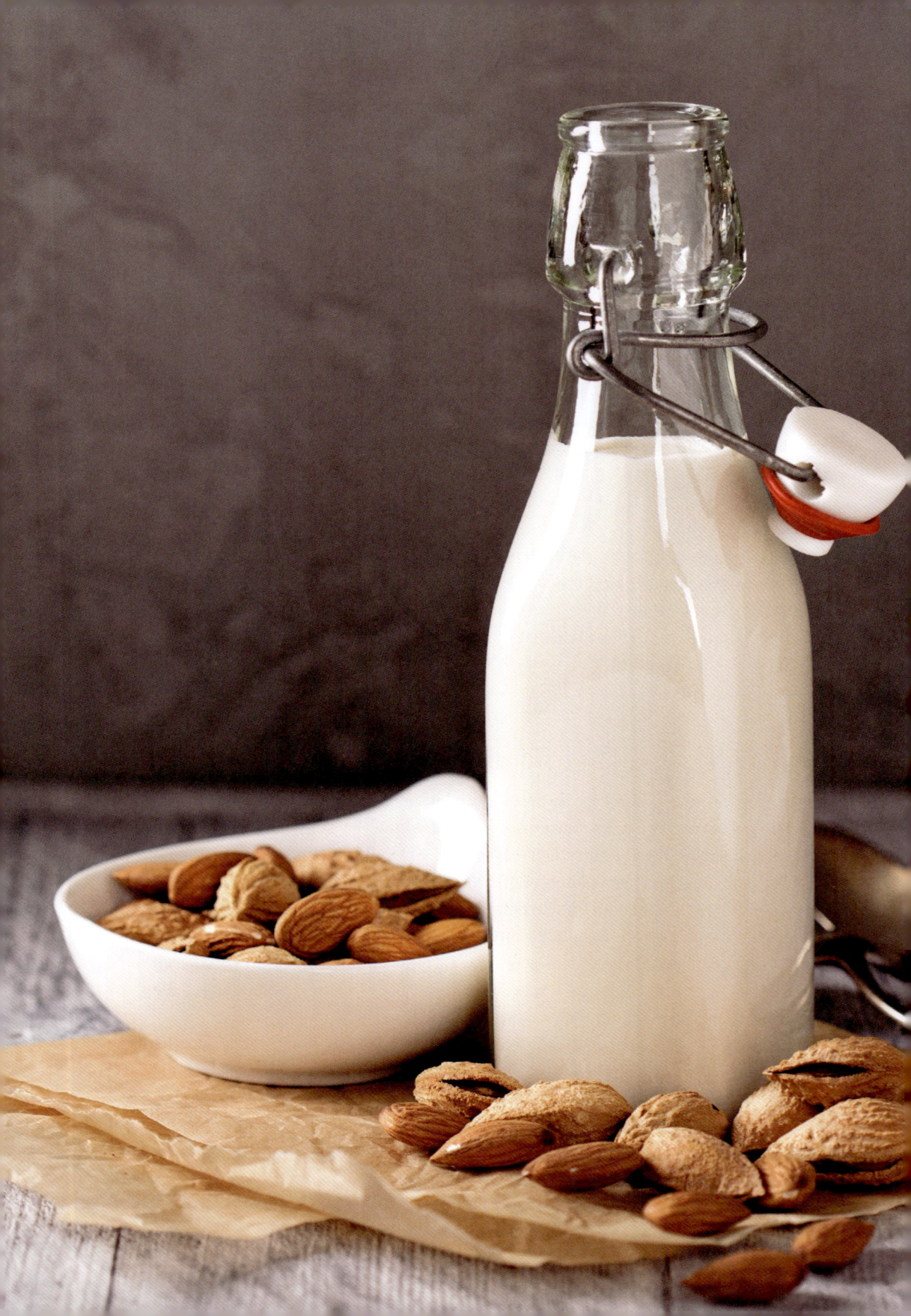

KAPITEL 3

MILCHALTERNATIVEN ENTDECKEN

Die meisten Nordamerikaner und Europäer wachsen mit der Überzeugung auf, dass Milch ein gesundes Getränk ist. Die Milchindustrie tut ihrerseits ihr Bestes, um diese Idee noch stärker in den Köpfen zu verfestigen. Wissenschaftler, die erforschen, warum die Krebsraten bei Menschen mit einer westlichen Ernährungsweise so hoch sind, haben begonnen, nicht nur Fleisch und andere fettige Speisen, sondern auch Milchprodukte dafür verantwortlich zu machen. 1998 berichteten Harvard-Wissenschaftler über Krebsfälle bei einer großen Gruppe männlicher medizinischer Fachkräfte. Diejenigen, die normalerweise mehr als zwei Portionen Milch am Tag konsumierten, hatten im Vergleich zu denjenigen, die generell auf Milch verzichteten, ein um 60 Prozent höheres Prostatakrebsrisiko.[1] Zwei Jahre später kam eine Harvard-Studie mit einer großen Testgruppe von Männern zu einem sehr ähnlichen Ergebnis: Milchtrinker hatten deutlich häufiger Prostatakrebs.[2] Viele andere Studien bestätigen diese Forschungsergebnisse. Wissenschaftler haben mittlerweile auch die Rolle von Milchprodukten – im Positiven wie auch im Negativen – bei anderen Krebsarten untersucht.

Warum sollten Milchprodukte das Krebsrisiko beeinflussen? Liegt es an den Hormonen oder an anderen Stoffen in der Milch oder vielleicht an ihrem Fett- oder Proteingehalt? Was bedeutet das für Menschen, bei denen bereits Krebs diagnostiziert wurde? Und wenn Milch tatsächlich gesundheitliche Risiken mit sich bringt, wodurch sollten wir sie dann ersetzen?

MILCH UND KREBSRISIKO

Um zu verstehen, warum Milchprodukte eine Rolle bei Krebs spielen, hilft es, sich daran zu erinnern, welche biologische Funktion sie eigentlich haben. Milch wird von Müttern gebildet, um das schnelle Wachstum ihrer Neugeborenen sicherzustellen. Sie enthält Protein, Fett und Zucker (Laktose), sowie Dutzende Hormone und andere Stoffe, die das Wachstum und die Entwicklung von Säuglingen steuern. Milch ist von Spezies zu Spezies sehr unterschiedlich: Kuhmilch hat z. B. ein ganz anderes Nährstoffprofil als menschliche Muttermilch. Doch alle Milcharten haben eines gemeinsam: Sie garantieren ein schnelles Wachstum. Nach dem Abstillen bzw. der Entwöhnung hören alle Säugetiere auf, die Milch ihrer Mütter zu trinken. Vor einigen Tausend Jahren aber begannen wir Menschen damit, Tiere zu domestizieren und Milch zu konsumieren, die von Kühen und einigen anderen Säugetieren stammte.

>>Menschen mit einer westlichen Ernährungsweise haben in der Regel höhere Krebsraten und machen dafür mittlerweile nicht nur Fleisch und andere fettige Speisen, sondern auch Milchprodukte verantwortlich.<<

Wenn Menschen Kuhmilch trinken, führt dies zu einer Reihe sehr beunruhigender biologischer Veränderungen im menschlichen Körper. Eine davon ist das Steigen des insulinartigen Wachstumsfaktors 1 (IGF-1) im Blut.[3,4] IGF-1 stimuliert das Wachstum von Krebszellen stark. Wenn Brustkrebszellen im Labor in einem Reagenzglas mit IGF-1 in Kontakt gebracht werden, wachsen sie sehr schnell.

Wissenschaftler wissen seit vielen Jahren, dass Männer und Frauen mit höheren IGF-1-Werten in ihrem Blut im Vergleich mit Männern und Frauen mit niedrigeren Werten ein höheres Risiko für Prostatakrebs oder postmenopausalen Brustkrebs haben.[5,6]

>>Milchtrinker haben mehr IGF-1 in ihrer Blutbahn. IGF-1 stimuliert das Krebszellwachstum stark.<<

Eine Art, auf die Milch das Krebsrisiko erhöht, ist also sehr wahrscheinlich die erhöhte Menge an IGF-1 im Blut. Menschen, bei denen Krebs diagnostiziert wurde, machen sich also zu Recht Sorgen darüber, dass Milch den IGF-1-Wert in ihrem Blut erhöht, da IGF-1 das Wachstum von Krebszellen fördern kann.

Milch verursacht aber noch andere chemische Veränderungen im Körper, die die Entstehung weiterer spezieller Krebsarten provozieren können. Diese Mechanismen hängen nicht nur mit der Wahrscheinlichkeit zusammen, mit der Krebs zuschlagen kann, sondern auch damit, wie schnell er wachsen und sich verbreiten kann, sobald er einmal aufgetreten ist.

PROSTATAKREBS

Groß angelegte Studien haben gezeigt, dass Männer, die Milch trinken, ein höheres Risiko für Prostatakrebs haben. Dies wird aber nicht nur durch die Fähigkeit von Milch verursacht, IGF-1 im Blut zu erhöhen. Milch ist darüber hinaus sehr fettreich und enthält keinerlei Ballaststoffe. Deshalb kann sie auch die Fähigkeit des Körpers steigern, Testosteron zu bilden, das ebenfalls mit einem erhöhten Prostatakrebsrisiko zusammenhängt.

Zusätzlich dazu scheint Milch die Aktivierung von Vitamin D im Körper zu stören. Vitamin D ist eigentlich ein Hormon, dass dem Körper dabei hilft, Kalzium aus dem Verdauungstrakt zu absorbieren. Es schützt die Prostata auch vor Krebs. Vitamin D wird normalerweise durch die Einstrahlung von Sonnenlicht auf die Haut gebildet. Auch wenn es über die Nahrung aufgenommen werden kann, sind essbare Varianten dieses Vitamins nur inaktive Vorläufer. Um als vollwertiges Vitamin D funktionieren zu können, muss es erst die Leber und die Nieren passieren, wodurch sich seine molekulare Struktur leicht verändert. Und genau hier werden Milchprodukte zu einem Problem. Wenn die große Kalziummenge aus den Milchprodukten in die Blutbahn gelangt, wird dem Körper dadurch offenbar signalisiert, dass bereits reichlich Kalzium im System zirkuliert und der Körper daher kein Vitamin D aktivieren muss, nur um noch mehr Kalzium aufzunehmen. Der Körper drosselt also die Vitamin-D-Aktivierung, um nicht *zu viel* aufzunehmen, da Kalzium in zu hohen Dosen giftig ist.

Das Ergebnis: Kalziumreiche Lebensmittel können eine signifikante Abnahme von aktiviertem Vitamin D im Blut zur Folge haben. Vitamin D ist aber für eine gesunde Prostata unverzichtbar. Weniger Vitamin D im Blut kann bedeuten, dass das Risiko für Prostatakrebs steigt. Wissenschaftler haben herausgefunden, dass geringere Vitamin-D-Mengen im Blut tatsächlich mit einem höheren Krebsrisiko in Zusammenhang stehen. Milch wird oft mit Vitamin D angereichert, jedoch in Form des noch nicht aktiven Vorläufers. Milchkonsum unterdrückt allerdings die Aktivierung von Vitamin D im Körper.[7] Zahlreiche Forschungsberichte, die unterschiedliche Bevölkerungsgruppen untersuchten, haben das Trinken von Milch mit Prostatakrebs in Zusammenhang gebracht. Darüber hinaus wertete eine Meta-Analyse 32 verschiedene Studien aus und fand dabei heraus, dass der Konsum von Vollfettmilchprodukten, Vollmilch, fettarmer Milch, Käse und Kalzium aus Lebensmitteln mit einem erhöhten Prostatakrebsrisiko einhergeht.[8] Im Gegensatz dazu wurden Sojaprodukte, Sojamilch eingeschlossen, mit einem verringerten Prostatakrebsrisiko in Zusammenhang gebracht. Eine Analyse von 14 Studien, die im *American Journal of Clinical Nutrition* veröffentlicht wurde, zeigt, dass ein erhöhter Konsum von Sojaprodukten zu einem um 26 Prozent verringerten Prostatakrebsrisiko führte. Wissenschaftler fanden heraus, dass der Verzehr typischer (nicht fermentierter) Sojaprodukte wie Sojamilch und Tofu das Risiko sogar um 30 Prozent verringern kann.[9]

ANDERE KREBSARTEN

Wissenschaftler der Harvard University und anderer Forschungsinstitutionen haben untersucht, ob es einen Zusammenhang zwischen Milchkonsum und Eierstockkrebs gibt, kamen dabei aber zu unterschiedlichen Ergebnissen. Die Hypothesen, die überprüft wurden, ergaben nicht nur einen Zusammenhang mit dem Fettgehalt von Milch, sondern auch mit dem Milchzucker, der *Laktose*.

Laktose besteht eigentlich aus zwei kleineren Zuckermolekülen namens *Galaktose* und *Glukose*. Wenn diese zwei Zuckerarten aufgespalten werden – entweder durch Bakterien, die auch zur Joghurtherstellung verwendet werden, oder durch Enzyme im Verdauungstrakt – gehen Galaktose und Glukose ins Blut über. In großer Konzentration kann Galaktose giftig für die Eierstöcke sein, zu Unfruchtbarkeit und wahrscheinlich sogar zu Krebs führen. Eine Analyse mehrerer Studien, die den Zusammenhang zwischen dem Konsum von Milchprodukten (fettreduziert, fettarm, vollfett, Joghurt, Käse und Laktose) und Eierstockkrebs näher untersuchten, ergab, dass sich pro 10 Gramm konsumierter Laktose (die Menge, die ungefähr in einem Glas Milch steckt) das Eierstockkrebsrisiko um 13 Prozent erhöht.[10] Eine andere Analyse ergab, dass der Konsum von Milchprodukten in den Mengen, die von einigen Ernährungsrichtlinien empfohlen werden (drei oder mehr Portionen täglich) zu einem Laktosekonsum in einer Höhe führte, die mit einem erhöhten Eierstockkrebsrisiko in Verbindung gebracht wurde.[11]

Frauen mit einem höheren IGF-1-Wert im Blut haben ein größeres Brustkrebsrisiko. Daten aus 17 Prospektivstudien in 12 Ländern zeigten, dass Frauen, in deren Blut die höchsten IGF-1-Mengen nachgewiesen wurden, am ehesten dazu neigten, Brustkrebs zu entwickeln.[12] Wie wir bereits ausführlich diskutiert haben, erhöht das Trinken von Milch die IGF-1-Menge im Blut.

Andere Studien, die versucht haben, einen Zusammenhang zwischen Milchkonsum und Brustkrebs nachzuweisen, sind zu unterschiedlichen Ergebnissen gekommen: Einige fanden bei Milchtrinkerinnen ein höheres Brustkrebsrisiko heraus, andere konnten keinen Zusammenhang feststellen. Eine Meta-Analyse europäischer Kohortenstudien ergab, dass bei denjenigen Frauen ein höheres Eierstockkrebsrisiko besteht, die im Vergleich zu denen, die die geringsten Mengen an gesättigtem Fett verzehren, den höchsten Konsum von gesättigtem Fett haben.[13]

Essen, das sehr kalziumreich ist, scheint das Risiko von Darmkrebs zu verringern. Diejenigen Menschen aber, die nun versuchen sollten, möglichst viel kalziumreiche Lebensmittel zu sich zu nehmen, um ihr Darmkrebsrisiko zu verringern, täten gut daran, lieber zu dunkelgrünem Blattgemüse und Bohnen als zu Milchprodukten zu greifen. Prostata- und Brustkrebs treten häufiger auf als Darmkrebs. Wenn Sie versuchen, Darmkrebs mit Milchprodukten vorzubeugen, können Sie dabei Ihr Risiko für andere, häufiger auftretende Krebsarten erhöhen.

GESÜNDERE GETRÄNKE

Es gibt eine riesige Auswahl gesünderer Getränke als Kuhmilch. Soja-, Reis-, Mandel- und Hafermilch gibt es in einer großen Vielfalt an Geschmacksvarianten. Sie schmecken wunderbar zum Frühstücksmüsli, sind aber auch pur getrunken lecker. Es gibt sie naturbelassen und mit Kalzium und/oder Vitaminen angereichert. Da viele dieser Produkte vor dem Öffnen nicht gekühlt werden müssen (wenn sie in aseptischen Kartonverpackungen verkauft werden), finden Sie sie in Supermärkten und Lebensmittelgeschäften meist nicht in den Kühlregalen, sondern in normalen Regalen an anderer Stelle.

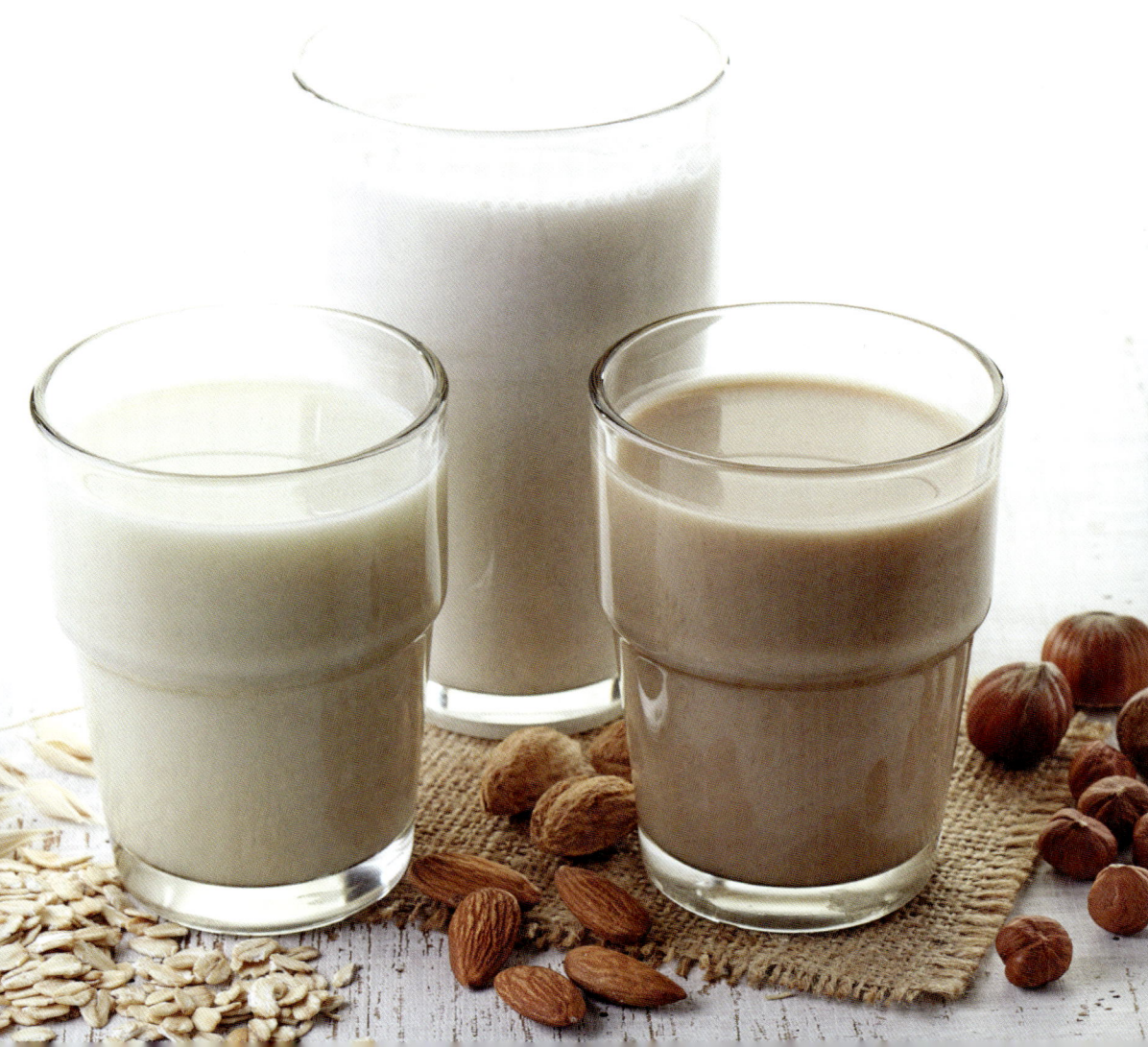

DIE GESÜNDESTEN KALZIUMQUELLEN

Dunkelgrünes Blattgemüse und Hülsenfrüchte (Erbsen, Bohnen und Linsen) enthalten Kalzium und, anders als Milch, auch reichlich Ballaststoffe und andere Nährstoffe, die vor Krebs schützen. Reichlich Kalzium finden Sie auch in Ergänzungsmitteln und, wie bereits erwähnt, in damit angereicherten Soja-produkten und anderen Lebensmitteln. So gibt es mittlerweile auch Säfte, die mit Kalzium angereichert sind. Dennoch sollten Sie nicht vergessen, dass eine erhöhte Kalziumaufnahme wahrscheinlich einer der Gründe dafür ist, warum Milch mit Prostatakrebs in Verbindung gebracht wird (da ein höherer Kalzium-konsum die Aktivierung von Vitamin D einschränken kann). Wenn das tatsächlich der Fall ist, sollten Sie bei *allen* Produkten wachsam sein, die einen extrem hohen Kalziumgehalt haben, einschließlich damit angereicherter Lebens- und Ergänzungsmittel. Angesichts dieser Gefahr sind grünes Blattgemüse und Boh-nen die gesündesten Kalziumquellen, denn sie enthalten adäquate, aber nicht unverhältnismäßig hohe Mengen davon.

Verlassen Sie sich aber bitte nicht nur auf Kalzium allein – egal aus welcher Quelle –, um sich vor Osteoporose zu schützen. Während die Milchindustrie in den letzten Jahrzehnten das Trinken von Milch nachdrücklich als Mittel gegen Osteoporose beworben hat, haben Studien gezeigt, dass diese Strategie größten-teils völlig nutzlos ist.

Wissenschaftler der *Pennsylvania State University* haben herausgefunden, dass bei Mädchen, die sich in der Lebensphase befinden, in der die Knochen am stärksten aufgebaut werden, d. h. im Alter zwischen zwölf und achtzehn Jahren, extra Kalzium beim Knochenwachstum keinen Unterschied bewirkt.[14] Sport intensivierte das Knochenwachstum, zusätzliches Kalzium aber nicht. In ähnlicher Weise ergab eine Harvard-Studie, die eine Gruppe von 72.337 postme-nopausalen Frauen über einen Zeitraum von 18 Jahren hinweg untersuchte, dass Kalzium aus Milch die Knochenstärke nicht positiv beeinflusste. Frauen, die den Großteil ihres Kalziums aus Milchprodukten bezogen, die sie täglich verzehr-ten, hatten im Vergleich zu den Frauen, die wenig oder gar kein Kalzium über Milchprodukte aufnahmen, keinerlei zusätzlichen Schutz vor Hüftfrakturen.[15] Wie können Sie Ihre Knochen aber dann schützen? Dies sind die wichtigsten Faktoren, die Sie im Hinterkopf behalten sollten:

- Sport ist der wichtigste Faktor. Anders ausgedrückt brauchen Ihre Knochen einen Grund dafür, zu existieren, und Sport stärkt sie auf bemerkenswerte Weise.
- Vitamin D dank Sonnenlicht oder Vitaminpräparaten hilft ebenfalls dabei, die Knochen stark zu halten.

TABELLE 5 *Kalzium in pflanzlichen Lebensmitteln*

LEBENSMITTEL (1 TASSE, 250 ML FASSUNGSVERMÖGEN, WENN NICHT ANDERS ANGEGEBEN)	KALZIUM-GEHALT	ABSORPTION IN %	GESCHÄTZTES ABSORBIERBARES KALZIUM
Blattkohl, gekocht	358 mg	52 %	186 mg
Blumenkohl, gekocht	34 mg	69 %	23 mg
Bohnen, Pinto- oder Kidney-	82–89 mg	17 %	14–15 mg
Bohnen, weiße Riesen-	121–128 mg	17 %	21–22 mg
Bohnen, weiße	161 mg	17 %	27 mg
Brokkoli, gekocht	178 mg	53 %	94 mg
Chinakohl, gekocht	158 mg	54 %	85 mg
Feigen, getrocknet, 10 mittelgroße	135 mg	n. a.	n. a.
Grünkohl, gekocht	188 mg	59 %	111 mg
Mandeln, trocken geröstet	80 mg	21 %	17 mg
Orangensaft, angereichert mit Kalzium	300 mg	38 %	114 mg
Reismilch, angereichert mit Kalzium	300 mg	24 %	72 mg
Rosenkohl, gekocht	56 mg	64 %	36 mg
Rübstiele, gekocht	198 mg	52 %	103 mg
Sareptasenf, gekocht	152 mg	58 %	88 mg
Sesambutter (Tahini), 1 EL	64 mg	21 %	13 mg
Sesamsamen, ungeschält	381 mg	21 %	58 mg
Sojamilch, angereichert mit Kalzium	300 mg	24 %	72 mg
Spinat, gekocht*	244 mg	5 %	12 mg
Steckrüben, gekocht	72 mg	61 %	44 mg
Tofu, mit Kalzium angereichert, fest, ½ Tasse	258 mg	31 %	80 mg
Weißkohl, gekocht	50 mg	65 %	33 mg

*Spinat enthält Oxalsäure, die die Kalziumaufnahme hemmt. Anderes grünes Blattgemüse wie Grünkohl, Sareptasenf, Pak Choi und Kohl sind daher bessere Kalziumquellen.

Quellen: Weaver C.M., Proulx WR, Heaney R. Choices for achieving adequate dietary calcium with a vegetarian diet. Am J Clin Nutr. 1999; 70(suppl):543S–548S. • Weaver C.M., Plawecki K.L. Dietary Calcium: adequacy of a vegetarian diet. Am J Clin Nutr. 1994;59(suppl): 1238S–1241S. • Keller JL, Lanou AJ, Barnard ND. The consumer cost of Kalzium from food and supplements. J Am Diet Assoc. 2002;102:1669-1671.

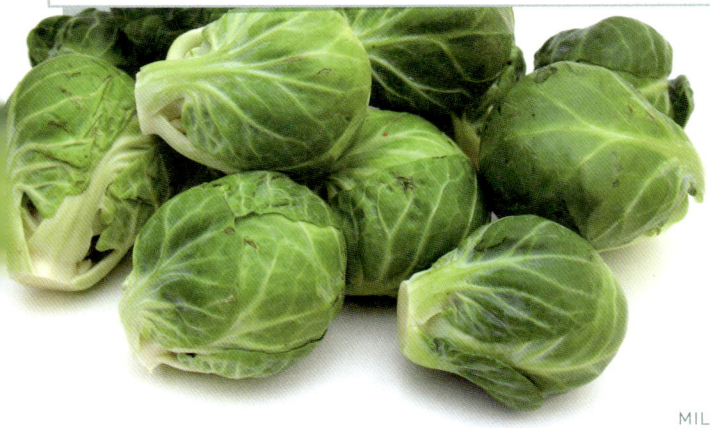

- Natürlich brauchen Sie Kalzium. Studien haben jedoch gezeigt, dass es keine wesentlichen Vorteile bringt, wenn gesunde Erwachsene mehr als ca. 600 Milligramm Kalzium pro Tag aufnehmen.
- Obst und Gemüse enthalten Vitamin C, das dabei hilft, Kollagen zu bilden. Kollagen ist ein wichtiger Grundbaustoff von Bindegewebe, Knorpeln und Knochen.

Am wichtigsten ist zu verstehen, dass Osteoporose normalerweise nicht durch eine ungenügende Kalziumaufnahme entsteht.

>>Osteoporose ist eine Krankheit, die durch einen zu schnellen Kalziumverlust verursacht wird.<<

Es sind insbesondere drei Faktoren, die einen Kalziumverlust beschleunigen. Wenn Sie diese Faktoren kontrollieren können, haben Sie bereits viel gegen Osteoporose in der Hand:

- Durch Natrium (Salz) geht Kalzium beim Passieren der Nieren schneller in den Urin über. Wenn Sie Ihren Salzkonsum verringern möchten, seien Sie vorsichtig beim Verzehr von industriell verarbeiteten oder in Konserven verpackten Lebensmitteln oder Snacks, da diese meist zusätzliches Salz enthalten.
- Tierisches Protein enthält große Mengen *schwefelhaltiger Aminosäuren*, die dazu tendieren, den Knochen Kalzium zu entziehen und dieses dann über die Nieren in den Urin leiten.
- Raucher sind von einem deutlich stärkeren Kalziumverlust betroffen.

MAHLZEITEN PLANEN

- Machen Sie kalziumreiches grünes Blattgemüse (wie Grünkohl, Blattkohl, Sareptasenf, Rübstiele, Pak Choi und Brokkoli) und Bohnen zu einem festen Bestandteil Ihres Speiseplans. Verwenden Sie Bohnen und grünes Blattgemüse in Ihren Pfannengerichten, Soßen und Aufläufen.
- Essen Sie kalziumreiche gesunde Snacks wie z. B. Feigen, Rosinen, Mandeln und Datteln.
- Ersetzen Sie bei Ihren Mahlzeiten und beim Kochen nach Rezepten Kuhmilch durch pflanzliche wie Soja-, Reis-, Mandel- oder Hafermilch.
- Streuen Sie als gesunde Alternative zu Käse Hefeflocken über Pasta und andere Hauptgerichte.
- Probieren Sie statt Eiscreme oder Frozen Yogurt frische Fruchtsorbets, pflanzliche Eiscremealternativen oder gefrorene Desserts.
- Genießen Sie frisches Obst zum Frühstücks-Haferbrei und zu anderen kalziumreichen Zerealien und verwenden Sie pflanzliche Milchalternativen.

REZEPTEMPFEHLUNGEN

- Schokomousse (Seite 286)
- Brokkoli-Cremesuppe (Seite 163)
- Penne mit Grünkohl, Tomaten und Oliven (Seite 254)
- Weiße-Bohnen-Aufstrich mit sonnengetrockneten Tomaten (Seite 159)

AUFGABEN FÜR DIESE WOCHE

Sind Sie jemals von Vollmilch auf fettreduzierte oder fettarme Milch umgestiegen? Wie haben Ihnen die neuen Milcharten anfangs geschmeckt? Die meisten Leute finden, dass fettreduzierte Milch einen wässrigen, nicht mehr frischen Geschmack hat. Doch was passiert nach zwei oder drei Wochen? Die neue Milchvariante schmeckte plötzlich völlig ok, nicht wahr? Wenn Sie dann wieder vollfette Milch probiert haben, wie schmeckte diese dann? Vermutlich sehr dickflüssig und fettig – vielleicht fast wie Farbe.

Ihre Geschmacksknospen brauchen nur einige Wochen, um sich an neue Geschmacksnoten zu gewöhnen. Wenn Sie also das erste Mal Reismilch oder eine andere Pflanzenmilch ausprobieren, wird diese anfangs natürlich anders oder etwas seltsam schmecken. Doch nach einer oder zwei Wochen haben Sie sich an den Geschmack gewöhnt und finden ihn völlig in Ordnung.

Gehen Sie diese Woche in ein Reformhaus, einen Bioladen oder aber einen großen Supermarkt mit einer umfangreichen Palette an Bio-Produkten. Wenn Sie normalerweise Kuhmilch trinken oder diese über Ihr Müsli gießen, suchen Sie sich dieses Mal eine Auswahl verschiedener Hafer-, Reis- oder Mandelmilchvarianten aus und probieren Sie sie zu Hause. Sie werden schon beim Einkaufen sehen, dass es diese pflanzlichen Milchalternativen pur, naturbelassen und ungesüßt, aber auch mit Vanille-, Schoko- oder sogar einigen anderen Geschmacksrichtungen gibt, sowie als fettarme Varianten oder mit Vitaminen und Kalzium angereichert.

Wenn Sie Joghurt, Eiscreme, Sour Cream bzw. Schmand oder Käse lieben, werden Sie dafür in veganen Supermärkten, Bioläden oder Reformhäusern ebenfalls pflanzliche Alternativen finden. Einige werden besser oder aromatischer schmecken als andere, also probieren Sie sich ruhig durch das Sortiment und finden Sie heraus, welche Produkte und Marken Sie am meisten mögen.

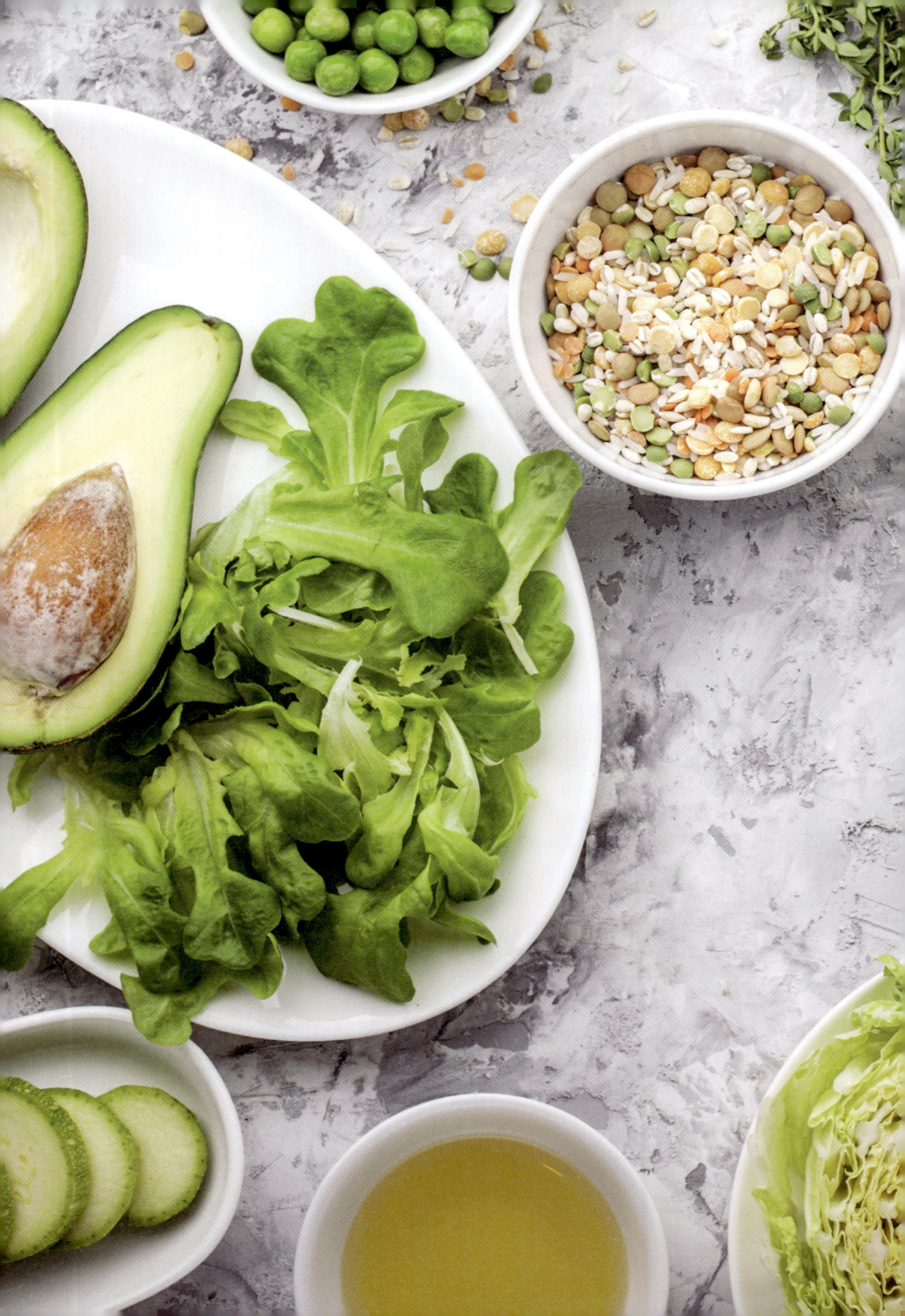

KAPITEL 4

FLEISCH ERSETZEN

Als Krebsforscher damit begannen, sich den Zusammenhang von Ernährung und Krebs genauer anzuschauen, bestand eine ihrer bedeutsamsten Entdeckungen darin, dass Menschen, die auf Fleisch verzichteten, ein geringeres Risiko hatten, Krebs zu entwickeln. Groß angelegte Studien in England und Deutschland haben gezeigt, dass Vegetarier im Vergleich zu Fleischessern ein um ca. 40 Prozent geringeres Risiko haben, an Krebs zu erkranken.[1,2] In den Vereinigten Staaten untersuchten Wissenschaftler die Glaubensgemeinschaft der Siebenten-Tags-Adventisten. Diese Gemeinschaft ist außergewöhnlich, weil fast alle ihrer Mitglieder auf Tabak und Alkohol verzichten und prinzipiell sehr gesund leben. Etwa die Hälfte der Siebenten-Tags-Adventisten in den USA ernährt sich vegetarisch, während der Rest recht moderate Fleischmengen verzehrt. Diese Tatsache ermöglichte es den Wissenschaftlern, die Auswirkung des Fleischkonsums von anderen Faktoren zu trennen. Generell haben Studien nachgewiesen, dass diejenigen, die auf Fleisch verzichten, ihr Krebsrisiko signifikant verringern.[3,4]

Ein ums andere Mal weisen Forschungsergebnisse darauf hin, dass das Darmkrebsrisiko bei Menschen, die rotes und verarbeitetes Fleisch verzehren, im Vergleich zu denjenigen, die generell auf diese Lebensmittel verzichten, deutlich höher ist.[5] Der World Cancer Research Fund (WCRF) fand zusammen mit dem American Institute of Cancer Research (AICR) in umfassenden und weiterhin laufenden Untersuchungen heraus, dass rotes und verarbeitetes Fleisch zusammen wie auch jeweils für sich allein »überzeugende« Risikofaktoren für Darmkrebs darstellen. In Summe weisen die Belege bei einem starken Verzehr dieser Fleischprodukte auf ein um 30 bis 50 Prozent erhöhtes Darmkrebsrisiko hin.[5,6] Insbesondere in Hinblick auf den Konsum verarbeiteter Fleischprodukte entdeckten Forscher der EPIC-Studie (European Prospective Investigation into Cancer and Nutrition), dass bereits ein Verzehr von 50 Gramm pro Tag das Risiko, an Darmkrebs zu sterben, um 11 Prozent erhöht.[7]

Wissenschaftler haben zudem erst kürzlich die Dosis-Wirkung-Beziehung von rotem und verarbeitetem Fleisch und Darmkrebsrisiko näher untersucht. Sie fanden heraus, dass eine solche Dosis-Wirkung-Beziehung tatsächlich existiert. Das Risiko erhöht sich je 100 Gramm täglich verzehrtem rotem Fleisch um 17 Prozent, und je 50 Gramm täglich verzehrtem verarbeitetem Fleisch um 18 Prozent.[8]

Frühere Studien weisen zudem darauf hin, dass diejenigen, die weißes Fleisch essen, vor allem Hühnerfleisch, im Vergleich zu Vegetariern ein etwa dreimal so hohes Darmkrebsrisiko haben,[9] doch haben andere Studien dieses Ergebnis bisher nicht bestätigt.

Es gibt nur eine begrenzte Anzahl von Forschungsprojekten, die die Rolle der Ernährung beim Überleben von Darmkrebs untersucht. Allerdings schauten sich Wissenschaftler im Rahmen der EPIC-Studie 3.789 Darmkrebspatienten genauer an und fanden heraus, dass der höchste Verzehr von verarbeiteten Fleischprodukten vor der Darmkrebsdiagnose im Vergleich mit dem geringsten Verzehr dieser Produkte mit einem erhöhten Risiko verbunden war, daran zu sterben.[10]

WARUM WIRD FLEISCH MIT KREBS IN VERBINDUNG GEBRACHT?

Weshalb sollte der Verzehr von Fleisch das Krebsrisiko erhöhen? Zuallererst ist der Fettgehalt von Fleisch praktisch immer höher als der pflanzlicher Produkte. Sogar Hühnerbrust ohne Haut enthält eine überraschend große Menge Fett, und wenn es um wirklich fettarme Lebensmittel geht, reicht Fleisch, egal welcher Sorte, in keinster Weise an die wirklichen Champions – Vollkorngetreide, Bohnen, Gemüse und Obst – heran.

Da Fleisch kein pflanzliches Produkt ist, enthält es keinerlei Ballaststoffe. Je mehr Fleisch Sie essen, umso weniger Platz haben Sie für ballaststoffreiche Lebensmittel. Wie wir in Kapitel 1 gesehen haben, steigern fettreiche, ballaststoffarme Speisen die Aktivität spezieller Hormone, die mit bestimmten Krebsarten in Zusammenhang gebracht werden. Fleisch enthält außerdem auch kein Vitamin C und wesentlich geringere Mengen schützender Nährstoffe als Pflanzen. Wissenschaftler haben damit begonnen, noch weitere Faktoren zu untersuchen, die einen Zusammenhang zwischen Fleischkonsum und Krebsrisiko untermauern können. Ein Forscherteam aus London fand heraus, dass Menschen, die viel rotes Fleisch essen (im Schnitt 425 Gramm pro Tag) im Vergleich zu denjenigen, die sich vegetarisch ernähren, deutlich höhere Mengen von N-Nitroso-Verbindungen in ihrem Blut aufwiesen – chemische Verbindungen, die die DNA verändern und das Risiko, Darmkrebs zu entwickeln, erhöhen können. Eine zwischengeschaltete Kontrollgruppe, die rotes Fleisch, aber auch ballaststoffreiche Lebensmittel verzehrte, hatte geringere N-Nitroso-Mengen in ihrem Blut als diejenigen, die sich fleischreich, aber ballast-stoffarm ernährten, jedoch nicht so geringe Mengen wie die Gruppe der Vegetarier.

Das legt nahe, dass Ballaststoffe bei der Zwischengruppe eine schützende Rolle übernommen haben, indem sie die beschädigte DNA repariert und die Menge schädlicher Substanzen wie eben N-Nitroso-Verbindungen reduziert haben, die im Darm zurückbleiben.[11]

Fleisch bringt zudem noch weitere Probleme mit sich. Wenn Fleisch gebraten oder gegrillt wird, bilden sich in der Regel krebsverursachende heterozyklische Amine, wie wir in Kapitel 2 gesehen haben. Je länger und je heißer Fleisch so gegart wird, umso mehr dieser giftigen Stoffe werden gebildet. In gegrilltem Hühnerfleisch sammeln sich diese krebserregenden Substanzen besonders stark an. Gegrilltes Hühnerfleisch ist in den USA die größte ernährungsbasierte Quelle heterozyklischer Amine.[12]

GESÜNDERE PROTEINQUELLEN

Einige Leute halten Fleisch für ihre Hauptproteinquelle. Dabei ist es ganz einfach, genug Protein aufzunehmen, ohne dabei gleichzeitig Fett, Cholesterin und andere unerwünschte Substanzen, die in Fleisch stecken, zu konsumieren.

Vor allem Bohnen, Gemüse und Vollkorngetreide enthalten mehr als genug Protein, um eine gesunde Ernährungsweise sicherzustellen. Die Academy of Nutrition and Dietetics (US-amerikanische Gesellschaft für Ernährung und Diätetik) hat eine Stellungnahme zu vegetarischer und veganer Ernährung veröffentlicht, die besagt, dass eine Ernährung, die eine abwechslungsreiche Auswahl dieser gesunden pflanzlichen Lebensmittel umfasst, all das Protein enthält, das Sie brauchen.[13] In den vergangenen Jahren herrschte die Meinung, dass Vegetarier bestimmte Lebensmittel kombinieren müssten – z. B. Getreide mit Bohnen –, um adäquate Proteinmengen aufzunehmen. Es hat sich aber herausgestellt, dass keine speziellen Lebensmittelkombinationen nötig sind. Eine Ernährungsweise, die eine Vielzahl von Bohnen, Gemüse und Vollkornprodukten enthält, versorgt Sie mit mehr als genug Protein; auch dann, wenn Sie Ihre Lebensmittel nicht bewusst kombinieren.

Die Deutsche Gesellschaft für Ernährung e. V. (DGE) hat auf Grundlage der aktuellen wissenschaftlichen Literatur eine Position zur veganen Ernährung erarbeitet. Bei einer rein pflanzlichen Ernährung ist eine ausreichende Versorgung mit einigen Nährstoffen nicht oder nur schwer möglich. Der kritischste Nährstoff ist Vitamin B_{12}. Wer sich dennoch vegan ernähren möchte, sollte dauerhaft ein Vitamin-B_{12}-Präparat einnehmen, auf eine ausreichende Zufuhr v. a. der kritischen Nährstoffe achten und gegebenenfalls angereicherte Lebensmittel und Nährstoffpräparate verwenden.

MAHLZEITEN PLANEN

Wie ersetzen wir dann das Fleisch? In vielen Rezepten stellen sich Hülsenfrüchte als Retter heraus. Bohnen und Linsen verleihen Suppen, Eintöpfen, Chilis und anderen Rezepten eine herzhafte Basis. Wenn Sie Burritos zubereiten, lassen Sie das Hackfleisch weg und verwenden Sie stattdessen vegetarisches Bohnenmus, das Sie im Handel u. a. bei den mexikanischen Spezialitäten in Dosen mit dem Namen »Refried Beans« finden. Dabei handelt es sich nicht, wie der Name vermuten lässt, um gebratene oder frittierte Bohnen, sondern ganz einfach um zerdrückte, zu Mus verarbeitete Pintobohnen. Dieses Bohnenmus ist sehr sättigend und steckt voller Ballaststoffe und Protein. Sie werden das Hackfleisch kein bisschen vermissen.

Auch Portobello-Pilze bzw. Riesenchampignons sind eine wunderbare Fleisch-alternative. Sie haben eine fleischähnliche Konsistenz und einen herzhaften Geschmack, vor allem, wenn sie zunächst in einem fettarmen Dressing mariniert und dann gegrillt oder in der Pfanne gebraten werden. Verwenden Sie Portobello-

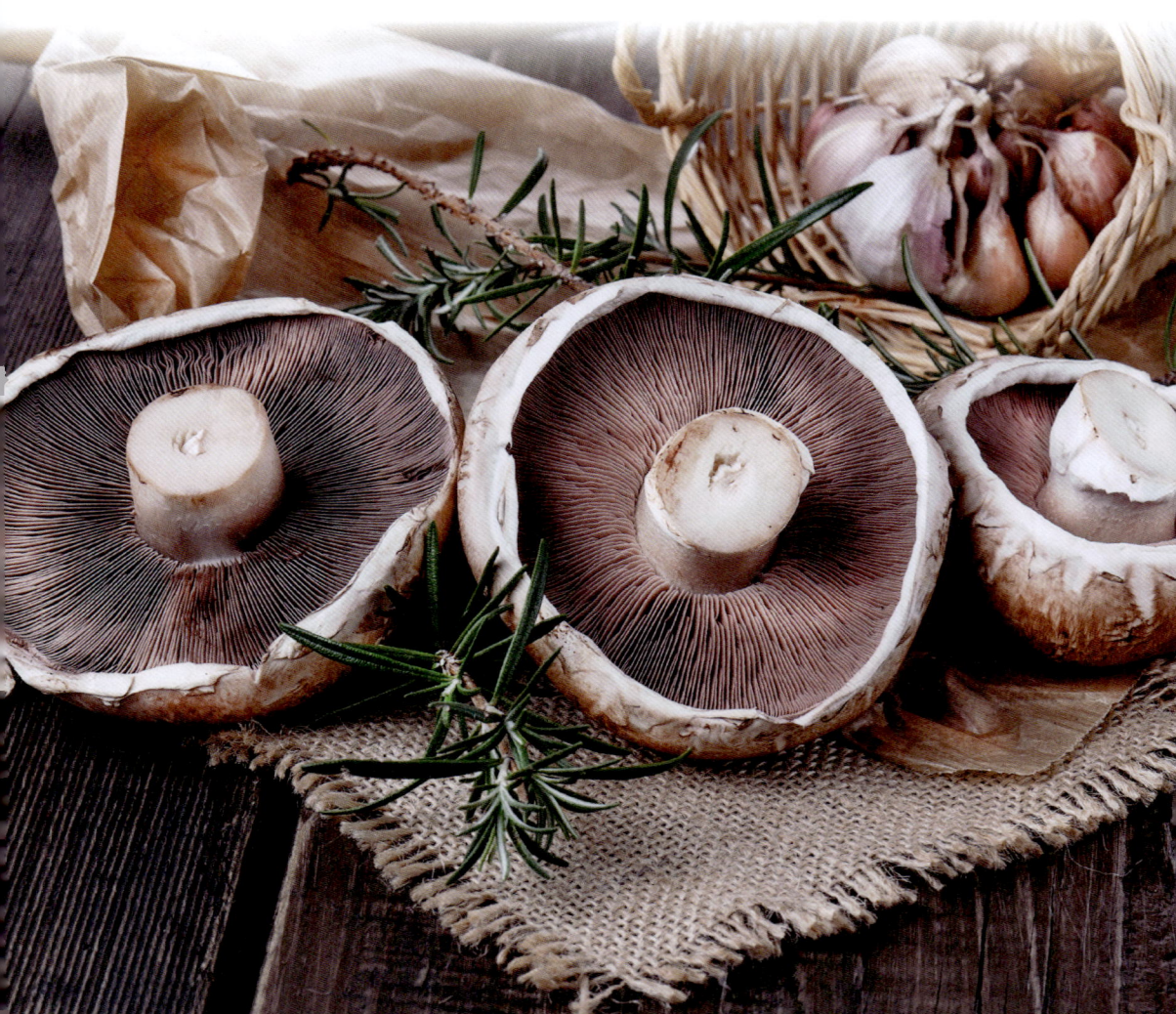

Pilze als Frikadellen- bzw. Patty-Ersatz in Ihren nächsten Burgern oder anstatt der Hackfleischschicht in Ihrer Lasagne.

Seitan ist ein faszinierendes Produkt, das aus Weizenprotein hergestellt wird. Seitan wird zur Nachahmung fast jeder Fleisch- und Wurstart verwendet, die Sie sich vorstellen können. Er hat einen festen Biss und ist ein nahrhafter Fleischersatz. Weizenprotein ist ebenso die Hauptzutat vieler Fleischersatzprodukte, beispielsweise veganer Salami oder veganer Würstchen.

Sojaprodukte werden zu endlos vielen Varianten von Hotdogs, Burgern und anderen Fleischersatzprodukten verarbeitet. Viele dieser Produkte schmecken so täuschend nach Fleisch, dass es Ihnen nicht schwerfallen wird, sich damit vom Fleisch loszusagen. Klug ausgewählt können Sie damit auch den Fettgehalt Ihrer Ernährung erheblich senken. Einige Wissenschaftler glauben, dass Soja spezielle krebsbekämpfende Eigenschaften hat. Die bisher auf diesem Gebiet durchgeführten Forschungen reichen noch nicht aus, um diese These zu bestätigen. Bisher besteht der große Vorteil von Soja darin, dass es den Leuten dabei hilft, vom Fleisch wegzukommen.

Achtung: Wenn Sie Medikamente gegen Brustkrebs einnehmen, konsultieren Sie Ihren Arzt, bevor Sie damit beginnen, verarbeitete Sojaprodukte zu essen, auch wenn diese als Fleischersatz dienen sollen. (Weitere Informationen hierzu finden Sie auf Seite 68 unter »Sojaprodukte«.)

REZEPTEMPFEHLUNGEN

- Ambrosia (Seite 280)
- Kichererbsen-Burger (Seite 271)
- Einfacher Bohnensalat (Seite 183)
- Tempeh-Brokkoli-Pfanne (Seite 261)

AUFGABEN FÜR DIESE WOCHE

1. Schauen Sie sich die Fleischalternativen im Bioladen an und probieren Sie eine oder mehrere davon aus, z. B. vegane Würstchen, Veggie-Burger, Tofuwurst-Aufschnitt oder aber die vielen Arten von Bohnen und Linsen, die Sie kaufen können.
2. Verwandeln Sie drei Ihrer Lieblingsrezepte in fleischlose Gerichte, indem Sie Bohnen, Seitan, Pilze, Tofu, Tempeh oder andere Fleischalternativen verwenden.

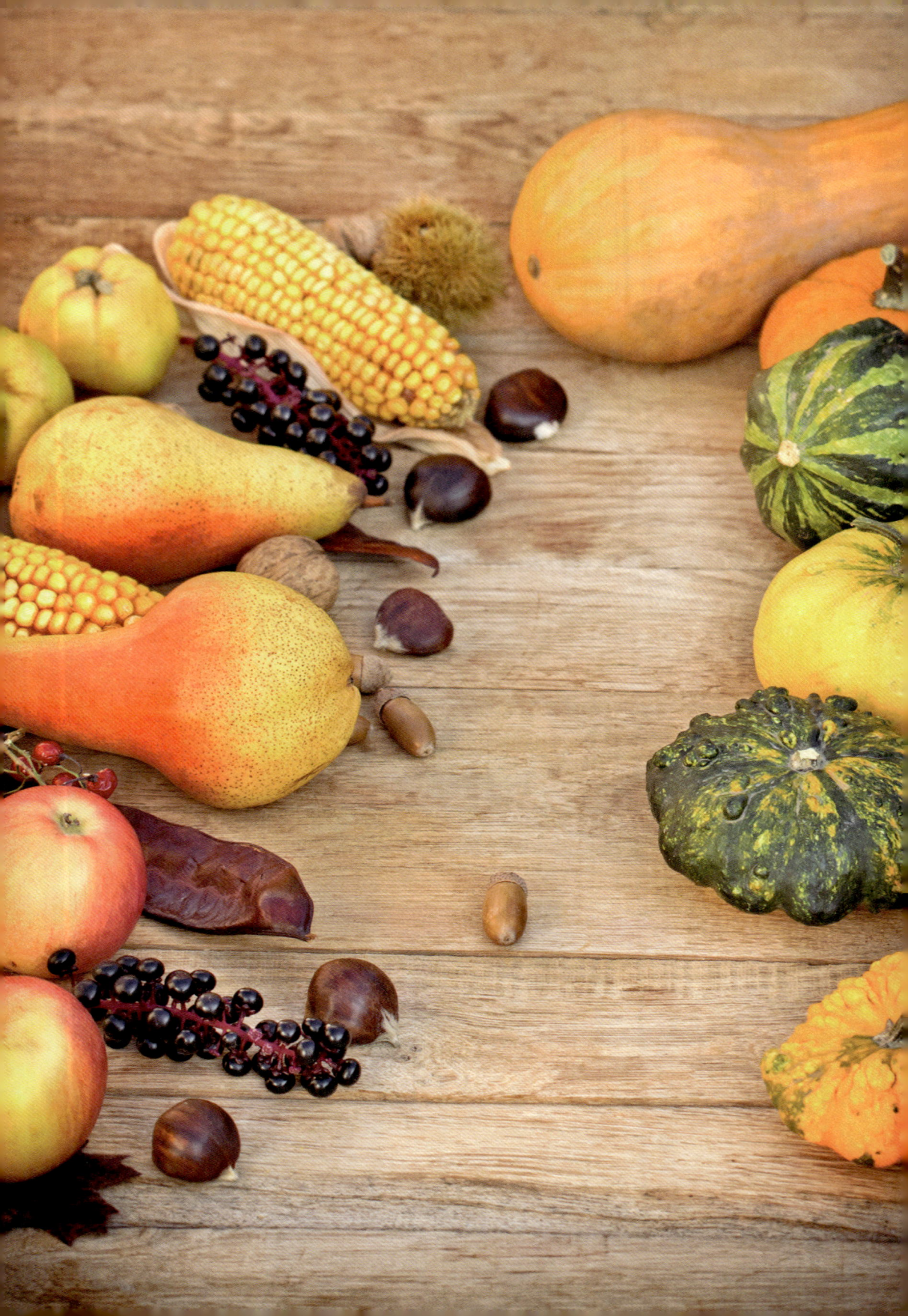

KAPITEL 5

KREBSBEKÄMPFENDE SUBSTANZEN UND IMMUNSTÄRKENDE LEBENSMITTEL

Während Sie Ihren Einkaufswagen durch den Supermarkt schieben, sollten Sie nach Lebensmitteln Ausschau halten, die spezielle krebsbekämpfende Eigenschaften haben. In diesem Kapitel konzentrieren wir uns auf Lebensmittel, die besonders viele schützende Substanzen namens *Antioxidantien* und *Phytochemikalien* enthalten, sowie auf die Lebensmittel, die die Funktion Ihres Immunsystems ordentlich ankurbeln.

Wenn Sie Ihre Mahlzeiten planen, seien sehr großzügig, was die Auswahl und die Menge an Obst und Gemüse angeht, da diese die Hauptquelle dieser gesunden Inhaltsstoffe sind. Studien haben umfassend bewiesen, dass Ernährungsweisen, die auf viel Obst und Gemüse basieren, die Wahrscheinlichkeit reduzieren, dass Krebs überhaupt auftritt. Auch wenn es demgegenüber weniger Studien gibt, die die Wirkung von Obst und Gemüse auf die Überlebenschancen nach der Diagnose von Krebs untersucht haben, weisen einige doch darauf hin, dass Krebsüberlebende, die mehr Obst und Gemüse essen, tatsächlich länger leben. Wie Sie unten lesen werden, haben Wissenschaftler damit begonnen, die genauen Gründe dafür zu herauszufinden, weshalb Obst und Gemüse so wirkungsstark sind.[1, 2]

ANTIOXIDANTIEN

Um die Funktionsweise von Antioxidantien zu verstehen, schauen wir uns zunächst einmal an, welche Aufgabe Sauerstoff in unserem Körper übernimmt. Jede einzelne Minute am Tag atmen wir Sauerstoff ein und Kohlendioxid aus. Obwohl Sauerstoff eine ganze Reihe lebenswichtiger Funktionen in unserem Körper übernimmt, ist es ein sehr instabiles Molekül. Während normaler chemischer Reaktionen, die in unserer Blutbahn oder in unseren Zellen ablaufen, werden Sauerstoffmoleküle leicht beschädigt.

Das bedeutet, dass sie einige ihrer Elektronen verlieren oder dazugewinnen können. Zwar umkreisen die Sauerstoffelektronen den Molekülkern normalerweise ganz ruhig und geordnet, so wie z. B. der Mond die Erde umrundet, doch können sie trotzdem schnell zu kleinen Berserkern werden.

In unserem Körper sind Millionen Sauerstoffmoleküle unterwegs, die leicht instabil werden können. Wenn das geschieht, verwandeln sie sich in Piranhas, die sich auf die Zellen stürzen, aus denen Ihre Haut, Ihre Blutgefäße, Ihre inneren Organe oder irgendein anderer Teil Ihres Körpers besteht, um sich dort ein Stück herauszubeißen. Diese Piranhas, d. h. die instabilen und gefährlichen Sauerstoffmoleküle, werden *freie Radikale* genannt. Sie können sogar Ihre *Chromosomen* attackieren, also die DNA-Stränge, die tief im Inneren Ihrer Zellen liegen und alle Gene enthalten, die Sie zu dem machen, was Sie sind. Wenn freie Sauerstoffradikale Chromosomen beschädigen, können die Zellen die Fähigkeit verlieren, ihre grundlegenden Funktionen zu kontrollieren. Sie können sich dadurch z. B. unkontrolliert vermehren. So beginnt Krebs. Biologen glauben, dass ein Großteil des Alterungsprozesses und viele Krebsarten durch den von freien Radikalen angerichteten Schaden verursacht wird.

Auch Pflanzen können durch freie Sauerstoffradikale beschädigt werden. Aus diesem Grund hat Mutter Natur ihnen die Fähigkeit mitgegeben, natürliche Substanzen zu entwickeln, die wie ein Schutzschild gegen diese wilden Sauerstoffmoleküle wirken. Jetzt geht Ihnen wahrscheinlich ein Licht auf, warum diese natürlichen Substanzen Antioxidantien heißen – sie schützen die Pflanzen vor freien Radikalen, Oxygeniumradikalen. Wenn Sie Pflanzen essen, gelangen deren Antioxidantien in Ihr Blut und schützen auch Sie von dort aus. Wenn alles gut läuft, greifen die freien Radikale, also die instabilen Sauerstoffmoleküle, dann die Antioxidantien an und lassen Ihre Zellen und Chromosomen in Ruhe – so ähnlich wie eine Gewehrkugel beim Auftreffen auf eine Panzerglasscheibe eines Autos diese zwar einkerbt, die Autoinsassen dabei aber unverletzt bleiben.

BETA-CAROTIN

Eines der bekanntesten Antioxidantien ist *Beta-Carotin*, der gelborange Farbstoff, der in Karotten, Süßkartoffeln oder Cantaloupe-Melonen steckt. Beta-Carotin steht bei Ernährungswissenschaftlern schon seit Langem hoch im Kurs, da es Vitamin A liefert, das unter anderem auch für eine gute Sehkraft wichtig ist. Beta-Carotin besteht aus zwei miteinander verbundenen Vitamin-A-Molekülen.

Beta-Carotin leistet aber noch viel mehr, als lediglich Vitamin A zu liefern. Es dringt in die Zellmembran ein, die jede einzelne Körperzelle umschließt, und harrt dort aus, um freie Radikale abzuwehren, die sich nähern könnten.

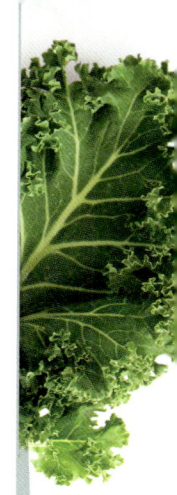

TABELLE 6 *Beta-Carotin in ausgewählten Lebensmitteln*

LEBENSMITTEL	PORTIONSGRÖSSE	BETA-CAROTIN-MENGE
Cantaloupe-Melone, roh	1 Tasse	3,2 mg
Grünkohl, gefroren oder gekocht	1 Tasse	11,5 mg
Karotte, roh	1 große	6 mg
Kürbis, aus der Dose	1 Tasse	17 mg
Mango, in Stücke geschnitten	1 Tasse	1 mg
Süßkartoffel, gebacken	1 mittelgroße	13,1 mg

Quelle: US Department of Agriculture, Agricultural Research Service, Nutrient Data Laboratory. USDA National Nutrient Database for Standard Reference, Freigabe der 28. gegenwärtigen Fassung: 17.05.2016. Abrufbar unter: www.ars.usda. gov/research/datasets

Beta-Carotin hat darüber hinaus einen messbaren immunstärkenden Effekt, der sich bereits nach einem Verzehr von nur 30 Milligramm pro Tag bemerkbar macht. Diese Menge steckt z. B. in zwei großen Karotten.[3, 4] Die Nährstoffreferenzwerte beziehen sich allerdings auf Vitamin A und nicht seinen Vorgänger Beta-Carotin. Dennoch gibt das US-amerikanische Institute of Medicine an, dass 3 bis 6 Milligramm Beta-Carotin am Tag, die 800 bis 1.700 IE (240 bis 510 Retinol-Äquivalente) von Vitamin A entsprechen, dafür ausreichen, einen Beta-Carotin-Wert im Blut aufrechtzuerhalten, der mit einem verringerten Risiko mehrerer chronischer Krankheiten zusammenhängt.[5]

Beta-Carotin steckt nicht nur in orangem Obst und Gemüse, sondern auch in dunkelgrünem Blattgemüse. Sie können kein Orange sehen, weil es völlig vom grünen Chlorophyll überdeckt wird – genauso, wie das Chlorophyll die darunter liegenden orangen, roten und braunen Pigmente in den Blättern von Bäumen überdeckt, bis es im Herbst langsam verschwindet und die anderen Farben sichtbar werden.

Eine detaillierte Liste mit Lebensmitteln, die viel Beta-Carotin enthalten, finden Sie in Tabelle 6 (oben auf der Seite).

Sie können zwar Beta-Carotin-Präparate kaufen, doch ist es viel besser, wenn Sie Ihr Beta-Carotin direkt über Ihr Essen aufnehmen. Studien, die die krebsbekämpfende Wirkung von Beta-Carotin bei Rauchern (eine speziell ausgewählte Gruppe, da diese besonders krebsgefährdet ist) getestet haben, zeigten, dass diejenigen, deren Ernährung viel Beta-Carotin enthielt, von einem gewissen Schutz profitierten, diejenigen aber, die ihr Beta-Carotin über Präparate aufnehmen, tatsächlich *ein höheres Risiko hatten, Krebs zu entwickeln*, als andere Raucher.

Der Grund dafür ist nicht gänzlich klar. Es könnte daran liegen, dass die Präparate nur sehr hohe Dosierungen eines einzelnen Antioxidans liefern und die Absorption anderer Antioxidantien dadurch blockiert wird. Im Gegensatz dazu enthält Obst und

Gemüse, das reich an Beta-Carotin ist, gleichzeitig Hunderte weiterer Antioxidantien, Vitamine, Mineralstoffe und weitere schützende Substanzen.

Die Moral von der Geschicht' ist, dass Obst und Gemüse voller gesundem Beta-Carotin stecken und gleichzeitig die besten Quellen dafür sind. Tabelle 6 gibt Ihnen einen Überblick über die Lebensmittel, die besonders viel Beta-Carotin enthalten.

LYCOPEN

Vielleicht haben Sie bisher noch nicht viel über *Lycopen* gehört, aber gesehen haben Sie es bestimmt schon sehr oft. So wie Beta-Carotin das natürliche gelborangefarbene Pigment ist, verleiht Lycopen Lebensmitteln wie Tomaten, Wassermelonen und roten Grapefruits ihre charakteristische leuchtend rote Farbe.

Lycopen gehört ebenfalls zur Familie der Carotinoide und ist sozusagen ein chemischer Cousin von Beta-Carotin. Es ist außerdem ein außergewöhnlich wirkungsstarkes Antioxidans. Eine Studie der Harvard University zeigte, dass Männer, die nur zwei Portionen Tomatensoße pro Woche konsumierten, im Vergleich zu den Männern, die nur sehr selten Tomaten oder Tomatenprodukte verzehrten, ein um 23 Prozent geringeres Prostatakrebsrisiko hatten.[6] Männer, die zehn oder mehr Portionen Tomatenprodukte pro Woche verzehrten, hatten ein um 35 Prozent geringeres Risiko. Das war sogar dann der Fall, *wenn ihre Tomaten in Form von Pizzasoße, Spaghettisoße oder sogar Ketchup daherkamen*.

Es ist wahrhaftig so, dass das Kochen mehr Lycopen aus Pflanzenzellen freisetzt und damit unsere Fähigkeit steigt, dieses aufzunehmen.

> »Männer, die zehn oder mehr Portionen Tomatenprodukte pro Woche verzehrten, hatten ein um 35 Prozent niedrigeres Prostatakrebsrisiko.«

Eine Meta-Analyse von 34 Studien zeigte, dass ein höherer Lycopenkonsum und höhere Lycopenblutwerte mit einem geringeren Prostatakrebsrisiko assoziiert waren. Nicht nur das: Der Schutz verstärkte sich sogar.

Pro 1 zusätzlichem Milligramm Lycopen täglich (dem Äquivalent zu der Menge, die in weniger als 1 TL Tomatenmark steckt) wurde ein um 3 Prozent geringeres Risiko für die Entwicklung von Prostatakrebs festgestellt.[7] Doch nicht alle roten Lebensmittel enthalten Lycopen, da Mutter Natur noch eine ganze Menge anderer ähnlicher Pigmente in ihrer Farbpalette bereithält. Die rote Farbe, die z.B. in Erdbeeren steckt, stammt nicht von Lycopen, sondern von einer Gruppe von Pigmenten, die *Anthocyane* genannt werden und ebenfalls sehr wirkungsstarke Antioxidantien sind. (Andere Anthocyane verleihen Heidelbeeren, Kirschen, Pflaumen und Rotkohl ihre charakteristische Farbe.) In Tabelle 7 finden Sie eine Auflistung der lycopenreichsten Lebensmittel.

Tabelle 7 *Lycopen in ausgewählten Lebensmitteln*

LEBENSMITTEL	PORTIONSGRÖSSE	LYCOPENMENGE
Pinke Grapefruit	1 mittelgroße	2,2 mg
Tomate, roh	1 mittelgroße	3,2 mg
Tomaten, sonnengetrocknet	1 Tasse	12,4 mg
Tomatenketchup	1 EL	2,1 mg
Tomatensaft	250 ml	22,0 mg
Tomatensoße	125 ml	17,0 mg
Wassermelone	1 Spalte (280 g)	12,7 mg

Quelle: US Department of Agriculture, Agricultural Research Service, Nutrient Data Laboratory. USDA National Nutrient Database for Standard Reference, Freigabe der 28. gegenwärtigen Fassung: 17.05.2016. Abrufbar unter: www.ars.usda. gov/research/datasets

VITAMIN E UND SELEN

Vitamin E und das Spurenelement Selen sind ebenso Teil des Antioxidantienarsenals. So wie Beta-Carotin und Lycopen schützen sie die Zellmembranen vor dem Angriff freier Radikale. Vitamin E ist in Hülsenfrüchten (Bohnen), Vollkorngetreide und Pflanzen mit einem hohen natürlichen Ölgehalt (wie Nüsse und Samen) enthalten.

Eine kleine Menge Vitamin E ist gesund und sogar ein unverzichtbarer Teil des körpereigenen Schutzes gegen freie Radikale. Die Vitamin-E-Aufnahme künstlich um ein Vielfaches zu erhöhen scheint allerdings keine sehr gute Idee zu sein. Einige der Vitamin-E-reichsten Nahrungsquellen, beispielsweise Pflanzenöle und Nüsse, liefern Ihnen auch gleich jede Menge ungewolltes Fett. Das mag auch der Grund dafür sein, warum eine Studie herausfand, dass unter den Frauen mit Brustkrebs diejenigen mit den höchsten Vitamin-E-Werten in ihrem Blut tatsächlich ein höheres Risiko hatten, der Krankheit zu erliegen, als diejenigen mit moderateren Werten. Das könnte einfach nur ein Zeichen dafür sein, dass ihre Ernährung zu viel Fett enthielt.[8] Es sind daher noch weitere Forschungen nötig, um die perfekte Vitamin-E-Menge zu ermitteln. Bislang ist es am klügsten, die Lebensmittel auszuwählen, die moderate Mengen dieses Vitamins enthalten, und nicht die mit extrem hohem oder extrem niedrigem Vitamin-E-Gehalt. Diese Lebensmittel finden Sie in Tabelle 8.

Zusätzlich dazu haben Wissenschaftler herausgefunden, dass Menschen, die Vitamin-E-reiche Lebensmittel essen, eine bessere Immunfunktion haben. Das starke Erhöhen des eigenen Vitamin-E-Blutwerts durch die Einnahme von Präparaten aber kann die Immunfunktion beeinträchtigen.[9]

Ein Teil des Problems mag darin bestehen, dass Lebensmittel acht verschiedene Arten von Vitamin E enthalten, Präparate aber meist nur eine oder zwei. Zu viel von nur einer Vitamin-E-Art kann die Absorption der anderen Arten behindern. Der beste Rat scheint daher zu sein, dass Sie sich Ihr Vitamin E aus Lebensmitteln holen und auf Präparate und Ergänzungsmittel verzichten.

TABELLE 8 *Gute Quellen von Vitamin E und Selen*

LEBENSMITTEL	MENGE	VITAMIN E	SELEN
Brokkoli, roh	1 Tasse	0,7 mg	2,3 µg
Kichererbsen, gekocht	1 Tasse	0,6 mg	6,1 µg
Knoblauch, roh	3 Zehen	0,01 mg	1,3 µg
Kürbis, gekocht	1 Tasse	2,6 mg	1 µg
Naturreis, gekocht	1 Tasse	0,4 mg	11,7 µg
Paranüsse	3 Nüsse	0,8 mg	271,8 µg
Perlgraupen (Gerste), gekocht	1 Tasse	0,2 mg	13,5 µg
Pintobohnen, gekocht	1 Tasse	1,6 mg	10,6 µg
Rosenkohl, gekocht	1 Tasse	0,77 mg	1,4 µg
Sonnenblumenkerne, roh	1 EL	1,9 mg	5,6 µg

Quelle: US Department of Agriculture, Agricultural Research Service, Nutrient Data Laboratory. USDA National Nutrient Database for Standard Reference, Release Freigabe der 28. gegenwärtigen Fassung: 17.05.2016. Abrufbar unter: www.ars.usda.gov/research/datasets

Die Selenmenge in Obst und Gemüse variiert stark und hängt davon ab, wie viel Selen der Boden enthält, auf dem die Pflanzen wachsen. Durch den modernen Lebensmittelhandel ist es aber sehr wahrscheinlich so, dass Ihr Reis aus einer Ecke der Welt, Ihre Bohnen aus einer anderen und wieder andere Lebensmittel aus wieder anderen Weltregionen stammen. Daher wird Ihre Selenaufnahme höchstwahrscheinlich recht umfangreich sein, wenn Ihr täglicher Speiseplan Vollkorngetreide und Hülsenfrüchte umfasst.

VITAMIN C

Vitamin C ist ein kraftvolles und sehr gut bekanntes Antioxidans. Während Vitamin E als fettlösliche antioxidative Substanz hauptsächlich die Zellmembran schützt, ist das wasserlösliche Vitamin C dafür zuständig, im wässrigen Zellinneren schädliche Substanzen zu inaktivieren und damit den Zellkern mit dem Erbgut zu schützen.

Der Nobelpreisträger Linus Pauling war ein starker Befürworter von Vitamin C. Wissenschaftliche Untersuchungen deuten darauf hin, dass Vitamin C neben seiner antioxidativen Wirkung auch die Immunfunktion stärkt. Auch hier gilt: Obst und Gemüse sind die besten Vitaminquellen. Die täglich empfohlene Menge liegt bei Männern bei nur 90 Milligramm und bei Frauen bei nur 75 Milligramm. Einige Wissenschaftler haben allerdings höhere Mengen vorgeschlagen, typischerweise in der Form von Präparaten, die im Bereich von 500 bis 2.000 Milligramm täglich liegen. Diese wesentlich höheren Mengen von Vitamin C scheinen keine schädliche Wirkung zu haben.

Welche Lebensmittel enthalten am meisten Vitamin C? Zitrusfrüchte werden besonders dafür gerühmt, aber Sie werden auch in vielen Gemüsesorten erstaunlich hohe Vitamin-C-Mengen finden. Tabelle 9 gibt einen Überblick über einige der besten Quellen.

PHYTOCHEMIKALIEN

Die Aufgabe von Antioxidantien ist es, Sie vor freien Radikalen zu schützen. Pflanzen enthalten aber noch viele weitere schützende Substanzen. Biologen nennen sie *Phytochemikalien*. »Phyto« stammt von dem griechischen Wort *phyton* ab, das »Pflanze« bedeutet. Phytochemikalien sind also nichts anderes als natürliche chemische Substanzen, die in Pflanzen vorkommen.

Auch wenn die Wissenschaft sich zunächst mit diesen Chemikalien befasst hat, weil diese in der Lage sind, Krebs zu verhindern, wird nun auch untersucht, wie sie möglicherweise die Überlebenschancen nach einer Krebsdiagnose erhöhen können. Zwei Gemüsefamilien sind dabei besonders interessant: die *Kreuzblütler* und die Mitglieder der *Allium-Familie*. Das Kreuzblütlergemüse mit Vertretern wie Brokkoli, Kohl und Blattkohl hat seinen Namen von den kreuzförmigen Blüten, die es treibt, kurz bevor die Pflanze sich aussät. Menschen, die reichlich von diesen Gemüsesorten essen, haben erstaunlich niedrige Krebsraten. Deshalb haben Wissenschaftler mit viel Aufwand versucht, diejenigen Wirkstoffe zu isolieren, die Krebs wirklich effizient bekämpfen können.

TABELLE 9 *Gute Vitamin-C-Quellen*

LEBENSMITTEL	MENGE	VITAMIN C
Brokkoli, roh	1 Tasse, gehackt	81,2 mg
Cantaloupe-Melone	1 Tasse, Würfel	57,3 mg
Erdbeeren	1 Tasse, Scheiben	97,6 mg
Guave	1 Tasse	376,7 mg
Kiwi	1 Stück	64,0 mg
Orange	1 mittelgroße	82,7 mg
Orangensaft	125 ml	82,7 mg
Paprika, rot, roh	1 Tasse, Streifen	190,3 mg
Rosenkohl, gekocht	1 Tasse	74,8 mg
Zitrone	1 kleine	30,7 mg

Quelle: US Department of Agriculture, Agricultural Research Service, Nutrient Data Laboratory. USDA National Nutrient Database for Standard Reference, Freigabe der 28. gegenwärtigen Fassung: 17.05.2016. Abrufbar unter www.ars.usda. gov/research/datasets

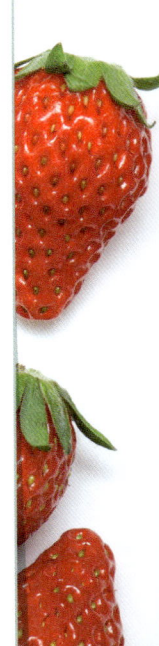

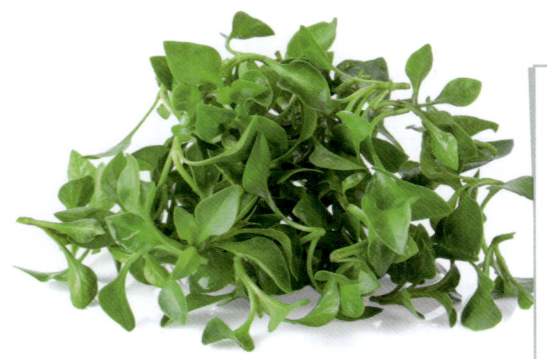

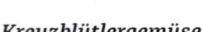

Kreuzblütlergemüse

Blattkohl	Meerrettich
Blumenkohl	Pak Choi
Brokkoli	Radieschen
Brunnenkresse	Rosenkohl
Grünkohl	Rübstiele
Kohl	Rucola
Kohlrabi	Sareptasenf
Kohlrabi	Weiße Rüben

Brokkoli enthält z. B. *Sulforaphan*, einen pflanzlichen Inhaltsstoff, der die Fähigkeit der Leber verstärkt, giftige Chemikalien und karzinogene Substanzen herauszufiltern und auszuscheiden.[10] Andere Phytochemikalien in Brokkoli und anderem Kreuzblütlergemüse können, wie Studien bewiesen haben, das Wachstum von Krebszellen aufhalten.[11,12]

Kreuzblütlergemüse wirken sich auch auf die Hormone aus, die das Fortschreiten von hormonell bedingten Krebsarten wie beispielsweise Brustkrebs beeinflussen. Diese Gemüsearten verändern die Art und Weise, wie Östrogene abgebaut und eliminiert werden. Normalerweise wird Östradiol, ein wirkungsstarkes Östrogen in der weiblichen Blutbahn, in *16α-Hydroxyöstrogen* umgewandelt – ein Hormon, welches das Wachstum von Krebszellen fördert. Der Kreuzblütlerextrakt *Indol-3-Carbinol* aber führt dazu, dass der weibliche Körper mehr Östrogene in eine weitere Östrogenart namens *2-Hydroxyöstrogen* umwandelt, das wiederum krebsbekämpfende Eigenschaften hat.[13]

Wissenschaftler haben damit begonnen, die verschiedenen Wirkungen von Kreuzblütlerextrakten an Patientinnen zu testen. In einer Studie wurde Frauen mit abnormalen Gebärmutterhalszellen (die Gynäkologen mit dem Pap-Test untersuchen) der Extrakt Indol-3-Carbinol verabreicht. Nach zwölf Wochen waren die abnormalen Zellen bei der Hälfte der behandelten Patientinnen verschwunden, während bei den Patientinnen, die Placebos verabreicht bekommen hatten, keinerlei Verbesserungen eingetreten waren.[13]

Da einige Gemüsesorten, wie z. B. Brokkoli, roh nur schwer verdaulich sind, fragen Sie sich nun wahrscheinlich, ob das Kochen die schützende Wirkung zunichtemacht. Studien haben gezeigt, dass das Kochen die Menge der Phytochemikalien in Gemüse zwar reduziert, diese aber nicht vollständig zerstört.[2]

Nun kommen wir zu einer neuen Gemüsefamilie, der Gattung »Allium«, die zu den Zwiebelgewächsen gehört. Die *Allium-Gemüsefamilie* umfasst Knoblauch, Zwiebeln und Hunderte weiterer ihrer botanischen Verwandten. Bei Köchen sind sie wegen ihres Geschmacks sehr beliebt, Wissenschaftler aber sind immer stärker von ihrer Fähigkeit fasziniert, die Eliminierung von Karzinogenen im Körper zu beschleunigen und vielleicht sogar das Entstehen von Krebs oder das Wachsen von Krebszellen zu verhindern.

TABELLE 10 *Empfohlene Mindestmenge an Antioxidantien pro Tag*

ANTIOXIDANS	FRAUEN (14–70< Jahre)	MÄNNER (14–70< Jahre)
Beta-Carotin	800 µg	1.000 µg
Selen	55 µg	55 µg
Vitamin C	75 mg	90 mg
Vitamin E	15 mg	15 mg

Quellen: Dietary Reference Intakes for Calzium, Phosphorous, Magnesium, Vitamin D, and Fluoride (1997); Dietary Reference Intakes for Thiamin, Riboflavin, Niacin, Vitamin B6, Folate, Vitamin B12, Pantothenic Acid, Biotin, and Choline (1998); Dietary Reference Intakes for Vitamin C, Vitamin E, Selenium, and Carotenoids (2000); Dietary Reference Intakes for Vitamin A, Vitamin K, Arsenic, Boron, Chromium, Copper, Iodine, Eisen, Manganese, Molybdenum, Nickel, Silicon, Vanadium, and Zinc (2001); and Dietary Reference Intakes foder Wasser, Potassium, Natrium, Chloride, and Sulfate (2004). Diese Berichte sind auf www.nap.edu zugänglich.

Insbesondere Knoblauch wurde bereits eingehend wissenschaftlich untersucht. Wenn Knoblauchzehen zerdrückt oder klein geschnitten werden, entsteht eine Substanz namens *Allicin*, die sowohl für den typischen Geruch als auch für die Bioaktivität von Knoblauch verantwortlich ist. Mehrere Studien haben nachgewiesen, dass Menschen, die regelmäßig Gemüse aus der Alliumfamilie verzehren, ein geringeres Krebsrisiko haben, vor allem wenn es sich um Magen- oder Darmkrebs handelt.[14]

In Laborversuchen wurde in Reagenzgläsern gezeigt, dass Extrakte dieser Pflanzen dabei helfen, Karzinogene zu eliminieren und das Wachstum von Krebszellen zu verlangsamen.[15] Wissenschaftler schätzen die Menge von Knoblauch, die benötigt wird, um eine krebsbekämpfende Wirkung zu erzielen, auf drei bis fünf Zehen pro Tag.[16] Die Kochtemperaturen machen die krebsbekämpfenden Vorteile von Knoblauch allerdings zunichte, es sei denn, der Knoblauch wird zwischen dem Zerdrücken bzw. Zerkleinern und dem Kochen zehn Minuten auf dem Schneidebrett liegen gelassen.[17]

Allium-Gemüse

Frühlingszwiebeln
Knoblauch
Lauch
Schalotten
Schnittlauch
Zwiebeln

Beachten Sie allerdings, dass die Tests dazu, inwieweit Knoblauch das Krebswachstum hemmen kann, bei Laborversuchen in Reagenzgläsern und nicht an Menschen durchgeführt wurden. Insofern muss noch erforscht werden, ob der Konsum von Knoblauch sich nach einer Krebsdiagnose tatsächlich auf den Krankheitsverlauf auswirkt.

Bei Phytochemikalien und Antioxidantien denken die meisten Menschen zuallererst an Obst und Gemüse. Getreide enthält jedoch auch wichtige krebsbekämpfende Substanzen. Getreide enthält eine einzigartige Zusammenstellung von Phytochemikalien, die die Verdauung überleben und bis in den Darm gelangen können. Das kann eine Erklärung dafür sein, warum der Konsum von Getreideprodukten mit niedrigeren Darmkrebsraten in Verbindung gebracht wird.[18]

TABELLE 11 *Antioxidantien in Gemüse*

GEMÜSE	PORTIONS-GRÖSSE	BETA-CAROTIN µg	SELEN µg	VITAMIN C mg	VITAMIN E mg
Blumenkohl, roh	1 Tasse	0	0,6	51,6	0,1
Brokkoli, roh	1 Tasse	329	2,3	81,2	1,3
Eichelkürbis, roh, gekocht	1 Tasse	13.120	0,2	22,3	0,8
Grünkohl, roh, geschnitten	1 Tasse	6.181	0,6	80,4	1,1
Karotte	1 große	5.965	0,1	4,3	0,6
Karottensaft	250 ml	21.955	1,4	20,1	2,7
Kartoffel, gebacken	1 mittelgroße	10	0,7	16,6	0,1
Knoblauch, roh	1 Zehe	0	0,4	0,9	0
Kürbis, gekocht	1 Tasse	5.135	0,5	11,5	2,0
Lauch, gekocht	1 Tasse	506	0,5	4,4	0,5
Pilze, roh	1 Tasse	0	6,5	1,5	0
Rosenkohl, gekocht	1 Tasse	725	2,3	96,7	0,7
Rote Paprika, roh	1 Tasse	2.420	0,2	190,3	2,4
Spinat, roh	1 Tasse	1.688	0,3	8,4	0,6
Süßkartoffel, gekocht	1 Tasse	29.348	0,5	50	1,8
Tomate, roh*	1 mittelgroße	552	0	16,9	0,7
Weißkohl, roh	1 Tasse	37	0,3	32,6	0,1
Yamswurzel, orange, gebacken	1 Tasse	29.348	0,5	50	1,8
Zwiebeln, roh, geschnitten	1 Tasse	2	1,3	10,9	0

* reich an Lycopen

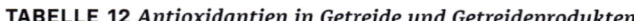

TABELLE 12 *Antioxidantien in Getreide und Getreideprodukten*

GETREIDE ODER GETREIDEPRODUKT	PORTIONS-GRÖSSE	BETA-CAROTIN µg	SELEN µg	VITAMIN C mg	VITAMIN E mg
Naturreis, gekocht	1 Tasse	0	19,1	0	0,1
Haferbrei	250 ml	0	12,1	0	0,2
Vollkornbrot	1 Scheibe	1	11,4	0	0,2
Hirse, gekocht	1 Tasse	14	1,5	0	0
Weizenkeime	2 EL	9	11,4	0	3,1
Gerste, gekocht	1 Tasse	7	20,7	0	0

TABELLE 13 *Antioxidantien in Obst*

OBSTSORTE	PORTIONS-GRÖSSE	BETA-CAROTIN µg	SELEN µg	VITAMIN C mg	VITAMIN E mg
Apfel	1 mittelgroßer	49	0	8,4	0,4
Aprikose	3 mittelgroße	1.149	0,1	10,5	0,9
Banane	1 mittelgroße	31	1,2	10,3	0,2
Cantaloupe-Melone	1 Tasse, Würfel	3.232	0,6	58,7	0,1
Cantaloupe-Melone	1/8 Melone	1.394	0,3	25,3	0
Erdbeeren, ganz	1 Tasse	12	0,7	97,6	0,5
Grapefruit*	1 Tasse, Spalten	1.578	0,2	71,8	0,4
Guave	1 Tasse	617	1	376,7	1,2
Heidelbeeren	11 Tasse	47	0,2	14,4	0,9
Himbeeren	1 Tasse	15	0,3	32,2	1,1
Kiwi	2 mittelgroße	72	0,3	128	1,8
Mango	1 Tasse, Würfel	1.056	1	60,1	1,5
Orange	1 mittelgroßer	93	0,7	69,7	0,3
Orangensaft	250 ml	82	0,2	124	0,1
Papaya	1 Tasse, Würfel	397	0,9	88,3	0,4
Pfirsich	1 mittelgroßer	243	0,2	9,9	1,1
Wassermelone*	1 Tasse, Würfel	461	0,6	12,3	0,1
Weintrauben	1 Tasse	59	0,2	4,8	0,6

* reich an Lycopen

TABELLE 14 *Antioxidantien in Bohnen und Hülsenfrüchten*

BOHNE ODER HÜLSENFRÜCHTE	PORTIONS-GRÖSSE	BETA-CAROTIN µg	SELEN µg	VITAMIN C mg	VITAMIN E mg
Kichererbsen, gekocht	1 Tasse	26	6,1	2,1	0,6
Kidneybohnen, gekocht	1 Tasse	0	2	2,1	0,1
Linsen, gekocht	1 Tasse	10	5,5	3	0,2
Pintobohnen, gekocht	1 Tasse	0	10,6	1,4	1,6
Schwarzaugenbohnen, gekocht	1 Tasse	15	4,3	0,7	0,5
Schwarze Bohnen, gekocht	1 Tasse	0	2,1	0	0,1
Sojabohnen, gekocht	1 Tasse	9	12,6	2,9	0,6
Spalterbsen, gekocht	1 Tasse	8	1,2	0,8	0,1
Tofu, fest	1 Tasse	0	32,8	1,3	0
Weiße Bohnen, gekocht	1 Tasse	0	2,3	0	1,7

TABELLE 15 *Antioxidantien in Nüssen, Samen und Ölen*

NUSS, SAMEN ODER ÖL	PORTIONS-GRÖSSE	BETA-CAROTIN µg	SELEN µg	VITAMIN C mg	VITAMIN E mg
Cashewkerne, roh	2 EL	0	3,2	0,1	0,2
Erdnüsse, geröstet	2 EL, 17 Stück	0	1,3	0	1,5
Leinsamen, gemahlen	1 EL	0	1,8	0	0
Mandeln, roh	2 EL, 12 Stück	0	0,4	0	4,3
Olivenöl	1 TL	0	0	0	0,7
Paranüsse, roh	2 EL, 3 Stück	0	318,7	0,1	1,0
Sonnenblumenkerne	1 EL	3	4,8	0,1	3,2
Walnusskerne, roh	2 EL, 7 Stück	2	0,7	0,2	0,1

Quelle der Tabellen 11–16: US Department of Agriculture, Agricultural Research Service, Nutrient Data Laboratory. USDA National Nutrient Database for Standard Reference, Freigabe der 28. gegenwärtigen Fassung: 17.05.2016. Abrufbar unter: www.ars.usda.gov/research/datasets

IMMUNSTÄRKENDE LEBENSMITTEL

Wenn Sie sich Ihre Blutprobe unter dem Mikroskop ansähen, würden Sie eine gewaltige Menge roter Blutkörperchen entdecken, deren Aufgabe es ist, Sauerstoff in alle Ecken Ihres Körpergewebes zu transportieren. Hier und da werden Sie unter diesen roten auch weiße Blutkörperchen sehen – quasi die Soldaten, die in ihrer Gesamtheit Ihr Immunsystem bilden. Wenn die Zahl abnormaler Zellen in Ihrem Körper zunimmt, ist es die Aufgabe der weißen Blutkörperchen, diese zu erkennen und zu eliminieren.

Einige weiße Blutkörperchen sind dazu in der Lage, abnormale Zellen zu umschließen und zu zerstören, wie Viren, Bakterien und andere Eindringlinge, Krebszellen eingeschlossen. Andere weiße Blutkörperchen ermöglichen diesen Zerstörungsprozess in anderer Weise, indem sie *Antikörper* bilden. Diese Proteinmoleküle heften sich an körperfremde oder abnormale Zellen an, markieren sie und geben sie zur Zerstörung frei.

Das Immunsystem ist bei der Bekämpfung von Krebs immens wichtig. Einzelne Krebszellen bilden sich von Zeit zu Zeit bei uns allen. Krebszellen können sich aber auch von einem existenten Tumor loslösen und in andere Teile des Körpers wandern. Wenn Ihr Immunsystem auf der Hut ist, erkennt und zerstört es diese Krebszellen, bevor sie sich irgendwo festsetzen können. Die Stärkung des Immunsystems ist deshalb eine Schlüsselstrategie bei der Krebsprävention und dem Überleben von Krebs.

So wie alle Soldaten kämpfen auch Ihre Immunzellen effektiver, wenn sie gut genährt sind. Einige der zuvor erwähnten Antioxidantien sind als regelrechte Immunbooster bekannt: Beta-Carotin, Vitamin C und Vitamin E. Darüber hinaus ist auch das Mineral Zink unverzichtbar für die Bildung und das Funktionieren weißer Blutkörperchen.

ZINK

Das Mineral Zink wird besonders für seine erkältungsbekämpfenden Eigenschaften beworben, und es funktioniert tatsächlich! Bei diesem wie auch bei allen anderen Mineralstoffen ist es jedoch wichtig, genau die richtige Menge aufzunehmen – nicht zu wenig und nicht zu viel, so wie wir es bereits im Fall von Vitamin E besprochen haben.[19] Wissenschaftler aus dem US-Bundesstaat New Jersey stießen zufällig auf diese Tatsache.[20] Sie testeten die Auswirkung von Zink auf eine Gruppe älterer Männer und Frauen. Einigen wurden Zinktabletten verabreicht, während andere Placebo-Tabletten bekamen, die genauso aussahen und schmeckten wie die Zinkpräparate. Um sicherzustellen, dass alle Probanden auch genügend Nährstoffe aufnahmen, baten die Wissenschaftler diese darüber hinaus auch, täglich ein Multivitaminpräparat einzunehmen.

Als die Wissenschaftler später die Immunfunktion der Gruppe überprüften, fanden sie zu ihrer Überraschung heraus, dass *sämtliche* Probanden eine gesteigerte Immunfunktion aufwiesen. Sie können sich vermutlich denken, warum. Das Multivitaminpräparat glich augenscheinlich eine ganze Reihe kleinerer ernährungsbedingter Nährstoffmängel aus, was bei allen Probanden ein gestärktes Immunsystem zur Folge hatte. Die Wissenschaftler machten aber eine weitere, noch überraschendere Entdeckung: Die Probanden, die die geringe Menge von 15 Milligramm Zink pro Tag aufnahmen, zeigten tatsächlich eine *schlechtere* Immunfunktion als diejenigen, die nur Placebos zu sich genommen hatten. Zusammengefasst ist Zink also durchaus ein essenzieller Nährstoff, der dabei hilft, das Immunsystem anzukurbeln, wenn er in winzigen Mengen eingenommen wird. Es kann aber schnell passieren, zu viel davon einzunehmen. Überschüssiges Zink *schwächt* jedoch die Immunfunktion. Die empfohlene tägliche Menge Zink, die über

TABELLE 16 *Gute pflanzliche Zinkquellen*

LEBENSMITTEL	ZINKMENGE
½ Tasse Erbsen	0,8 mg
1 Portion typische Frühstückszerealien	3,75 mg
1 Yves Veggie Burger	9,2 mg
½ Tasse gekochte Kichererbsen	1,3 mg
250 ml Sojamilch	0,9 mg
2 EL Tahini	1,4 mg
½ Tasse Tempeh	1,3 mg
2 EL Weizenkeime	2,3 mg

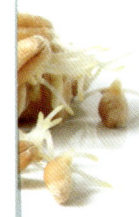

die Ernährung aufgenommen wird, liegt bei erwachsenen Männern und Frauen bei 11 Milligramm. Tabelle 16 gibt Ihnen einen Überblick über einige Lebensmittel, die Ihre Zinkaufnahme in den Bereich bringen, wo er liegen sollte, ohne übers Ziel hinauszuschießen.

LEBENSMITTEL, DIE DEM IMMUNSYSTEM SCHADEN

Im Gegensatz zu den immunstärkenden Lebensmitteln gibt es auch solche, die die Immunfunktion beeinträchtigen. Vor allem fettreiche Lebensmittel hindern die Immunzellen daran, ihre Arbeit zu tun. Wissenschaftler haben freiwilligen Studienteilnehmern fettreiche Speisen vorgesetzt, intravenös Fett in deren Blutbahn eingeleitet und Fettzellen mit Krebszellen vermischt. In jedem dieser Fälle wurde die Immunfunktion merklich beeinträchtigt.[21, 22] Um es mit einem ganz einfachen Bild zu veranschaulichen: Ihre Immunzellen funktionieren in einem Ölteppich einfach nicht so gut. Zwar verzichten viele Menschen bereits auf tierische Fette, was eine sehr gute Idee ist, sind aber, was den Konsum pflanzlicher Öle angeht, sehr großzügig. Wenn Sie Ihr Immunsystem gehörig auf Trab bringen wollen, sollten Sie aber den Konsum *aller* Fette und Öle einschränken. Das schließt übrigens auch Fischöl mit ein. Mehrere Studien haben gezeigt, dass Fischöl die Immunfunktion beeinträchtigen kann.[23, 24]

Fettreiche Nahrungsmittel haben anscheinend eine direkte negative Auswirkung auf die weißen Blutkörperchen. Darüber hinaus führen sie zu einer Gewichtszunahme, was die Immunfunktion noch weiter beeinträchtigen kann.[25] Studien zeigen, dass übergewichtige Menschen anfälliger für verschiedene Infektionskrankheiten und bestimmte Krebsarten sind, vor allem postmenopausalen Brustkrebs.

Cholesterin scheint sich ebenfalls auf die Immunfunktion auszuwirken. Falls Sie sich etwas unsicher sind, was den Unterschied zwischen Fett und Cholesterin betrifft: Fett ist sichtbar und zeigt sich z. B. als gelbe Schicht direkt unter der Haut einer Hühnerbrust oder als weiße Marmorierung in einem Stück Rindfleisch. Cholesterin hingegen sitzt in Form winzig kleiner Partikel in den Zellmembranen, die jede Zelle im Körper eines Tieres umschließen, und *zwar vorrangig in den mageren Fleischteilen*. Tatsächlich enthalten alle tierischen Produkte Cholesterin, während es in Pflanzen überhaupt nicht vorkommt.

Gibt man im Reagenzglas Cholesterin zu weißen Blutkörperchen, wird eindeutig deren Funktionsfähigkeit beeinträchtigt. Da unsere Leber genau die Menge an Cholesterin selbst produziert, die wir brauchen, benötigen wir kein zusätzlich über die Nahrung aufgenommenes Cholesterin.

VEGETARISCHE ERNÄHRUNGSWEISEN UND IMMUNABWEHR

Vegetarische Ernährungsweisen sind in der Regel vitaminreich. Oftmals sind sie auch fettarm, und Vegetarier, die zusätzlich auf Milchprodukte und Eier verzichten (Veganer), ernähren sich komplett cholesterinfrei. Eine vegetarische Ernährung hilft auch dabei, abzunehmen. Übergewichtige Menschen, die auf eine vegetarische Ernährung umsteigen, nehmen typischerweise etwa 10 Prozent ihres Körpergewichts ab. Theoretisch müsste eine vegetarische Ernährungsweise also die Immunabwehr stärken.

Diese Theorie wurde in am Deutschen Krebsforschungszentrum überprüft. Wissenschaftler entnahmen einer Gruppe von Vegetariern Blut und verglichen dieses mit gesunden Nichtvegetariern, die in dem Forschungszentrum arbeiteten. Sie isolierten einen bestimmten Typ weißer Blutkörperchen, nämlich die *natürlichen Killerzellen*. Wie der Name bereits verrät, machen diese Art von Zellen tatsächlich kurzen Prozess. Natürliche Killerzellen (oder NK) umschließen Krebszellen und zerstören sie. Beim Vermischen der NK-Zellen mit standardisierten Proben von Krebszellen fanden die Wissenschaftler heraus, dass die Vegetarier ungefähr eine doppelt so hohe natürliche Killerzellaktivität wie die Nichtvegetarier hatten.[25]

MAHLZEITEN PLANEN

Hier finden Sie einige einfache Tipps, wie Sie großzügige Mengen an Antioxidantien, Phytochemikalien und immunstärkenden Lebensmitteln in Ihren Speiseplan einbauen können:

- Essen Sie regelmäßig so viel Obst und Gemüse wie möglich, und zwar besonders die farbintensiven Varianten. Versuchen Sie, täglich mindestens sieben Portionen Obst und Gemüse zu essen. Eine Portion Gemüse entspricht einer Handvoll gekochtem oder zwei Handvoll rohem Gemüse. Bei Obst entspricht eine Portion einer kleineren Frucht oder einer Handvoll klein geschnittenem Obsts.
- Haben Sie immer einen Beutel Babykarotten oder Karottenstifte (reich an Beta-Carotin) greifbar. Essen Sie diese so oder dippen Sie sie in oder eine leichte Vinaigrette.
- Kaufen Sie nicht zu viel Obst und Gemüse auf einmal, sonders lieber öfters frisch. Sobald die Früchte geerntet und damit von der Pflanze getrennt werden, beginnen die Carotinoide sich abzubauen.
- Gehen Sie zu einem Asialaden oder einem Geschäft mit südamerikanischen Spezialitäten in Ihrer Nähe und probieren Sie ein paar neue Gemüsesorten aus. Kaufen Sie frisches heimisches Obst und Gemüse am besten auf dem Bauernmarkt von Bauern aus Ihrer Region.
- Kochen Sie Gemüse nicht zu lange. Zwar stecken auch in gekochtem, gebackenem und gegrilltem Gemüse viele Antioxidantien, doch kommen Sie in den Genuss

einer weit höheren Menge, wenn Sie es gar nicht oder nicht zu lange garen. Einige wenige Ausnahmen wie z. B. Karotten und Tomaten hingegen setzen noch mehr Carotinoide frei, wenn sie gekocht werden. Wenn Sie gekochte Karotten nicht mögen, schneiden Sie sie einfach roh in sehr feine Streifen, da dadurch mehr Carotinoide freigesetzt werden.

- Konsumieren Sie reichlich Tomatenprodukte (hoher Lycopengehalt): Mischen Sie sonnengetrocknete Tomaten in Ihren Brotteig oder legen Sie sie auf ein Gemüse-Sandwich. Genießen Sie Ihre Pasta mit jeder Menge Marinara-Soße (und fügen Sie Tiefkühlgemüse, z. B. gehackten Spinat oder Grünkohl hinzu). Peppen Sie Ihren Bohnen-Burrito mit Dosentomaten oder Salsa auf, und verfeinern Sie Ihren Veggie-Burger mit Ketchup, Tomatenscheiben oder Salsa. Löschen Sie Ihren Durst mit Tomatensaft. Oder bereiten Sie sich eine schnelle Bruschetta zu, indem Sie Baguettescheiben toasten und Dosentomaten und frisches Basilikum daraufgeben.
- Hacken Sie eine Paranuss (reich an Selen) klein und streuen Sie sie über Ihren frischen Gemüsesalat.
- Essen Sie Bohnen und Vollkorngetreide und versorgen Sie sich so mit Vitamin E und Selen.
- Fügen Sie zu Ihrem Müsli oder Smoothie eine gute Handvoll Heidelbeeren (reich an Vitamin E) hinzu.
- Verwenden Sie Gerste (reich an Vitamin E und Selen) als Grundlage für Suppen und Eintöpfe.
- Verwenden Sie Brokkoli, Blumenkohl oder anderes Kreuzblütlergemüse als Zutat in Ihren Gemüsepfannen, Suppen, Eintöpfen oder Soßen.
- Potenzieren Sie die krebsbekämpfende Kraft Ihrer Salatkreationen mit Weißkohl, Blattkohl, Grünkohl oder Brunnenkresse.
- Ersetzen oder ergänzen Sie die Kartoffeln in Ihrem Lieblingskartoffelgericht durch Kohl- oder Weißrüben.
- Peppen Sie fast jede Mahlzeit mit frischem Knoblauch auf.
- Nehmen Sie täglich ein Multivitaminpräparat ein.
- Verwenden Sie pflanzliche Produkte als Ernährungsgrundlage, und machen Sie einen großen Bogen um tierische Produkte. Wenn Sie dies tun, vermeiden Sie die meisten Fette und nehmen keinerlei Cholesterin über Ihr Essen auf. Das hilft Ihrem Immunsystem dabei, in Topform zu kommen.
- Verzichten Sie auf zusätzliche Öle. So halten Sie Ihren Fettkonsum niedrig und Ihr Immunsystem fit.

REZEPTEMPFEHLUNGEN

- Buchweizen-Pasta mit Seitan (Seite 246)
- Spinatsalat mit Zitrusfrüchten (Seite 192)
- Temperamentvolle Yamswurzeln und Kohlblätter (Seite 232)

AUFGABEN FÜR DIESE WOCHE

Bereiten Sie je ein Beta-Carotin-reiches und ein lycopenreiches Gericht zu. Das ist wirklich kinderleicht: Kochen Sie einfach ein paar Karotten oder Nudeln mit Tomatensoße.

Suchen Sie sich Ihre Rezepte im Voraus aus und legen Sie einen für Sie günstigen Zeitpunkt fest, an dem Sie die Zutaten besorgen können, die Sie brauchen. Wenn Sie den Laden oder Supermarkt betreten, um Ihre Zutaten zu kaufen, schauen Sie sich zuerst einen Moment in der Obst- und Gemüseabteilung um. Ihnen werden die leuchtenden Farben auffallen, sowie die Tatsache, dass einige dieser Farben immer wieder auftauchen. Welche Lebensmittel haben die typische orange Beta-Carotin-Färbung? Richtig: Cantaloupe-Melonen, Süßkartoffeln, Karotten und noch einige weitere. Welche enthalten Lycopen? Tomaten natürlich, aber auch saftige Wassermelonen und pinke Grapefruits.

Schauen Sie sich die leuchtend grüne Farbe von Chlorophyll überall in der Gemüseabteilung an, und auch die vielen anderen intensiven Farben. Diese Pigmente sind nicht nur dafür da, Ihren Einkaufswagen hübsch bunt aussehen zu lassen. Sie dienen zum Schutz der Pflanzen und – wenn Sie sie essen – auch zu Ihrem Schutz.

Probieren Sie außerdem auch irgendein Kreuzblütlergemüse aus, das Sie bisher noch nicht kannten, oder bereiten Sie ein Ihnen bekanntes auf eine neue Weise zu. Wenn Sie sich bisher z. B. noch nicht an Rosenkohl herangewagt haben, probieren Sie Folgendes: Wählen Sie jungen Tiefkühl-Rosenkohl aus – je kleiner die Röschen, umso milder der Geschmack. Dünsten Sie den Rosenkohl, bis er weich ist, und beträufeln Sie ihn dann mit Sojasoße, Apfelessig oder Balsamico. Sie werden staunen, wie gut er schmeckt! Wenden Sie dieselbe Technik bei Brokkoli, Blatt- oder Grünkohl an.

Falls Sie nicht wissen, wie Mangold schmeckt, sollten Sie dieses wunderbare Blattgemüse unbedingt bald probieren. Dünsten Sie ihn nur wenige Minuten, und schon haben Sie eine köstliche und zarte Beilage. Sie werden schnell merken, dass die säuerlich-fruchtige Note von Zitronensaft oder Apfelessig den leicht bitteren Geschmack vieler dieser Blattgemüsearten abmildert und wunderbar ergänzt, und diese so zu einem köstlichen Geschmackserlebnis werden.

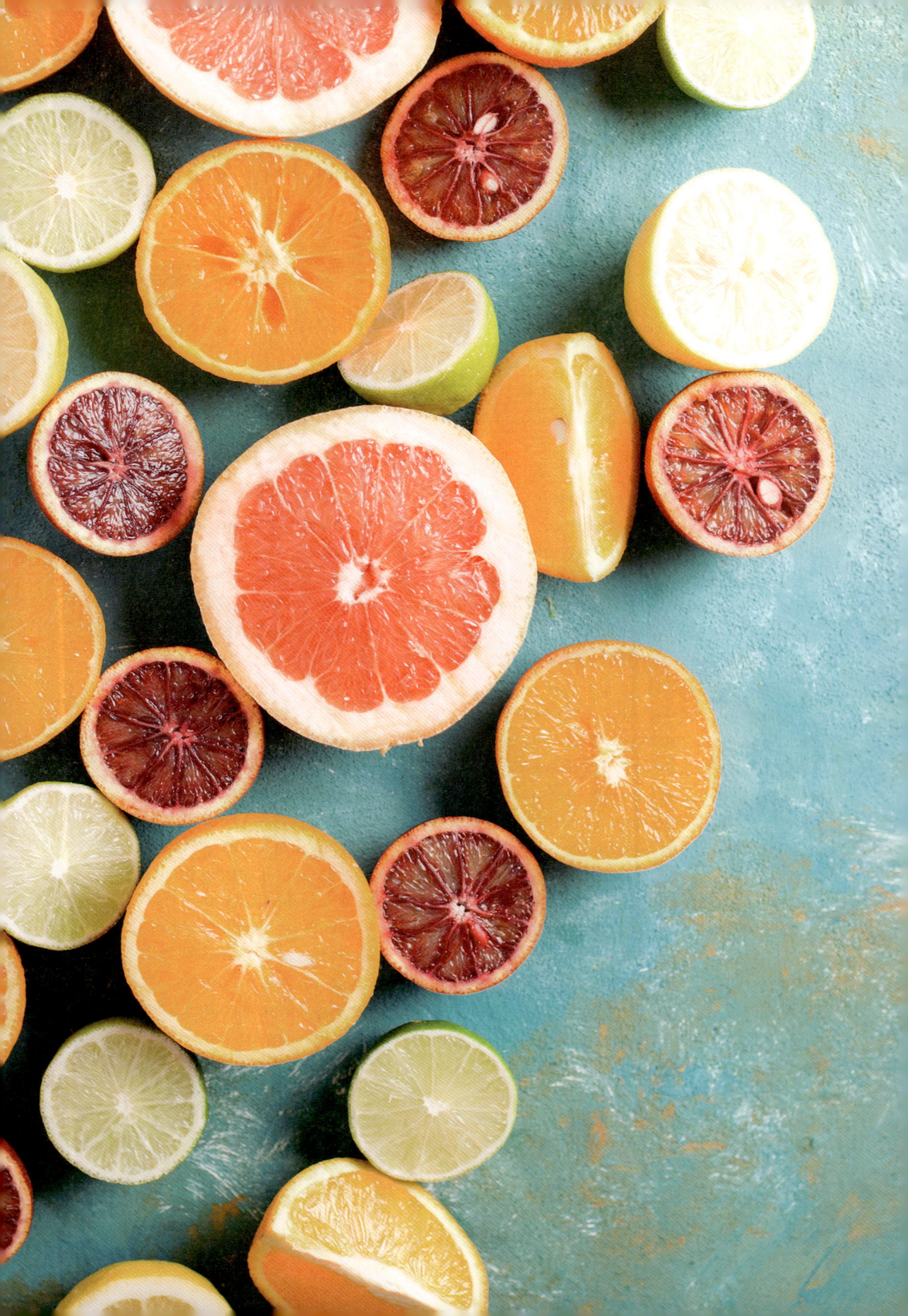

KAPITEL 6

EIN GESUNDES GEWICHT HALTEN

Viele Studien haben gezeigt, dass schlankere Menschen ein geringeres Risiko haben, an Krebs zu erkranken. Das Loswerden von überschüssigem Gewicht kann auch die Überlebenschancen nach einer Krebsdiagnose verbessern. Unter Frauen mit Brustkrebs leben diejenigen, die schlanker sind, in der Regel länger[1, 2]. Zudem ist das Risiko, dass der Krebs wieder auftritt, geringer.[3]

Es bereitete den Wissenschaftlern keine sonderlich große Mühe herauszufinden, warum das der Fall ist: Seit Langem ist bekannt, dass Körperfett fast fabrikartig Östrogene (weibliche Sexualhormone) produziert. Hormone, die in den Nebennieren (kleine Drüsen oberhalb der Nieren) gebildet werden, wandern über die Blutbahn in unser Körperfett. Dort verwandeln die Fettzellen diese Hormone in Östrogene.[4] Diese Östrogene stimulieren wiederum das Wachstum von Brustkrebszellen, wie wir bereits in Kapitel 1 gesehen haben.

Das ist noch nicht alles. Sowohl Frauen als auch Männer, die mehr Körperfett mit sich herumtragen, haben weniger von einer bestimmten Proteinverbindung namens *Sexualhormon-bindendes-Globulin* (SHBG) in ihrem Blut. Die Aufgabe von SHBG ist es, Östrogen und Testosteron zu binden und diese Hormone zu deaktivieren, damit kein Krebs entstehen kann. Wenn übergewichtige Menschen weniger SHBG haben, bedeutet das, dass ihre Hormone nicht in Schach gehalten werden. Sie wandern stattdessen ungehindert durch die Blutbahn und erhöhen das Risiko einer Krebsentstehung, oder, falls sich bereits Krebstumore gebildet haben, deren Streuung in andere Körperregionen.

Überschüssiges Gewicht kann zudem die Immunabwehr schwächen. Wissenschaftler haben nachgewiesen, dass sich bei übergewichtigen Menschen auch eher andere Zeichen einer nachlassenden Immunfunktion bemerkbar machen, wie beispielsweise ständig wiederkehrende Infekte. Eine geschwächte Immunabwehr kann bedeuten, dass diese Menschen weniger dazu in der Lage sind, eventuell auftretende Krebszellen zu bekämpfen.[5]

GESUND ABNEHMEN

Wie nehmen wir am besten ab? Der erste wichtige Ansatz ist, sich anzuschauen, *was Sie essen*, und nicht, *wie viel Sie essen*. Es ist ganz natürlich, dass viele Leute versuchen, abzunehmen, indem sie auf Mahlzeiten verzichten und winzige Portionen essen. Auch wenn Sie dies nur einige wenige Wochen tun, ist die Folge, dass die Geschwindigkeit, mit der Ihr Körper verbrennt, gedrosselt wird. Dadurch wird es immer schwieriger, Gewicht zu verlieren. Kleinere Portionen können Ihren Hunger außer Kontrolle geraten lassen; und das wiederum führt zu Essattacken und erneuter Gewichtszunahme.

Konzentrieren Sie sich stattdessen lieber auf gesunde Lebensmittel, die von Natur aus kalorienarm sind. Am besten stellen Sie sich Ihre Mahlzeiten auf Basis des »Power Plate« aus Kapitel 1 zusammen. Gemüse, Obst, Bohnen und Vollkorngetreide enthalten weniger Kalorien als typische Fleisch- oder Milchprodukte, Eier oder gebratene bzw. frittierte Speisen. Das liegt z. T. daran, dass sie in der Regel sehr fettarm sind. Im direkten Vergleich (nach Gewicht) enthält Fett mehr als doppelt so viele Kalorien wie Kohlenhydrate oder Eiweiß. Darüber hinaus sind pflanzliche Lebensmittel so ballaststoffreich, dass sie Sie satt machen, bevor Sie zu viele Kalorien aufnehmen. Studien haben gezeigt, dass unsere tägliche Kalorienaufnahme pro zusätzlichen 14 Gramm Ballaststoffen um etwa 10 Prozent abnimmt.[6]

Stellen Sie sich Ihre Mahlzeiten nach dem Modell des »Power Plate« zusammen (siehe Seite 6). Verzichten Sie gleichzeitig auf tierische Produkte und begrenzen Sie den Konsum pflanzlicher Öle auf ein absolutes Minimum. Während dieses Prozesses werden Sie alle tierischen Fette und ballaststofflosen Lebensmittel nach und nach ganz von Ihrem Speiseplan streichen und dadurch Ihren Fettkonsum stark verringern. Mehrere Studien, die das Forschungsteam des *Physicians Committee for Responsible Medicine* durchführte, zeigten, dass allein schon das Befolgen der Power-Plate-Richt-linien zusammen mit dem Verzicht auf tierische Produkte und das Begrenzen des Ölkonsums auf ein Minimum zu einem Gewichtsverlust von etwa einem Pfund pro Woche führte – von Woche zu Woche – *sogar dann, wenn Sie keinen Sport treiben*.

> **»Studien zeigen, dass unsere tägliche Kalorienaufnahme pro zusätzlichen 14 Gramm Ballaststoffen um etwa 10 Prozent abnimmt.«**

So nahmen bei einer Studie mit 59 menopausalen Frauen diejenigen, die ihre Ernäh-rung umstellten, in einem Zeitraum von 14 Wochen durchschnittlich sechs Kilo ab.[7] Dieselbe Wirkung wurde auch bei jungen Frauen beobachtet.[8] Bei einer Studie zu Typ-2-Diabetes nahmen die Teilnehmerinnen ebenfalls sechs Kilo in 22 Wochen ab.[9] Ein Review mehrerer Forschungsarbeiten aus dem Jahr 2015 ergab, dass vegetari-sche Ernährungsweisen zu einem größeren Gewichtsverlust als nicht-vegetarische Ernährungsweisen führen.[10]

Viele andere Studien sind zu ähnlichen Ergebnissen gekommen. Konzentrieren Sie sich also lieber auf die Qualität Ihres Essens, nicht auf die Quantität, und nehmen Sie auf natürliche Weise und sicher ab.

Ein schlankerer Körper ist nicht der einzige Vorteil dieser nährstoffreichen Ernährungsweise. Fettarme vegetarische und vegane Ernährungsweisen wurden bereits dafür eingesetzt, Herzkrankheiten zu heilen, Diabetes unter Kontrolle zu bringen, Bluthochdruck zu senken, Menstruationsprobleme und PMS zu verringern und viele andere gesundheitsverbessernde Ziele zu erreichen.[7–13]

GEFÄHRLICHE DIÄTEN MEIDEN

Einige Modediäten erfreuen sich von Zeit zu Zeit immer wieder neuer Popularität, sind aber auf lange Sicht sehr schädlich für Ihre Gesundheit. Diäten wie die Low-Carb-High-Protein-Ernährungsweise streichen Brot, Pasta, Bohnen, Reis, stärkehaltiges Gemüse und andere kohlenhydratreiche Lebensmittel und konzentrieren sich stattdessen auf einen ausgiebigen Konsum von Fleisch und Eiern. Es gibt eine Vielzahl von Faktoren, die an solchen Diäten grundfalsch sind.

Zuallererst haben kontrollierte Tests gezeigt, dass diese Diäten langfristig keinen höheren Abnehmeffekt bewirken als altmodische kalorienarme oder nährstoffreiche fettarme vegane Ernährungsweisen.

Zweitens nehmen die Leute bei High-Protein-Diäten nur deshalb ab, weil sie einfach so viele Lebensmittel von ihrem Speiseplan streichen, dass sie insgesamt weniger Kalorien aufnehmen. Wenn die Gesamtkalorienaufnahme nicht sinkt, nehmen sie trotz dieser Diäten auch nicht ab.

Drittens, und das ist die wichtigste Nachricht, werden High-Protein-Diäten mit ernsthaften Gesundheitsproblemen in Verbindung gebracht.

Wissenschaftler haben herausgefunden, dass Menschen, die solche Diäten befolgen, große Mengen Kalzium über ihren Urin verlieren. Dieser Kalziumverlust wird durch den Verzehr gigantischer Proteinmengen verursacht.[8] Tierisches Protein tendiert dazu, den Knochen Kalzium entziehen. Dieses Kalzium gelangt über die Nieren in den Urin. Langfristig kann solch eine Ernährungsweise zu Osteoporose führen.

Wie wir in Kapitel 4 gesehen haben, wird eine fleischreiche Ernährung zudem mit einem höheren Darmkrebsrisiko in Zusammenhang gebracht.[9,10] Eine fettreiche Ernährung wird generell mit geringeren Überlebenschancen von Krebskranken assoziiert.

Für Menschen, die mit ernst zu nehmenden Krankheiten zu kämpfen haben, aber auch für alle anderen, ist es eine wirklich gute Idee, überschüssiges Gewicht zu verlieren. Dabei ist es äußerst wichtig, dies in einer so gesunden Weise wie nur möglich zu tun.

SPORT

Sport verbrennt Kalorien, kurbelt den Stoffwechsel an und hilft dabei, Stress abzubauen, der mitunter zu Essattacken führen kann. Beginnen Sie jetzt aber bitte nicht
gleich mit einem knochenharten Training. Wenn Sie über 40 Jahre alt sind, deutliches
Übergewicht haben oder Medikamente wegen einer ernsthaften Erkrankung
einnehmen, sollten Sie sich mit Ihrem Arzt beraten, bevor Sie Ihre sportliche Aktivität
erheblich steigern.

Wenn Sie mit einem Trainingsprogramm beginnen, tun Sie dies langsam. Für die
meisten Menschen ist ein straffer halbstündiger Spaziergang jeden Tag – oder aber
ein straffer einstündiger Spaziergang dreimal die Woche – eine gute Startmöglichkeit.

Wenn Sie wegen Gelenk- oder Herzproblemen, einer eingeschränkten Herzleistung
oder aus anderen gesundheitlichen Gründen nicht in der Lage sind, Sport zu treiben,
werden Sie darüber erfreut sein, dass eine fettarme Ernährungsweise auf Grundlage
der Power-Plate-Richtlinien üblicherweise zur Gewichtsabnahme führt, auch wenn
kein Sport getrieben wird. Ja – Sport unterstützt eine lebenslange gute Gesundheit,
ist aber zum Abnehmen nicht unverzichtbar.

DIE WICHTIGSTEN ABNEHMSTRATEGIEN

Hier kurz zusammengefasst noch einmal die wichtigsten Strategien, um gesund
abzunehmen:

- Stellen Sie sich Ihre Mahlzeiten auf Basis des »Power Plate« zusammen: Gemüse,
  Obst, Bohnen und Vollkorngetreide.
- Verzichten Sie auf tierische Produkte und zusätzlich hinzugefügte pflanzliche Öle.
- Essen Sie reichlich Ballaststoffe und gönnen Sie sich große Portionen Gemüse,
  Obst- und Bohnengerichte, und zwar in möglichst naturbelassener Form. Wählen
  Sie ballaststoffreiches Getreide aus wie Naturreis statt weißem Reis und Vollkorn-
  brot statt Weißbrot.
- Nehmen Sie täglich ein Multivitaminpräparat ein, um u. a. Ihre Versorgung mit
  Vitamin B$_{12}$ sicherzustellen.
- Es gibt nicht sehr viele fettreiche pflanzliche Lebensmittel, doch auch diese sollten
  Sie nur in geringen Mengen verzehren: Nüsse, Avocados, Kokosnuss, Oliven und
  einige Sojaprodukte.
- Wenn Ihr Arzt Ihnen grünes Licht für eine regelmäßige sportliche Betätigung gibt,
  bauen Sie diese in Ihre Tagesroutine ein. Beginnen Sie langsam, z. B. mit einem
  straffen halbstündigen Spaziergang am Tag oder einem straffen einstündigen
  Spaziergang dreimal pro Woche. Steigern Sie Ihr Trainingsprogramm dann Schritt
  für Schritt.

MAHLZEITEN PLANEN

Wenn Sie gern ein paar Pfunde loswerden wollen, ist dies eine gute Gelegenheit, sich stärker auf ballaststoffreiche Lebensmittel zu konzentrieren. Diese sind normalerweise sehr fettarm und haben nur wenige Kalorien im Gepäck. Außerdem sättigen sie sehr gut, was dazu führt, dass Sie nicht so leicht über die Stränge schlagen.

Wenn Sie Ihr Frühstück, Ihr Mittag- oder Abendessen ballaststoffreicher gestalten wollen, welche Lebensmittel sollten Sie dann bevorzugen? Hier folgen einige Ideen – suchen Sie sich einfach die aus, die Ihnen am besten gefallen:

FRÜHSTÜCK: Immer eine gute Wahl ist der klassische Haferbrei. Eine Schüssel mit Erdbeeren, einer halben Cantaloupe-Melone oder Obst der Saison enthält ebenfalls wertvolle Ballaststoffe. Und eine Portion Kichererbsen zum Frühstück, so seltsam es zunächst klingen mag, liefert Ihnen nicht nur reichlich Ballaststoffe, sondern auch Protein, und ist dabei wunderbar fettarm. Probieren Sie es aus – Sie werden es mögen! Vollkornbrot und Kleieflocken mit fettarmer Soja- oder Reismilch sind ebenfalls ein sehr ballaststoffreiches Frühstück.

MITTAGESSEN: Beginnen Sie mit einem Salat aus reichlich frischem Gemüse, Bohnen und einem fettarmen Dressing. Für ein reichhaltiges und herzhaftes Mittagessen sind gebackene Bohnen, eine deftige Linsensuppe oder Bohnen-Burritos unschlagbar. Sie können es auch mit einem Vollkorn-Pitabrot probieren, das Sie mit Hummus, Karottenraspeln, Sprossen und Gurkenstreifen füllen, oder eine Vollkornweizentortilla mit schwarzem Bohnenmus bestreichen und mit Paprikastreifen, Tomatenstückchen und Salatblättern belegen und zu einem Burrito oder Wrap aufrollen. Gedünstetes grünes Gemüse ist immer eine gute Beilage. Wenn Sie Appetit auf etwas fruchtig Frisches haben, sind Birnen oder Äpfel eine ballaststoffreiche und kalorienarme Option.

ABENDESSEN: Die Möglichkeiten sind unbegrenzt: Wie wäre es z.B. mit einer Gemüsepfanne mit Naturreis, einem deftigen Gemüse-Chili, Linsen-Curry, Veggie Fajitas mit fettarmem Bohnenmus und gebratenem Gemüse oder Gemüse-Lasagne mit Tomatensoße, zerkrümeltem Tofu, Spinat, Pilzen und leckeren käseartigen Hefeflocken statt fettigem Fleisch und Käse? Oder Sie machen es sich ganz einfach und genießen Vollkornpasta mit einer Marinara-Soße und einer ordentlichen Portion klein geschnittenem Gemüse darin. Als Dessert bietet sich frisches Obst oder ein leckeres Fruchtsorbet an.

REZEPTEMPFEHLUNGEN

- Heidelbeer-Smoothie (Seite 134)
- Kohlrüben-Kartoffel-Püree (Seite 231)
- Linsen-Artischocken-Eintopf (Seite 168)
- Knackige Gemüseröllchen (Seite 158)

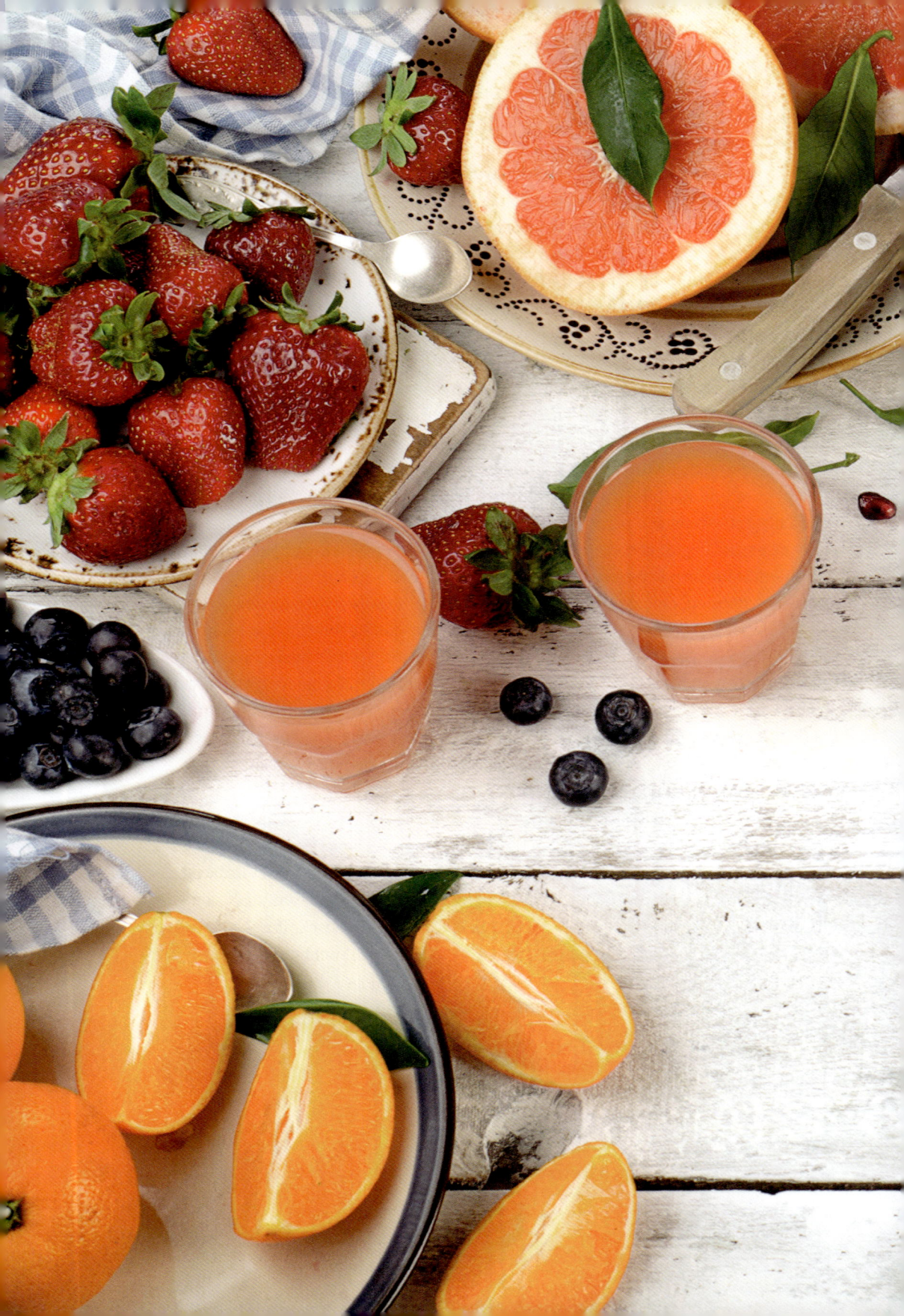

KAPITEL 7

LEBENSMITTEL GEGEN BRUSTKREBS

Eine gesunde Ernährung hilft nicht nur dabei, Krebs vorzubeugen, sondern kann, wie Forschungen nachgewiesen haben, auch die Überlebenschancen nach einer Krebsdiagnose verbessern. Die ersten Hinweise darauf, dass bestimmte Lebensmittel den Verlauf von Brustkrebs beeinflussen können, traten bei Studien an Frauen in den frühen 1960er-Jahren in Japan zutage. Im Vergleich zu Frauen im Westen erkrankten Frauen in Japan tendenziell deutlich seltener an Brustkrebs und hatten im Falle einer Diagnose weit bessere Überlebenschancen.[1] In den darauffolgenden Jahrzehnten haben Wissenschaftler diese Beobachtungen weiter verfolgt, um herauszufinden, welche Ernährungsweise die beste ist, um Krebs zu überleben. Zwar stecken diese Forschungsarbeiten noch in den Kinderschuhen, doch konnten bisher schon wichtige Erkenntnisse gewonnen werden.

DER VORTEIL, SCHLANK ZU SEIN ODER ABZUNEHMEN

Einer der am besten dokumentierten Faktoren, die das Überleben von Brustkrebs beeinflussen, ist das Körpergewicht. Frauen mit Brustkrebs, die sich zur Zeit der Diagnose im Bereich oder in der Nähe ihres Idealgewichts befinden, haben größere Überlebenschancen als Frauen mit einem höheren Körpergewicht. Ein Review von 82 Studien fand heraus, dass Übergewicht oder Fettleibigkeit das Risiko erhöht, an Brustkrebs oder anderen Krankheiten zu sterben, unabhängig davon, ob sich das Gewicht vor oder nach der Diagnose erhöht hatte.[2] Die wissenschaftlichen Belege zeigen einen überwältigenden Zusammenhang zwischen einem höheren Körpergewicht und geringeren Überlebenschancen.

Dieser Zusammenhang wurde auch bei relativ schlanken Frauen beobachtet. Eine Studie aus Shanghai in China untersuchte den Zusammenhang zwischen dem Body-Mass-Index (BMI) und den Überlebenschancen bei 1.455 Frauen im Alter von 25 bis

64 Jahren, bei denen erst kurz zuvor Brustkrebs diagnostiziert worden war.[3] Ein gesunder BMI liegt zwischen 18,5 und 24,9 kg/m^2. Frauen mit einem BMI unter 23 hatten eine Fünf-Jahres-Überlebensrate von 86,5 Prozent. Die Frauen, die nur etwas schwerer waren und einen BMI von 23,00 bis 24,99 hatten, hatten bereits eine leicht niedrigere Fünf-Jahres-Überlebensrate von 83,8 Prozent. Diejenigen Frauen mit einem BMI von 25 oder darüber hingegen hatten eine Fünf-Jahres-Überlebensrate von 80,1 Prozent. Auch wenn die Gewichtszunahme erst nach der Diagnose eintritt, sind ungefähr 70 Prozent der mit Brustkrebs diagnostizierten Frauen übergewichtig.[4] Studien legen nahe, dass Frauen, die nach der Diagnose einer Gewichtszunahme vorbeugen, in der Regel länger und krankheitsfrei überleben.[2,4]

> »Im Vergleich zu Frauen im Westen erkrankten Frauen in Japan deutlich seltener an Brustkrebs und hatten im Falle einer Diagnose weit bessere Überlebenschancen.«

Der Zusammenhang zwischen einem niedrigeren Körpergewicht und besseren Überlebensraten könnte mit den Östrogenen zu tun haben, den weiblichen Sexual-hormonen, die das Wachstum von Krebszellen fördern können. Das Körperfett funktioniert im Grunde wie eine Östrogenfabrik, die Östrogen aus anderen Verbin-dungen bildet, die aus den Nebennieren stammen. Deshalb haben Frauen mit mehr Körperfett oftmals höhere Östrogenmengen in ihrem Blut als schlankere Frauen.

REDUZIERTE FETTAUFNAHME

Bestimmte Ernährungsfaktoren scheinen eine Schlüsselrolle beim Überleben von Krebs zu spielen. Zwei Studien an Frauen mit Brustkrebs ergaben, dass diejenigen, die vor der Diagnose weniger Fett konsumiert hatten, in der Regel kleinere Tumore und weniger Anzeichen einer Verbreitung der Krebszellen hatten als die, deren Ernährung eine größere Menge fetthaltiger Speisen beinhaltete.[5,6] Eine dieser Stu-dien zeigte Vorteile unter den prämenopausalen Frauen, die andere Vorteile unter den postmenopausalen Frauen.

Studien, die Frauen über mehrere Jahre nach der Diagnose begleiteten, haben generell herausgefunden, dass die Frauen mit weniger fettreichen Ernährungs-weisen vor der Diagnose länger als die anderen Frauen lebten. In einer der ersten dieser Studien entdeckten Wissenschaftler der State University of New York in Buffalo, dass Frauen im fortgeschrittenen Krebsstadium pro 1.000 Gramm Fett, das sie im Monat verzehrten, ein um 40 Prozent höheres Sterberisiko hatten.[7] Beachten Sie bitte, dass das nicht bedeutet, das Sterberisiko einer Person läge bei 40 Prozent. Es bedeutet, dass das Sterberisiko einer Person, deren Ernährung zum Zeitpunkt der Diagnose zusätzliche 1.000 Gramm Fett pro Monat enthält, um 40 Prozent höher liegt, als es ohne diese zusätzlichen 1.000 Gramm Fett gewesen wäre. Natürlich gleicht keine Frau der anderen, weshalb diese Zahl nur als allgemeine Beobachtung zu verstehen ist, die von der Beobachtung einer ganzen Gruppe von Probandinnen abgeleitet wurde. Etwas konkreter formuliert besteht der Unterschied zwischen einer typischen westlichen und einer fettarmen veganen Ernährungsweise in ungefähr 1.000 bis 1.500 Gramm Fett pro Monat, was sich wiederum in einem um 40 bis 60 Prozent unterschiedlichen Sterberisiko ausdrückt.

Andere Studien kamen zu einem sehr ähnlichen Ergebnis: Fettreiche Ernährungsweisen hängen mit einem erhöhten Risiko zusammen. Das gilt insbesondere für gesättigtes Fett – die Art, die in Fleisch, Milchprodukten, Eiern und Schokolade vorkommt.[8-11] Einige Studien haben die Gefahren fettreicher Ernährungsweisen nicht bestätigt.[12-15] Dennoch weist der Großteil der wissenschaftlichen Belege darauf hin, dass es Frauen, die weniger Fett konsumieren, nach der Diagnose besser geht. Dies ergab auch die Women's Intervention Nutrition Study (WINS), die vom US-amerikanischen National Cancer Institute (NCI) finanziell unterstützt wurde.[16] Bei dieser Studie wurden fast 2.500 postmenopausale Frauen mit Brustkrebs nach ihrer Standardoperation und den üblichen Behandlungen über einen Zeitraum von fünf Jahren untersucht. Die Wissenschaftler wiesen einige von ihnen an, sich wie gewohnt zu ernähren, während die anderen auf eine fettarme Ernährung umgestellt wurden. Die Frauen, die sich weiterhin auf ihre gewohnte Art ernährten, konsumierten durchschnittlich 51,3 Gramm Fett pro Tag, was immer noch unter dem durchschnittlichen Fettanteil einer typischen US-amerikanischen Ernährungsweise liegt. Die Gruppe, die sich fettarm ernährte, konsumierte durchschnittlich 33,3 Gramm Fett pro Tag – etwas mehr, als es bei einer typischen vegetarischen Ernährungsweise der Fall ist. Nach fünf Jahren trat bei 12,4 Prozent der Frauen, die sich wie zuvor ernährten, wieder Krebs auf. Bei der Gruppe, die sich fettarm ernährte, waren nur 9,8 Prozent der Frauen davon betroffen. Durch die fettarme Ernährung konnte das Wiederauftreten von Krebs also um 21 Prozent verringert werden.

Warum erhöht eine geringer Fettkonsum die Überlebenschancen? Zunächst sind fettarme Ernährungsweisen relativ kalorienarm, da Fette und Öle die konzentriertesten Kalorienquellen aller Lebensmittel sind, die wir konsumieren. Manche Wissenschaftler glauben sogar, dass das Hauptproblem einer fettreichen Ernährung einfach ihr hoher Kaloriengehalt ist. Darüber hinaus haben Frauen, die weniger Fett, aber mehr Ballaststoffe zu sich nehmen, in der Regel weniger Östrogen im Blut (ganz unabhängig von ihrem Körpergewicht). Sie verfügen außerdem auch über eine stärkere Immunabwehr, die ihnen dabei hilft, Krebszellen zu bekämpfen.

Die wissenschaftlichen Daten weisen darauf hin, dass die Ernährungsumstellung grundlegend sein muss, um wirklich effektiv zu sein. Die Women's Health Initiative untersuchte 48.835 Teilnehmerinnen im Alter zwischen 50 und 79 Jahren, die keinen Brustkrebs hatten, und testete mit ihnen eine Ernährungsweise, die vor allem auf Gemüse, Obst und Getreide basierte.[17] Der Fettkonsum fiel von 38 Prozent der insgesamt aufgenommenen Kalorien zu Beginn der Studie auf 24 Prozent nach einem Jahr, stieg nach sechs Jahren aber wieder auf 29 Prozent an. Nach 8,1 Jahren der Weiterverfolgung sank das allgemeine Brustkrebsrisiko um 9 Prozent. Dieser Unterschied war aber statistisch nicht signifikant, d. h., dass es sich dabei auch um einen Zufall handeln könnte. Das Risiko, an einer bestimmten Brustkrebsart zu erkranken (progesteronrezeptor-negative Tumore), sank jedoch um 24 Prozent. Diese Studie erforschte zwar nicht in erster Linie die Entwicklung der Krebserkrankung nach der Diagnose, sondern das Risiko einer Krebsentstehung, zeigte aber, dass moderate Änderungen der Ernährungsweise auch nur zu moderaten Ergebnissen führen.

DIE BALLASTSTOFFAUFNAHME ERHÖHEN

Ballaststoffe sind unverzichtbar für die Fähigkeit des Körpers, überschüssige Östrogene loszuwerden. Die Leber filtert die Östrogene aus dem Blut heraus und sendet sie über den Gallengang in den Verdauungstrakt, wo sie von Ballaststoffen aufgesogen und aus dem Körper hinaus transportiert werden. Eine schwedische Studie fand heraus, dass Frauen, die zum Zeitpunkt ihrer Brustkrebsdiagnose einen höheren Ballaststoffkonsum hatten, im Vergleich zu den Frauen, die weniger Ballaststoffe zu sich nahmen, in der Regel kleinere Tumore hatten.[18] Die verzehrte Menge war nicht sehr hoch. Die Frauen mit den größeren Tumoren (größer als 20 Millimeter) aßen täglich durchschnittlich 16 Gramm Ballaststoffe, während die Frauen mit den kleineren Tumoren täglich durchschnittlich 19 Gramm Ballaststoffe zu sich nahmen. Die meisten Ernährungsrichtlinien empfehlen eine tägliche Ballaststoffaufnahme von mindestens 30 Gramm, wobei eine optimale Menge wahrscheinlich bei über 40 Gramm pro Tag liegt.

DEN GEMÜSE- UND OBSTVERZEHR ERHÖHEN

Einige Daten lassen vermuten, dass Frauen, die mehr Gemüse und Obst essen, nach der Diagnose länger leben.[4,19] Eine Studie mit 103 Frauen in Australien, die über einen Zeitraum von sechs Jahren nach ihrer Diagnose begleitet wurden, zeigte, dass diejenigen, die am meisten Gemüse und Obst mit einem hohen Beta-Carotin- oder Vitamin-C-Gehalt aßen, die größten Überlebenschancen hatten. Die Wissenschaftler teilten die Teilnehmerinnen in drei Gruppen ein, je nachdem, wie viel

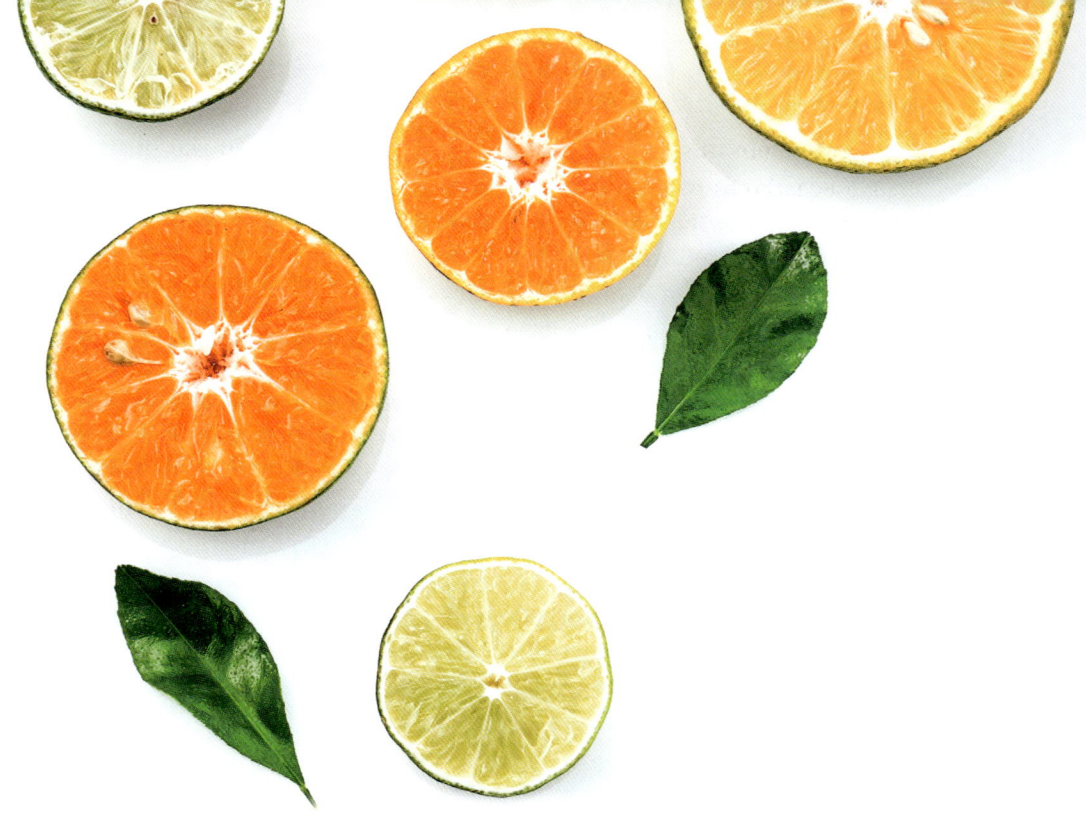

Beta-Carotin die Frauen täglich über die von ihnen ausgewählten Lebensmittel aufnahmen. In der Gruppe mit den Frauen, die am wenigsten Beta-Carotin aufnahmen, gab es im Laufe dieser sechs Jahre zwölf Todesfälle. In der mittleren Gruppe gab es acht Todesfälle, und in der dritten mit der höchsten Beta-Carotin-Aufnahme nur einen Todesfall.[20] Im Verdauungstrakt wird Beta-Carotin in Vitamin A umgewandelt. Vitamin A wird wiederum in *Retinsäure* umgewandelt, die bei Laborversuchen in Reagenzgläsern einen nachweisbaren krebsbekämpfenden Effekt auf die Zellen hat.[17] Eine schwedische Studie fand Ähnliches heraus: Unter Frauen mit Brustkrebs hatten diejenigen, die mehr Vitamin A aufnahmen, tendenziell mehr Östrogenrezeptor-reiche Tumore, was ein prognostisch gutes Zeichen ist.[18]

Die australischen Wissenschaftler analysierten die Daten auch auf andere Weise, indem sie sich einfach anschauten, wie viel Obst welcher Sorten die Frauen aßen, einschließlich Beta-Carotin-reicher Sorten, aber auch anderer, wie z. B. Äpfel, Bananen, Beeren, Weintrauben und Trockenfrüchte. Auch hier trat dasselbe Muster zutage: In der Gruppe, die am wenigsten Obst aß, gab es zwölf Todesfälle, in der mittleren Gruppe sechs und in der Gruppe, die am meisten Obst aß, nur drei Todesfälle.[20]

In ganz ähnlicher Weise ergab eine Studie mit kanadischen Frauen mit Brustkrebs, dass diejenigen, die am meisten Beta-Carotin und Vitamin C aufnahmen, deutlich bessere Überlebenschancen hatten.[10] Dieser Vorteil war dosisabhängig, d. h., dass Frauen umso größere Überlebenschancen hatten, je mehr sie von diesen hilfreichen Nährstoffen über ihre Nahrung aufnahmen. Diejenigen, die täglich mehr als 5 Milligramm Beta-Carotin aufnahmen, hatten doppelt so hohe Überlebenschancen im Vergleich zu den Frauen, die weniger als 2 Milligramm pro Tag aufnahmen. Wie sehen diese Zahlen auf Ihrem Teller aus? 5 Milligramm Beta-Carotin stecken z. B. in einer halben mittelgroßen Karotte oder 110 Gramm gekochter Süßkartoffel. Im Fall von Vitamin C hatten die Frauen, die täglich über 200 Milligramm davon aufnahmen, ungefähr doppelt so hohe Überlebenschancen wie die Frauen, die täglich weniger als 100 Milligramm Vitamin C aufnahmen. Aus der Tellerperspektive gesehen enthält eine Orange ungefähr 60 Milligramm Vitamin und eine Portion Brokkoli oder anderes grünes Gemüse sogar ungefähr 80 Milligramm.[10]

Vitamin E aber scheint genau die gegenteilige Wirkung zu haben. Bei einer Studie hatten Frauen mit Brustkrebs, die hohe Mengen Vitamin E einnahmen, schlechtere Überlebenschancen. Jede um 1 Milligramm höhere tägliche Aufnahme von Vitamin E wurde mit einem um 15 bis 20 Prozent erhöhten Risiko eines Therapieversagens in Zusammenhang gebracht.[9]

KOMBINIERTE ERNÄHRUNGSBASIERTE WIRKUNG: DIE WOMEN'S HEALTHY EATING AND LIVING STUDY

All diese ernährungsbedingten Faktoren ergänzen sich in der Regel: Eine Ernährungsweise, die einen höheren Anteil an Obst und Gemüse hat, ist gleichzeitig auch ballaststoffreicher und fettärmer. Aus diesem Grund sind Frauen, die so essen, in der Regel auch schlanker als andere Frauen und beugen so den Gesundheitsrisiken von Übergewicht vor. Eine Studie deutete darauf hin, dass diese kombinierte Wirkung einen nennenswerten Vorteil mit sich bringt. Wissenschaftler des Mount Sinai Medical Center in New York fanden heraus, dass Frauen mit Brustkrebs, die schlanker waren, zumeist länger lebten; genau wie die Frauen, die niedrige Cholesterinwerte hatten. Die Frauen mit dem höchsten Sterberisiko waren diejenigen mit Übergewicht und hohen Cholesterinwerten.[21]

Die Women's Healthy Eating and Living (WHEL) Studie testete mit mehr als 3.000 prä- und postmenopausalen Frauen, die zuvor wegen Brustkrebs behandelt worden waren, zwei unterschiedliche Ernährungsweisen mit viel Obst und Gemüse.[22] Die Hälfte der Teilnehmerinnen (die Interventionsgruppe) wurde gebeten, täglich fünf Portionen Gemüse, 500 Milliliter Gemüsesaft, drei Portionen Obst, 30 Gramm Ballaststoffe und nicht mehr als 15 bis 20 Prozent ihrer

Gesamtkalorien in Form von Fett zu konsumieren. Eine Vergleichsgruppe wurde angewiesen, mindestens fünf Portionen Obst und Gemüse am Tag zu essen.

Bei 291 der Studienteilnehmerinnen aus den beiden unterschiedlichen Gruppen wurden die Änderungen der Ernährungsweise und die hormonellen Veränderungen verglichen.[23] Die Frauen, die weniger Fett und mehr Ballaststoffe verzehrten, erfuhren, dass die Östrogenmenge in ihrem Blut sich auf einen sichereren Wert absenkte. Dies bestätigte, dass eine Ernährungsumstellung tatsächlich dabei hilft, die Hormone in ein ausgewogeneres Verhältnis zu bringen.

In derselben Studie wurden auch die Erfahrungen der 1.551 Frauen dokumentiert, die der Vergleichsgruppe zugeordnet worden waren. Dafür führten die Wissenschaftler Bluttests durch, bei denen die Menge der Plasmacarotinoide als Indikator für den Obst- und Gemüseverzehr herangezogen wurde.[24] Wie bei allen großen Gruppen variierte auch hier die Ernährungsweise unter den Teilnehmern erheblich. Es stellte sich aber am Ende heraus, dass diejenigen, die die höchste Carotinoidkonzentration in ihrem Blut aufwiesen – was auf einen hohen Obst- und Gemüseverzehr hindeutete – ein um 43 Prozent geringeres Risiko hatten, dass der Krebs zurückkehren oder ein neuer primärer Brustkrebs entstehen könnte, als diejenigen mit geringeren Carotinoidkonzentrationen im Blut. Nach einer siebenjährigen Verlaufskontrolle hatten die Frauen in der Vergleichsgruppe, die die Ernährungsrichtlinien befolgten und mindestens fünf Portionen Obst und Gemüse am Tag aßen und außerdem körperlich aktiv waren, eine um fast 50 Prozent gesunkene Mortalität.[25] Bei den Frauen der Interventionsgruppe, die noch mehr Obst und Gemüse aßen, wurden nach diesem Zeitraum allerdings keine zusätzlichen Vorteile gegenüber den Frauen aus der Vergleichsgruppe beobachtet.[26]

Zwar gelang es den WHEL-Teilnehmerinnen, insgesamt mehr Obst und Gemüse zu essen, doch schafften sie es nicht, ihren geringen Fettkonsum oder eine erhöhte Ballaststoffaufnahme beizubehalten. Die Interventionsgruppe reduzierte ihren Fettkonsum zwar in den ersten sechs Monaten auf 21 Prozent ihrer gesamten Kalorienaufnahme am Tag, doch stieg nach diesen ersten sechs Monaten der Fettkonsum wieder allmählich an, bis er am Ende der sechs Jahre bei 29 Prozent der aufgenommenen täglichen Gesamtkalorien lag. So war auch die täglich aufgenommene Ballaststoffmenge nach sechs Jahren (24 Gramm) nur geringfügig höher als vor Beginn der Studie (21 Gramm). Aus diesem Grund nahmen weder die Teilnehmerinnen der Interventionsgruppe noch die der Vergleichsgruppe ab. Beide Gruppen waren zu Beginn der Studie übergewichtig und nahmen im Verlauf der Studie noch geringfügig zu. Eine vegetarische oder vegane Ernährungsweise wäre wohl die bessere Wahl gewesen, denn die Fleisch- und Milchprodukte, die laut der WHEL-Ernährungsrichtlinien erlaubt waren, enthalten erhebliche Fettmengen, aber keinerlei Ballaststoffe.

Nichtsdestotrotz zeigte die WHEL-Studie, dass Frauen mit einer vorangegangenen Brustkrebsbehandlung bei einem Verzehr von mindestens fünf Portionen Obst und Gemüse am Tag und körperlicher Aktivität von einem hohen Maß an Schutz profitieren (eine geringere Mortalität von fast 50 Prozent). Ein noch höherer Konsum von Gemüse erhöht diesen Schutz aber nicht. Die Studie untersuchte keine weiteren potenziell hilfreichen Änderungen der Ernährungsweise.

SOJAPRODUKTE

Sojabohnen und viele andere Lebensmittel enthalten *Isoflavone*, natürliche Inhaltsstoffe, deren chemischer Aufbau grob dem von Östrogenen ähnelt. Einige Leute haben diese Inhaltsstoffe daher als »Östrogene« bezeichnet und gefragt, ob Sojaprodukte das Krebsrisiko in positiver oder negativer Art beeinflussen können.

Das können sie tatsächlich. 2008 kombinierten Wissenschaftler die Ergebnisse von acht vorangegangenen Studien, die den Zusammenhang zwischen Sojaprodukten

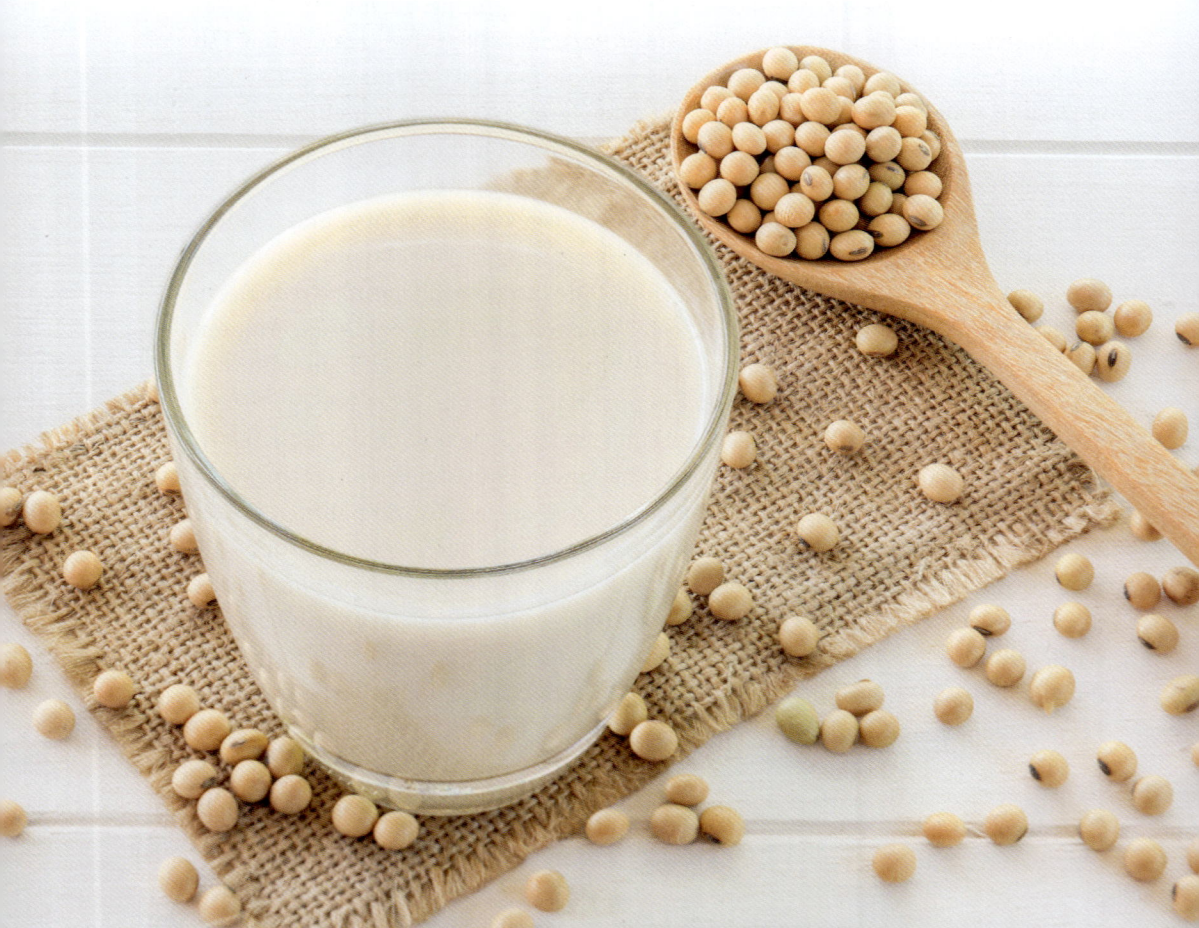

und Brustkrebs untersucht hatten. Dabei fanden sie heraus, dass Frauen, die am meisten Soja konsumierten – in Form von Sojamilch, Tofu etc. – im Vergleich zu Frauen, die wenig oder gar keine Sojaprodukte verzehrten, ein um 29 Prozent geringeres Risiko hatten, Brustkrebs zu entwickeln.[27] 2014 schauten sich Wissenschaftler diesen Zusammenhang erneut genauer an und kombinierten die Ergebnisse von 35 vorangegangenen Studien. Wieder stellte sich heraus, dass Soja eine schützende Wirkung hatte und das Brustkrebsrisiko um 41 Prozent senkte.[28]

Sojaprodukte scheinen also die Wahrscheinlichkeit eines Auftretens von Brustkrebs zu verringern. Doch was ist mit Frauen, die bereits Brustkrebs haben? Einige Frauen, die wegen Brustkrebs behandelt werden, verzichten auf Sojaprodukte, da sie der Theorie Glauben schenken, dass Sojaprodukte Östrogene enthalten, die Krebs wuchern lassen. Im Jahr 2012 untersuchten Wissenschaftler die Daten von 9.514 Brustkrebsüberlebenden. Dabei stellte sich heraus, dass die Frauen, die die meisten Sojaprodukte verzehrten, im Vergleich zu den Frauen, die wenig oder gar keine Sojaprodukte konsumierten, ein um ungefähr 30 Prozent geringeres Risiko eines Wiederauftretens von Brustkrebs hatten.[29]

Sojaprodukte sind keineswegs unverzichtbar. Sie können sich auch ohne Sojaprodukte wunderbar nährstoffreich ernähren. Sojaprodukte sind allerdings sehr praktische Ersatzprodukte für Fleisch, Milch und viele andere Lebensmittel. Darüber hinaus verringern sie das Risiko einer Krebsentstehung sowie das Risiko des Wiederauftretens von Krebs bei den Frauen, die bereits deswegen behandelt wurden.

SPORT

Sport kann die Überlebenschancen bei Brustkrebs ebenso verbessern. Ein Review und eine Meta-Analyse von zweiundzwanzig Studien kam zu dem Ergebnis, dass körperliche Aktivität vor und nach der Brustkrebsdiagnose das Sterberisiko einer Frau mit dieser Krankheit reduzieren kann.[30]

REZEPTEMPFEHLUNGEN

- Beeriges Apfelmus (Seite 282)
- Brokkoli oder Blumenkohl mit Sesamsalz (Seite 224)
- Deftige Zucchini mit Pintobohnen (Seite 252)
- Warmer oder Kalter Rote-Bete-Salat (Seite 185)

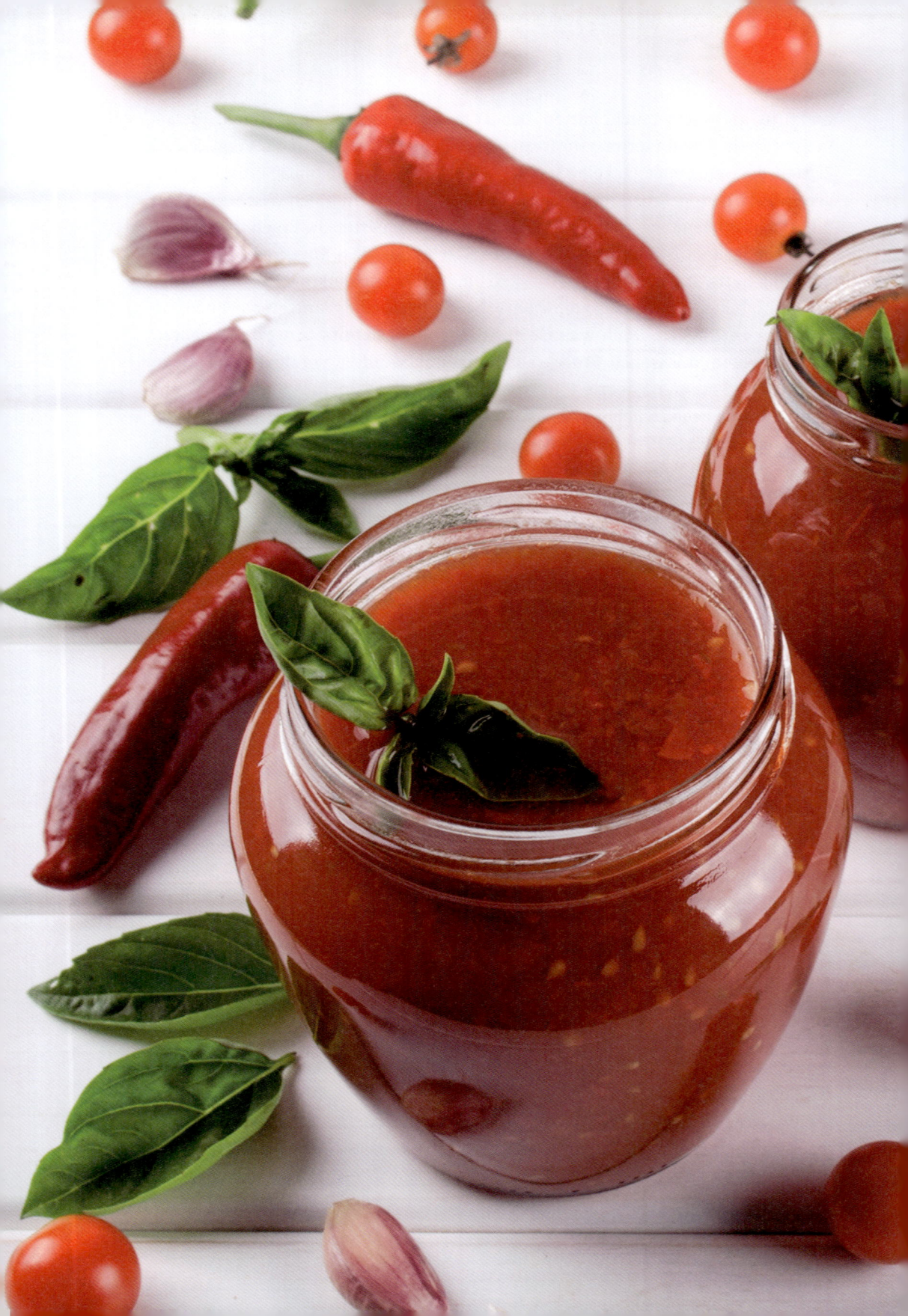

KAPITEL 8

LEBENSMITTEL GEGEN PROSTATAKREBS

Viele Forschungsarbeiten haben bereits gezeigt, wie bestimmte Lebensmittel das Entstehungsrisiko von Prostatakrebs beeinflussen. Gemüse und Obst verringern das Risiko, während Milchprodukte und fettige Speisen es zu erhöhen scheinen.

Doch wie sieht es damit aus, *nachdem* Prostatakrebs diagnostiziert wurde? Kann ein Wechsel der eigenen Ernährungsgewohnheiten dabei helfen, die Krankheit zu besiegen? Zwar sind noch weitere Forschungen nötig, doch gibt es bereits wissenschaftliche Daten, die darauf hinweisen, dass Änderungen der Ernährungsweise eines Mannes, ganz unabhängig davon, welchen Behandlungen er sich unterzieht, sein Leben retten könnten.

Die ersten Hinweise darauf, dass die Ernährung eine erhebliche Rolle spielen kann, kamen bereits bei internationalen Vergleichen in den 1970er-Jahren auf. Ein Mann in Honkong, wo die Ernährung vor allem auf Reis und Gemüse basiert, hatte ein nur halb so großes Risiko, Krebszellen in seiner Prostata zu entwickeln, wie ein Mann in Schweden, wo die Ernährung viel Fleisch und Milchprodukte enthält. Sollte der Krebs tatsächlich zuschlagen, hat der Mann in Honkong im Vergleich zu dem Mann in Schweden *achtmal so hohe Überlebenschancen*.[1] Mit anderen Worten scheint dieselbe Ernährungsweise, die das Risiko einer Krebsentstehung verringert, auch die Krebsentwicklung in ihrem Verlauf zu verlangsamen, wenn der Krebs erst einmal aufgetreten ist.

> »Ein Mann in Hongkong hat im Vergleich zu einem Mann in Schweden im Fall von Prostatakrebs achtmal höhere Überlebenschancen.«

Warum aber sollte eine Ernährungsumstellung hilfreich sein? Eine Erklärung dafür hängt mit dem *insulinähnlichen Wachstumsfaktor 1* (IGF-1) zusammen, einer Substanz im Blut, die das Krebszellwachstum stark stimulieren kann. Männer, die sich pflanzenbasiert ernähren, haben geringere IGF-1-Werte als andere Männer. Milchprodukte erhöhen den IGF-1-Wert zumeist. Männer, die sich fettarm und ballaststoffreich ernähren, haben darüber hinaus auch leicht geringere Testosteron- und Östrogenwerte und dafür eine höhere Konzentration des Proteins *Sexualhormon-bindendes Globulin* (SHBG) in ihrem Blut, das Testosteron und Östrogen binden und zeitweise deaktivieren kann. Der Gesamteffekt dieser Ernährungsweise ist eine Verringerung der biochemischen Faktoren, die das Krebswachstum stimulieren.

ERNÄHRUNG AUF DEM PRÜFSTAND

Die ersten prospektiven Studien zu den potenziellen Vorteilen bestimmter Ernährungsweisen waren rein beobachtender Natur. 1999 berichteten Wissenschaftler in Québec City über ihre Erkenntnisse, nachdem sie 384 Männer mit Prostatakrebs über einen Zeitraum von fünf Jahren begleitet hatten. Diese besagten, dass diejenigen Männer, die am meisten gesättigtes Fett konsumierten – die Art von Fett, die vor allem in Fleisch- und Milchprodukten vorkommt – ein dreimal so hohes Risiko hatten, an der Krankheit zu sterben, wie die Männer, die die geringste Menge gesättigter Fette aufnahmen. Ein erhöhtes Risiko wurde auch bei denjenigen beobachtet, die einen höheren Gesamtfettkonsum und einen höheren Konsum einfach ungesättigter Fette hatten, doch waren diese erhöhten Mengen nicht signifikant.[2]

Im darauffolgenden Jahr veröffentlichten Wissenschaftler in Toronto und Vancouver die Ergebnisse einer Studie mit 263 Männern mit Prostatakrebs. Die Studie fand heraus, dass die Männer, die die höchsten Mengen einfach ungesättigter Fette (die Art von Fett, die besonders in Oliven- und Rapsöl vorkommt) konsumierten, am längsten lebten. Ihr Sterberisiko war im Vergleich zu den Männern, die die niedrigste Menge an einfach ungesättigten Fetten verzehrten, um 70 Prozent geringer. Die Studie zeigte ebenfalls ein erhöhtes Risiko bei dem Konsum von tierischen und gesättigten Fetten, doch waren diese Erkenntnisse nicht aussagekräftig genug, um von statistischer Relevanz zu sein.[3]

VEGANE ERNÄHRUNG ALS BEHANDLUNGSFORM

Dean Ornish, der Gründer und Leiter des Preventive Medicine Research Institute und klinischer Medizinprofessor an der University of California, San Francisco, der bereits die Vorteile einer fettarmen, vegetarischen Ernährung für Herzpatienten bewiesen hatte, indem er herausfand, dass diese bei 82 Prozent seiner Forschungspatienten die Herzerkrankung abschwächte, entschloss sich, eine ähnliche Forschungsarbeit für Prostatakrebs durchzuführen.[4] Bei den dreiundneunzig freiwilligen Studienteilnehmern handelte es sich um Männer mit Prostatakrebs im Frühstadium, die eine Behandlung zu jenem Zeitpunkt aufschieben konnten, weil sie den Wert ihres prostataspezifischen Antigens (PSA, ein Krebsindikator) genau im Auge behielten. Diese Strategie wird auch als »Watchful Waiting«, d. h. Abwarten und Beobachten, bezeichnet. Typischerweise steigt der PSA-Wert langsam an, sodass zu irgendeinem Zeitpunkt eine Behandlung, z. B. eine Operation, notwendig wird. Ornish teilte die Männer nach dem Zufallsprinzip in zwei Gruppen auf. Eine Gruppe, die Kontrollgruppe, wurde angewiesen, sich wie gewohnt zu ernähren. Die zweite Gruppe sollte sich fettarm und vegan ernähren und darüber hinaus ein regelmäßiges moderates aerobes Training sowie Stressbewältigungsstrategien durchführen. In der veganen Gruppe war der PSA-Wert nach einem Jahr um 4 Prozent gesunken, während er bei der Kontrollgruppe um 6 Prozent angestiegen war. Sechs der Männer aus der Kontrollgruppe benötigten im Laufe des einjährigen Studienzeitraums eine Behandlung, weil ihr Prostatakrebs immer weiter fortschritt. Aus der veganen Gruppe musste während des Studienzeitraums keiner der Männer behandelt werden.

MIT EINER VEGANEN ERNÄHRUNG DAS WIEDERKEHREN VON KREBS VERHINDERN

Ornishs Ansatz ist besonders für Männer mit Prostatakrebs im Frühstadium sehr vielversprechend. Doch wie sieht es bei einem fortgeschrittenen Krebsstadium aus? Wissenschaftliche Daten lassen darauf schließen, dass eine Ernährungsumstellung auch in diesem Fall eine bedeutsame Rolle spielen kann. Zwei Studien testeten spezielle Ernährungsweisen bei Männern, die zuvor wegen Prostatakrebs operiert wurden, deren Krebs aber wiederkehrte. Mit der Umstellung auf eine makrobiotische Diät, die vor allem auf Vollkorngetreide, Gemüse und Hülsenfrüchten basierte und auf Milchprodukte und die meisten Fleischarten verzichtete, hatten neun Männer mit Prostatakrebs eine durchschnittliche Überlebensdauer von 228 Monaten im Vergleich von nur 72 Monaten bei einer darauf abgestimmten Gruppe von Männern, die keiner speziellen Diät folgten.[5]

Eine Studie der University of Massachusetts untersuchte die Vorteile einer Ernährungsumstellung bei zehn Männern, bei denen der Prostatakrebs nach der Operation wiederkehrte. Die neue Ernährungsweise basierte auf Vollkorngetreide, Hülsenfrüchten, grünem und gelbem Gemüse, Samen, Sojaprodukten und Obst. Den Männern wurden darüber hinaus Stressbewältigungstechniken gezeigt. Um die Wirksamkeit dieses Programms zu testen, maßen die Wissenschaftler, wie lange es dauerte, bis sich der PSA-Wert der Patienten verdoppelte. Je mehr Zeit es braucht, bis sich der PSA-Wert verdoppelt, umso langsamer breitet sich der Krebs aus. Vor Beginn der Studie lag die durchschnittliche PSA-Verdopplungszeit bei 6,5 Monaten. Nach 4 Monaten Laufzeit aber hatte sich die Verdopplungszeit schon auf 17,7 Monate erhöht (und damit die Krebsausbreitung verlangsamt) – ein sehr ermutigendes Ergebnis. Bei drei Männern fielen die PSA-Werte sogar.[6]

KREBSBEKÄMPFENDE KRAFT, DIE SIE SEHEN KÖNNEN

Wissenschaftler der University of California in Los Angeles berichteten von einer Reihe ungewöhnlicher Experimente, die die außergewöhnliche Wirkung von Ernährung und Sport demonstrierten. Sie entnahmen einer Gruppe von acht Männern, die sich über mehrere Jahre lang fettarm ernährten und regelmäßig Sport trieben, Blutproben. Sie entnahmen auch übergewichtigen Männern Blutproben, die sich nicht so ernährten und keinen Sport trieben. Die Wissenschaftler gaben kleine Mengen des Blutserums jedes Mannes in Reagenzgläser mit standardisierten Prostatakrebszellen. Das Blutserum der Männer mit der fettarmen Ernährung und dem regelmäßigen Sportprogramm konnte das Krebszellwachstum im Vergleich zu dem Blutserum der anderen Männer um 49 Prozent verlangsamen. Warum war das der Fall? Zum Teil wegen Unterschieden bei ihren Testosteron-, Östrogen- und Insulinwerten. Es gab aber noch andere Veränderungen in ihrem Blut, die zusätzliche Wirkungen erzielten, die die Wissenschaftler bisher noch nicht genau benennen konnten.[7] Das Forscherteam fand außerdem heraus, dass das Blutserum eines Mannes schon nach nur elf Tagen nach Beginn einer fettarmen Ernährung und eines Sportprogramms eine nachweisbare krebsbekämpfende Wirkung entwickelt.[8]

LYCOPEN UND PROSTATAKREBS

Ein Teil des großen Vorteils einer pflanzenbasierten Ernährung ist auf die schützenden Inhaltsstoffe zurückzuführen, die in Pflanzen enthalten sind. Wie wir in Kapitel 5 gesehen haben, sind Carotinoide eine spezielle Klasse von Antioxidantien, zu denen Lycopen, Lutein, α-Carotin und β-Carotin zählen. Diese Klasse von Antioxidantien kommt hauptsächlich in Gemüse und Obst vor. Lycopen wird als eines der wirkungsstärksten Antioxidantien der Carotinoidfamilie angesehen und mit einem verringerten Prostatakrebsrisiko in Verbindung gebracht.[9,10] Die höchste Konzentration von Lycopen tritt in gekochten Tomatenprodukten auf, wie z. B. Pastasoße. Kleinere, aber dennoch bedeutsame Mengen davon sind in rohen Tomaten, Grapefruits, Wassermelonen und Guaven enthalten. Ein systematisches Review aus dem Jahr 2015, das die Supplementierung von Lycopen im Zusammenhang mit Prostatakrebs auswertete, kam zu dem Schluss, dass zusätzliches Lycopen nicht nur die Biomarker für Prostatakrebs verringerte, sondern auch das Risiko von Metastasen und eines Todes durch Prostatakrebs.[11] Ein weiteres Review ergab einen zunehmenden Nutzen durch die Einnahme von Lycopen.[12] Ernährungsinterventionsstudien bei Patienten mit erst kürzlich erfolgter Diagnose von lokalisierten Adenokarzinomen der Prostata ergaben, dass schon der tägliche Verzehr von nur 30 Milligramm Lycopen in Form von Lebensmitteln, aber auch Präparaten den PSA-Wert verringern kann.[13]

FAZIT

Auch wenn weitere Forschungsarbeiten von großem Wert sind, zeigen die bisher ermittelten wissenschaftlichen Daten bereits, dass Männer mit Prostatakrebs – und ihre Familien – dazu ermuntert werden sollten, sich fettarm und vegan zu ernähren. Durch den erhöhten Konsum von Gemüse, Obst, Bohnen und Vollkorngetreide und den Verzicht auf Milchprodukte, Fleisch, Eier und frittierte Speisen sind Männer in der Lage, den bestmöglichen Nutzen aus schützenden pflanzlichen Nährstoffen zu ziehen und krebsfördernde Faktoren zu minimieren.

REZEPTEMPFEHLUNGEN

- Geschmorter Grünkohl (Seite 223)
- Pilzsoße (Seite 202)
- Pflanzlicher Hackbraten (Seite 256)
- Tomate-Gurke-Basilikum-Salat (Seite 196)

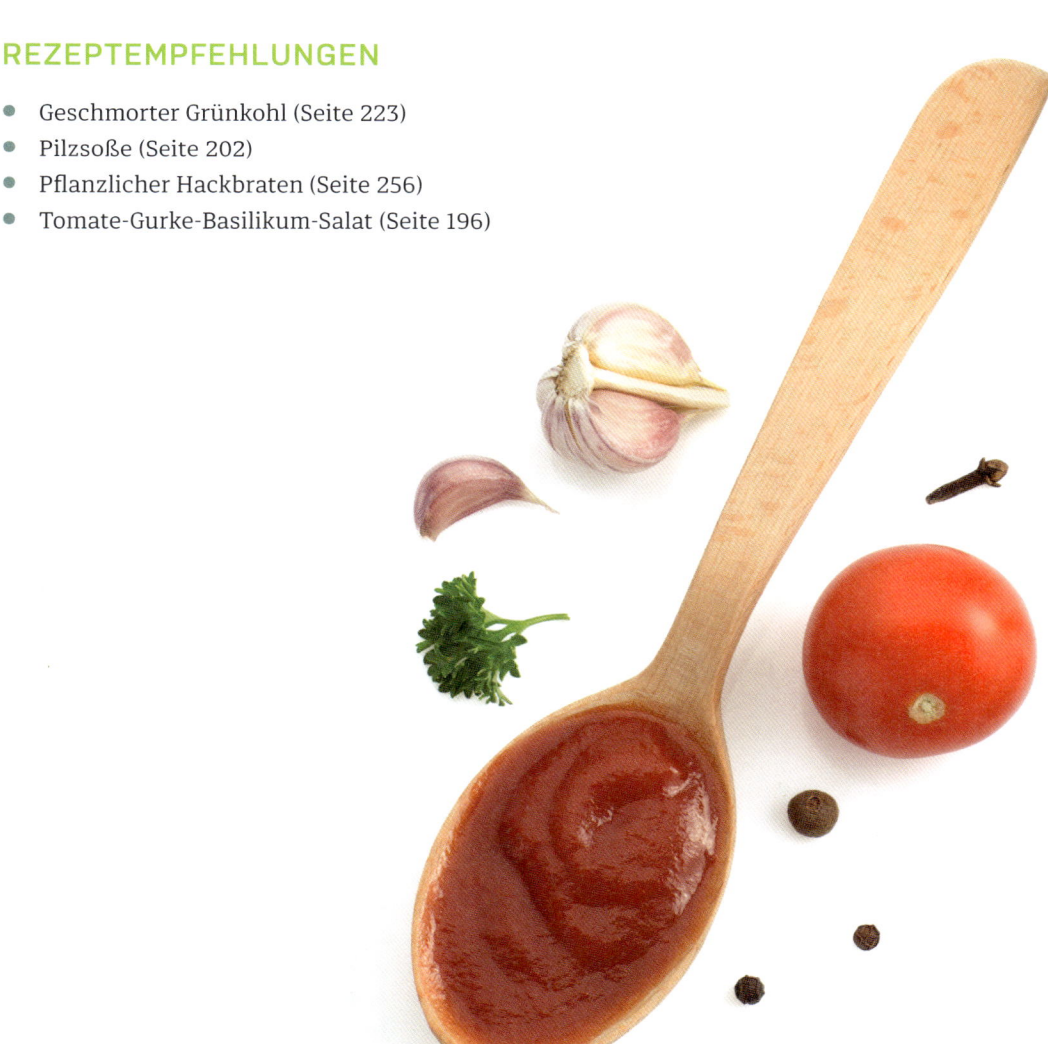

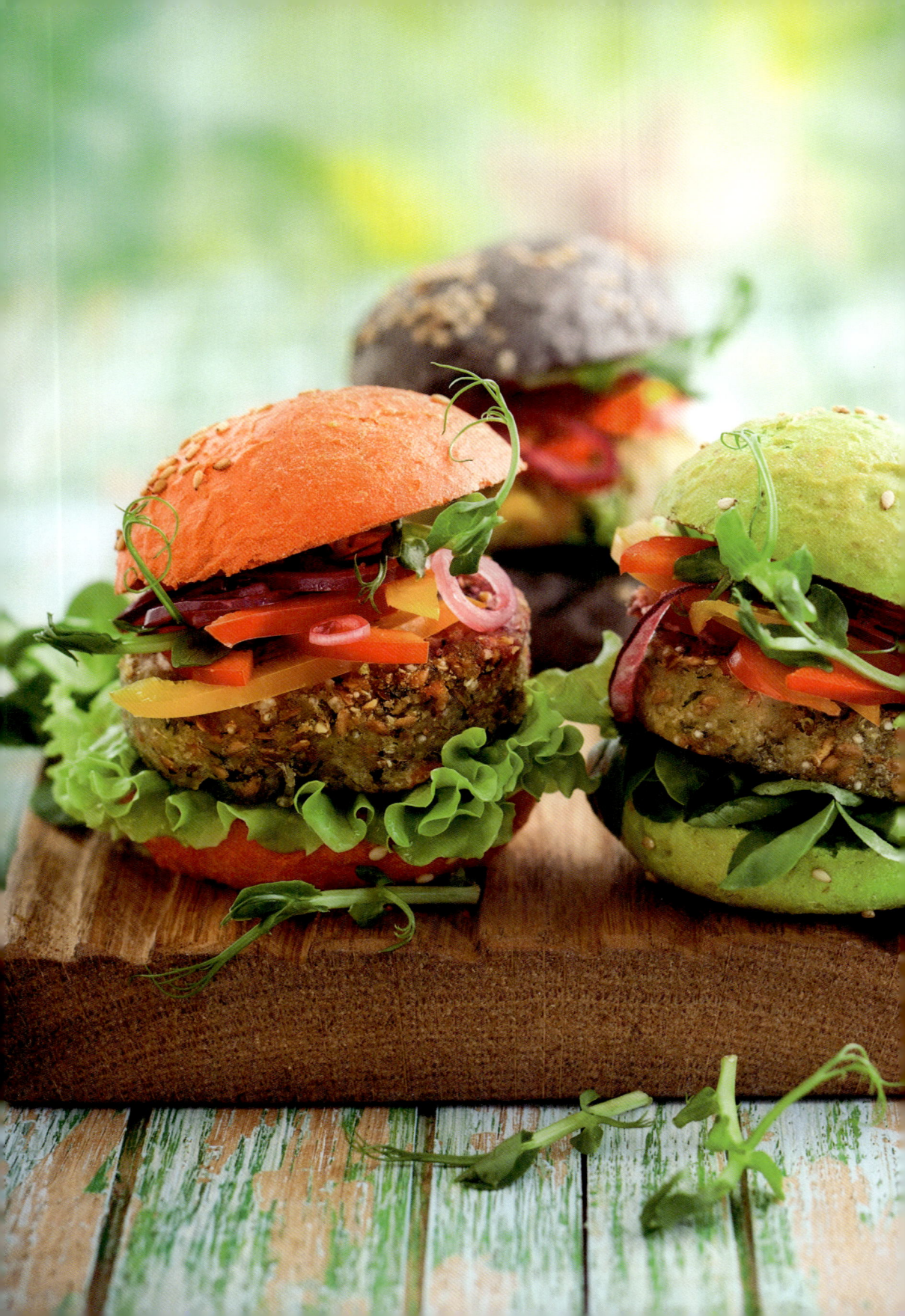

KAPITEL 9

GESUNDHEITSFÖRDERNDE MAHLZEITEN PLANEN

Jetzt verfügen Sie über das Basiswissen und die Küchenfertigkeiten, die Sie brauchen, um Ihre Essgewohnheiten grundlegend zu ändern. Natürlich gibt es noch viel mehr zu erfahren und zu lernen, doch ist schon jetzt der Moment gekommen, um Ihr Wissen praktisch umzusetzen. In diesem Kapitel haben Sie die Möglichkeit, herauszufinden, wie es ist, sich weitestgehend perfekt zu ernähren. Sie werden eine einzigartige Methode anwenden, um neue Geschmacksnoten zu entdecken und von alten Gewohnheiten loszukommen. Wir schauen uns außerdem an, was Sie tun können, wenn Sie nicht die volle Kontrolle über Ihre Lebensmittelauswahl haben, wie beim Essen in Restaurants oder Imbissen.

DIE 3-WOCHEN-AUSZEIT

Der beste und einfachste Weg, eine neue Ernährungsweise auszuprobieren, ist eine »3-Wochen-Auszeit«. Suchen Sie sich dafür einen für Sie passenden Zeitraum von 3 Wochen aus und stellen Sie in dieser Zeit Ihre Mahlzeiten nur aus den gesündesten Lebensmitteln zusammen, während Sie komplett auf ungesunde Speisen und Lebensmittel verzichten. Ihre Geschmacksknospen haben ein Erinnerungsvermögen von etwa drei Wochen. Das bedeutet, dass Sie sich schon in kurzer Zeit an neue Geschmacksrichtungen gewöhnen können. Egal, ob es Ihnen darum geht, sich fett-, salz- oder zuckerärmer oder aber nur von wirklich gesunden Lebensmitteln zu ernähren – mit einer dreiwöchigen Versuchszeit, während der Sie ganz diszipliniert bei der Sache bleiben, bekommen Sie genau den Ansporn, den Sie am Anfang brauchen.

Überprüfen Sie, wie Sie sich am Ende dieser drei Wochen fühlen. Wenn es Ihnen gefällt, wie sich die Sache entwickelt, Sie z. B. ein paar Pfund abgenommen haben und sich gesünder und energiegeladener fühlen, können Sie bei dieser

Ernährungsweise bleiben. Wenn es sich für Sie aber nicht gut anfühlt, haben Sie immer noch die Möglichkeit, zu Ihrer alten Ernährungsweise zurückzukehren. Ihr Ernährungsexperiment dauert lediglich drei Wochen. Geben Sie in dieser Zeit alles. Machen Sie keine halben Sachen. Jetzt ist die Zeit gekommen, herauszufinden, wie sich eine gesunde Ernährung wirklich anfühlt. Wenn Sie in diesen Wochen nur ab und zu eine vegane Mahlzeit, dazwischen aber weiterhin Gerichte mit Fleisch und Käse essen, erinnern Sie Ihre Geschmacksknospen immer wieder an die Lebensmittel, die Gesundheitsprobleme verursachen, und verlieren nie den Appetit darauf. Nehmen Sie sich bewusst eine komplette Auszeit und versuchen Sie, wirklich nur gesundheitsfördernde Lebensmittel zu essen.

> **»Der beste und einfachste Weg, eine neue Ernährungsweise auszuprobieren, ist eine ›3-Wochen-Auszeit‹.«**

In Kapitel 3 haben wir uns den Umstieg von Vollmilch auf fettreduzierte Milch angesehen, um zu zeigen, wie schnell wir uns an einen leichteren Geschmack gewöhnen können. Jetzt haben Sie die Chance, Ihre gesamten Ernährungsgewohnheiten »leichter« zu machen. Anfangs werden Ihre Geschmacksknospen die fettigen Lebensmittel noch vermissen, doch wird das schnell vorübergehen, sobald sie sich an vollwertigere Alternativen gewöhnt haben.

ORIENTIEREN SIE SICH AM »POWER PLATE«

Um voll von der krebsbekämpfenden Wirkung von Essen zu profitieren, sollten Sie die Empfehlungen des »Power Plate« aus Kapitel 1 praktisch umsetzen. Stellen Sie sich Ihre Mahlzeiten aus Vollkorngetreide, Hülsenfrüchten, Gemüse und Obst zusammen. Verzichten Sie auf tierische Produkte (Fleisch, Geflügel, Milchprodukte und Eier) und frittierte Speisen (Kartoffelchips, Pommes frites, frittierte Zwiebelringe, Tempura oder Donuts) und beschränken Sie Ihren Konsum von Pflanzenölen und anderen fettreichen Pflanzen auf ein Minimum. Wenn Sie möchten, können Sie für Ihren Kaffee und Tee pflanzlichen Kaffeeweißer und für Ihre Salate fettarme vegane Dressings und Würzsoßen verwenden, wie z. B. ein fettarmes italienisches Dressing, Ketchup, Senf, Sojasoße, Tamarisoße oder fettfreie oder fettarme vegane Mayonnaise. Nüsse und Samen sollten Sie eher wie eine Garnierung und nicht wie ein Lebensmittel verwenden, da sie sehr fettreich sind. Die Ernährungsrichtlinien in Tabelle 17 und der dazugehörigen Liste auf Seite 79 erleichtern Ihnen den Einstieg.

TABELLE 17 *Portionsgrößen und Lebensmittelbeispiele auf Basis des »Power Plate«*

Obst

EMPFOHLENE TÄGLICHE MENGE	EMPFOHLENE PORTIONSGRÖSSE	LEBENSMITTELBEISPIELE
3+ Portionen	1 kleine Frucht	Äpfel, Bananen, Birnen, Erdbeeren, Heidelbeeren, Kiwi, Mangos, Melone, Pfirsiche, Weintrauben, Zitrusfrüchte
	½ Tasse Beeren oder klein geschnittenes Obst	
	125 ml ungesüßter Fruchtsaft	

Hülsenfrüchte

EMPFOHLENE TÄGLICHE MENGE	EMPFOHLENE PORTIONSGRÖSSE	LEBENSMITTELBEISPIELE
3+ Portionen	250 ml Pflanzenmilch	Gebackene Bohnen, Kichererbsen, Kidneybohnen, Linsen, Reismilch, Schwarze Bohnen, Seitan, Sojabohnen, Sojamilch, Tempeh, Tofu, Veggie-Burger
	½ Tasse gekochte Bohnen	
	½ Tasse fettarmes Bohnenmus	
	90 g Sojaprodukte oder Fleischersatzprodukte	

Gemüse

EMPFOHLENE TÄGLICHE MENGE	EMPFOHLENE PORTIONSGRÖSSE	LEBENSMITTELBEISPIELE
4+ Portionen	1 Tasse buntes rohes Gemüse	Blattkohl, Artischocken, Babyspinat, Pak Choi, Gurken, Kürbis, Brokkoli, Grüne Bohnen, Blumenkohl, Süßkartoffeln, Grünkohl, Tomaten
	½ Tasse buntes gekochtes Gemüse	

Vollkorngetreide

EMPFOHLENE TÄGLICHE MENGE	EMPFOHLENE PORTIONSGRÖSSE	LEBENSMITTELBEISPIELE
6+ Portionen	½ Tasse gekochtes Getreide	Bulgur, Couscous, Gerste, Haferbrei, Hirse, Kleiezerealien, Naturreis, Pumpernickel oder Roggenbrot, Vollkornpasta
	60–75 g trockene Zerealien	
	1 Scheibe Vollkornbrot	
	½ Pitabrot	
	½ Tortilla	
	¼ Bagel	

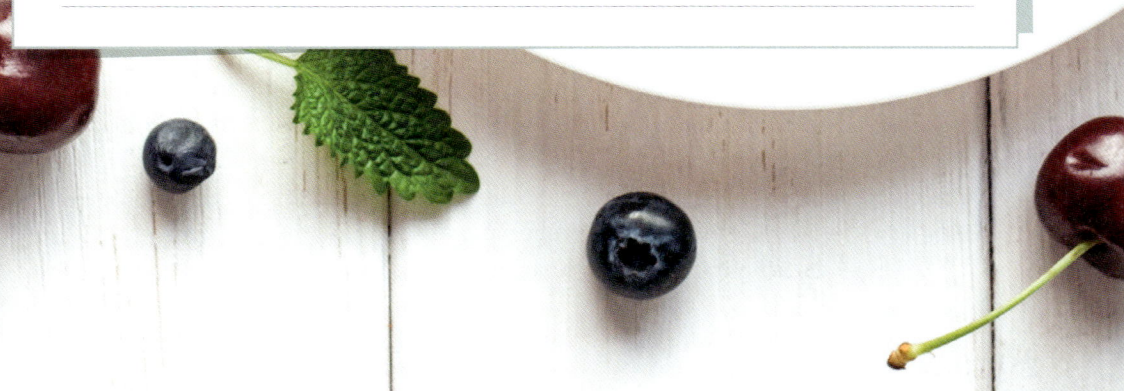

PROTEIN

Mit einer abwechslungsreichen Auswahl an pflanzlichen Lebensmittel bekommen Sie die ganze Proteinmenge, die Sie brauchen. Die empfohlene Proteinaufnahme liegt bei ungefähr 10 Prozent der täglich aufgenommenen Kalorien oder bei 0,8 Gramm pro Kilogramm Körpergewicht. Bei einer Ernährung mit täglich 2.000 Kalorien entsprechen 10 Prozent dieser Menge 50 Gramm Protein pro Tag. Auf die Gleichung mit dem Körpergewicht übertragen sollte ein Person, die 68 Kilogramm wiegt, täglich ungefähr 54 Gramm Protein aufnehmen. Fast 10 Prozent der Gesamtkalorien der meisten Gemüsesorten, Hülsenfrüchte und Getreidearten stammen von Protein. Hülsenfrüchte und Fleischersatzprodukte (wie z. B. Tofu, Seitan und Veggie-Burger) sind besonders gute Proteinquellen, da mindestens 20 Prozent ihrer Gesamtkalorien von Protein stammen. Mehr Informationen über Protein und andere Ernährungsgrundlagen finden Sie in Kapitel 11 zum Thema Ernährungsgrundlagen (Seite 113).

KALZIUM

In dunkelgrünem Blattgemüse wie z.B. Pak Choi, Grünkohl, Sareptasenf, Blattkohl und Rübstielen, aber auch in Brokkoli, Hülsenfrüchten, Feigen, Mandeln und mit Kalzium angereicherter Reis-, Mandel- und Hafermilch sowie Säften steckt jede Menge leicht absorbierbares Kalzium. Diese Lebensmittel enthalten noch weitere krebsbekämpfende Nährstoffe, die in Milchprodukten nicht vorkommen. Nähere Informationen zur Knochengesundheit und dem Kalziumgehalt von Pflanzen finden Sie in Kapitel 3 zum Thema »Milchalternativen entdecken« (Seite 21).

ZWEI NAHRUNGSERGÄNZUNGSMITTEL

Auch wenn Sie alle nötigen Nährstoffe über Ihre Nahrung aufnehmen sollten, gibt es zwei Nahrungsergänzungsmittel bzw. Präparate, die Sie kennen sollten.

VITAMIN B12: Der einzige Nährstoff, den eine komplett pflanzenbasierte Ernährungsweise nicht enthält, ist Vitamin B_{12}. Vitamin B_{12} wird von Bakterien gebildet und wird nur in winzigen Mengen vom menschlichen Körper benötigt. Es steckt in ausreichenden Mengen in damit angereicherten Zerealien, Milchalternativen, einigen Veggie-Burgern und bestimmten Hefeflockenmarken. Vitamin B_{12} ist außerdem auch Bestandteil sämtlicher herkömmlicher Multivitaminpräparate. Überprüfen Sie trotzdem, ob Sie auf der Liste der Inhaltsstoffe »Cyanocobalamin« oder »Vitamin B_{12}« finden.

VITAMIN D: Vitamin D hilft Ihnen dabei, Kalzium aus den Lebensmitteln, die Sie essen, zu absorbieren, und scheint darüber hinaus auch eine krebsbekämpfende Wirkung zu haben. Es stammt normalerweise nicht von Lebensmitteln, sondern von Sonnenlicht. Etwa 15 bis 20 Minuten Sonnenlicht auf Ihrem Gesicht und Ihren Armen sorgt dafür, dass Ihr Körper all das Vitamin D bilden kann, das er braucht.

Wenn Sie nicht regelmäßig genug Sonne abbekommen oder aber Sonnenschutz auftragen, was eine gute Idee ist, sind Vitamin-D-Präparate eine Alternative. Eine tägliche Dosis von 2.000 IE ist eine sichere Menge. Höhere Dosen sollten Sie vermeiden, es sei denn, Sie nehmen diese aufgrund einer ärztlichen Empfehlung ein.

BEISPIELMAHLZEITEN

Viele dieser Gerichte und Lebensmittel sind bereits ein Teil Ihres Speiseplans.

FRÜHSTÜCK

- Frühstückszerealien wie z. B. Kleieflocken mit fettarmer Sojamilch oder Reismilch und/oder Beeren, Pfirsichen oder Bananen
- Warmer Frühstücksbrei wie z. B. Hafer- oder Vollkorngetreidebrei mit pflanzlicher Milch, Zimt, Rosinen und/oder Apfelmus
- Fettarme Fleischalternativen wie z. B. fettarme vegane Würstchen und fettarmer veganer Aufschnitt
- Melone, Cantaloupe-Melone, Bananen oder jedes andere Obst
- Ofengebackene selbst gemachte Pommes frites, pur oder mit geschmorten oder in Gemüsebrühe oder Wasser gedünsteten Pilzen, Paprika und Zwiebeln
- Diverse Obstsmoothies
- Vollkorntoast oder getoastetes Pumpernickel mit Marmelade

Probieren Sie diese Rezepte zum Frühstück aus:
- Bananen-Hafer-Pancakes (Seite 122)
- Frühstücksrührpfanne (Seite 123)
- Fruchtige Frühstücks-Quinoa (Seite 126)
- Tofu Arme Ritter (Seite 128)

MITTAGESSEN

Egal ob Sie mittags zu Hause oder auswärts essen – es gibt jede Menge gesunde und köstliche Optionen, aus denen Sie frei wählen können. Hier finden Sie einige Ideen zur Inspiration:

SALATE
- Bohnenbasierte Salate: Dreierlei Bohnen-, Kichererbsen-, Linsen- oder Schwarze-Bohnen-Mais-Salat
- Bunter Gartensalat mit fettarmem Dressing
- Getreidebasierte Salate: Nudel-, Couscous-, Bulgur- oder Reissalat

SUPPEN
- auf Hülsenfrüchten basierende Suppen: Schwarze-Bohnen-Suppe, Vegetarisches Chili, Spinat-Linsen-Suppe, Minestrone oder Erbsensuppe
- fettarme vegane Fertigsuppen
- gemüsebasierte Suppen: Kartoffel-Lauch-, Karotten-Ingwer-, Gemischte Gemüse- oder Pilz-Perlgraupen-Suppe

SANDWICHES UND WRAPS
- Schwarze-Bohnen-Süßkartoffel-Burrito mit Mais und Tomaten
- Schwarze-Bohnen-Mus, Paprika, Tomaten und Salatblätter auf einer Vollkornweizentortilla, aufgerollt zu einem Wrap
- GST: Gurke-Salat-Tomaten-Sandwich mit Dijonsenf
- Vollkornweizen-Pita mit Hummus, geraspelten Karotten, Sprossen und Gurke
- Italienisches Auberginen-Baguettesandwich: gebackene Aubergine, Pizzasoße und Pilze (in Wasser oder Gemüsebrühe geschmort) in einem Vollkorn-Baguettebrötchen
- Sandwich mit fettarmen Fleischalternativen, z. B. gegrilltem Seitan
- Sandwiches mit veganem Aufschnitt und Ihrem Lieblingsgemüse

Probieren Sie diese Rezepte für ein leckeres Mittagessen aus:
- Bunter Asia-Salat (Seite 178)
- Schwarze-Bohnen-Chili (Seite 162)
- Cremige Wurzelgemüsesuppe (Seite 164)
- Einfacher Bohnensalat (Seite 183)
- Eilos-Salat-Sandwich (Seite 266)
- Fiesta-Salat (Seite 184)
- Hummus mit gerösteter roter Paprika (Seite 153)
- Linsen-Bulgur-Salat (Seite 188)
- Linsen-Artischocken-Eintopf (Seite 168)
- Kidneybohnen-Wraps (Seite 276)

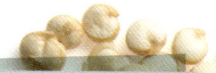

ABENDESSEN

Ihre Mahlzeiten sollten vor allem aus Gemüse und Vollkorngetreide bestehen. Für viele von uns ist das Abendbrot eine gute Gelegenheit, um neue Lebensmittel auszuprobieren. Vielleicht beginnen Sie zunächst mit Bohnen, Naturreis oder einem anderen Vollkorngericht und ergänzen dieses mit einer oder zwei Portionen Gemüse.

VOLLKORNGETREIDE

- Gerste
- Naturreis
- Hirse
- Vollkorn-Couscous
- Quinoa
- Vollkornbrot
- Vollkornpasta

GEMÜSE

- Brokkoli, Kohl, Blumenkohl
- Mais (Hinweis: Mais ist eigentlich ein Getreide, kann aber auch wunderbar als Gemüse verwendet werden.)
- Grünes Blattgemüse (wie z. B. Pak Choi, Brokkoli, Blattkohl, Grünkohl, Spinat und Mangold, gedünstet und mit Sojasoße beträufelt)
- Süßkartoffeln: gebacken oder zerstampft, mit gedünstetem Gemüse, Salsa, Dijonsenf, schwarzem Pfeffer oder schwarzen Bohnen serviert

HÜLSENFRÜCHTE

- Gebackene Bohnen
- Schwarze Bohnen, Kichererbsen, Kidneybohnen, Pintobohnen
- Linsen, Spalterbsen
- Vegetarisches Bohnenmus

HAUPTGERICHTE

- Bohnen und Reis: Probieren Sie schwarze Bohnen mit Salsa, vegetarische gebackene Bohnen oder fettfreies Bohnenmus mit Naturreis
- Chili: fettarmes selbst gemachtes Chili oder Chili aus der Dose
- Fajitas mit Paprikastreifen, Zwiebel und Aubergine (in Wasser oder Gemüsebrühe gedünstet) und Fajita-Würzsoßen, in Vollkorntortillas
- Fettarme Veggie-Burger in Vollkornbrötchen mit Gemüsescheiben
- Reispilaw, Spanischer Reis oder vegane fettarme Fertig-Reisgerichte, mit zusätzlichen Bohnen und Gemüse
- Weiche Tacos: Füllen Sie Vollkorn- oder Maistortillas mit Blattsalat, Bohnen, Tomaten und Salsa

- Gemüselasagne mit fettarmem Tofu (als Ricotta-Ersatz) und Schichten aus gegrilltem Gemüse
- Vollkornpasta mit Marinara-Soße: Wenn Sie fertige Soße kaufen, achten Sie darauf, dass diese fettarm ist und keinen zusätzlichen Käse enthält

Versuchen Sie es zum Abendessen einmal mit diesen Rezepten:
- Schwarze-Bohnen-Chili (Seite 162)
- Kichererbsen-Burger (Seite 271)
- Lasagne für Faule (Seite 251)

DESSERTS

- Frisches, getrocknetes, gekochtes oder gebackenes Obst
- Frisches Fruchtsorbet

Probieren Sie einmal diese Dessert-Rezepte aus:
- Ambrosia (Seite 280)
- Beeriges Apfelmus (Seite 282)
- Erntezeit-Pudding (Seite 288)
- Sommerobst-Kompott (Seite 292)

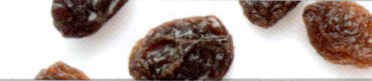

SNACKS

- Kleieflocken mit Sojamilch
- Karotten- oder Selleriestifte
- Trockenfrüchte
- Frisches Obst
- Hummus auf Vollkorn-Pitabrot
- Pumpernickel oder Roggentoast mit Marmelade
- Vegetarische Fertigsuppen (aus schwarzen Bohnen, Linsen, Erbsen etc.)

Die Ernährungscheckliste für jeden Tag

Die folgende Ernährungsrichtlinie liefert Ihnen pro Tag ungefähr 1.200 Kalorien. Solange die Mindestanzahl der Portionen aus jeder Gruppe gewährleistet ist, können Sie gern zu jeder Gruppe noch mehr Lebensmittel hinzufügen, um über den Tag verteilt mehr zu essen. Kopieren Sie diese Seite am besten und haken Sie alle Ihre täglichen Portionen darauf ab.

LEBENSMITTELGRUPPE	EMPFOHLENE MINDESTVERZEHRMENGE
OBST (1 Portion = 80 Kalorien)	Essen Sie täglich mindestens 3 Portionen Obst. Eine Portion entspricht ½ Tasse Obst oder Beeren oder einem kleinen Stück Obst. Besonders wertvoll sind nährstoffreiche Obstsorten wie Erdbeeren, Heidelbeeren und Zitrusfrüchte. *Portionen abhaken:* ○ ○ ○
HÜLSENFRÜCHTE (1 Portion = ungefähr 100 Kalorien)	Essen Sie täglich mindestens 3 Portionen Hülsenfrüchte. Eine Portion entspricht ½ Tasse gekochten Bohnen, 3 EL fettarmem Bohnenmus, 250 ml Sojamilch oder ca. 90 Gramm Tofu, Tempeh, Seitan oder einer anderen Fleischalternative. Hinweis: Einige Krebspatienten verzichten auf Sojaprodukte. Andere Bohnen, Linsen, Seitan, Reis-, Hafer- und Mandelmilch sind nährstoffreiche Alternativen aus dieser Lebensmittelgruppe. *Portionen abhaken:* ○ ○ ○
GEMÜSE (1 Portion = 35–50 Kalorien)	Essen Sie täglich mindestens 4 Portionen Gemüse. Eine Portion entspricht ½ Tasse gekochten oder 1 Tasse rohen Gemüses. Wählen Sie jeden Tag farbenfrohe Varianten aus, um sicherzustellen, dass Sie eine ganze Bandbreite krebsbekämpfender Antioxidantien aufnehmen. *Portionen abhaken:* ○ ○ ○ ○
VOLLKORNGETREIDE (1 Portion = ungefähr 80 Kalorien)	Essen Sie täglich mindestens 6 Portionen Getreide und greifen Sie dabei möglichst immer zu Vollkornvarianten. Eine Portion entspricht ½ Tasse gekochten Getreides (wie Haferbrei oder Pasta), 30 Gramm trockener Zerealien, 1 Scheibe Vollkornbrot, einem halben Pitabrot oder einer halben Tortilla. Ein großes Vollkornbrötchen zählt als 4 Portionen. *Portionen abhaken:* ○ ○ ○ ○ ○ ○

TABELLE 18 *Pestizidwerte in Obst und Gemüse*

NIEDRIGSTE PESTIZIDWERTE			HÖCHSTE PESTIZIDWERTE		
Ananas	Brokkoli	Spargel	Äpfel	Kartoffeln	Pfirsiche
Avocados	Kiwi	Zuckererbsen	Birnen	Kirschen	Sellerie
Bananen	Mangos	Zuckermais	Erdbeeren	Nektarinen	Spinat
Blumenkohl	Papaya	Zwiebeln	Himbeeren	Paprika	importierte Weintrauben

Quelle: Environmental Working Group, »A shopper's guide to pesticides in produce« 27.10.2005.

Menüplan

FRÜHSTÜCK _____
_____
_____
_____
_____

MITTAGESSEN _____
_____
_____
_____
_____

ABENDESSEN _____
_____
_____
_____
_____

KAUFEN SIE BIO

Entscheiden Sie sich beim Einkaufen wann immer es geht für biologisch in Ihrer Region angebaute Lebensmittel, da Sie sich so am besten und nährstoffreichsten ernähren und die Aufnahme potenziell krebserregender Pestizide und Düngemittel über Ihr Essen vermeiden. Wenn Sie sich nicht komplett von Bio-Lebensmitteln ernähren können, weil diese nicht erhältlich oder schlichtweg zu teuer sind, setzen Sie Prioritäten. Die Informationen aus Tabelle 18 wurden freundlicherweise von der Environmental Working Group bereitgestellt. Diese Tabelle listet die zwölf Obst- und Gemüsesorten mit den höchsten und niedrigsten Pestizidwerten in den USA auf.

DAMIT ES FUNKTIONIERT

Ein warnender Hinweis: Allein der gute *Vorsatz*, sich richtig zu ernähren, wird Sie nicht ans Ziel bringen. Es ist zu einfach, wieder in alte Verhaltens- und Essmuster zurückzufallen. Damit es bei Ihnen auch wirklich funktioniert, sollten Sie einige Dinge beachten:

ERSTENS: *Planen* Sie, was Sie essen werden. Verwenden Sie den Vordruck auf Seite 86 oder irgendein anderes Blatt Papier (Ja, tun Sie es wirklich!) und schreiben Sie »Frühstück«, »Mittagessen« und »Abendessen« darauf. Notieren Sie unter jeder Überschrift die Gerichte, die den Richtlinien des »Power Plate« entsprechen und die Ihnen schmecken.

ZWEITENS: *Gehen Sie los und kaufen Sie die Zutaten,* damit Sie sie zu Hause vorrätig haben, wenn Sie sie brauchen.

DRITTENS, und das ist das Wichtigste: *Entsorgen Sie alles andere.* Wenn Sie an einer ernst zu nehmenden Krankheit leiden, sind gesundheitsgefährdende Lebensmittel alles andere als gut für Sie. Werden Sie sie los.

Also gut, fangen wir an! Beim Ausprobieren neuer Rezepte kann es passieren, dass einige besser werden, als Sie erwartet haben, andere aber überhaupt nicht nach Ihrem Geschmack sind. Das sollte Ihnen kein Kopfzerbrechen bereiten, denn darum geht es ja beim Ausprobieren.

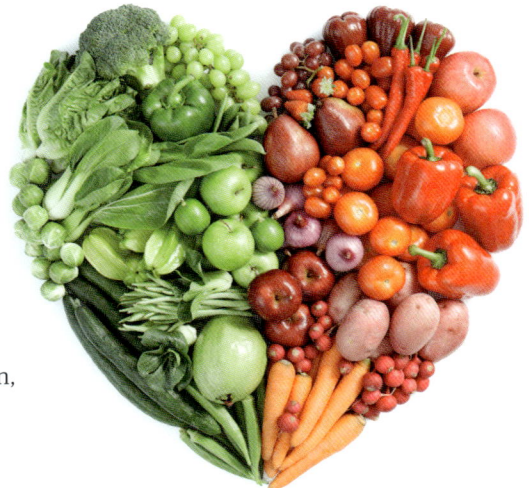

TIPPS ZUM PLANEN VON MAHLZEITEN

Entdecken Sie, während Sie sich mit der Ernährungsweise des »Power Plate« vertraut machen, neue Rezepte, neue Kochbücher und neue vegane Lebensmittel. Fettarme Fleisch- und Milchalternativen wie z. B. Veggie-Burger, sojabasierte oder andere Fleischersatzprodukte, Sojajoghurt, Reismilch- oder Cashewkäse können den Übergang von einer omnivoren zu einer pflanzenbasierten Ernährung erheblich vereinfachen. Um das Fett in Ihren Mahlzeiten zu reduzieren, essen Sie Kartoffeln mit gebackenen Bohnen, schwarzem Pfeffer, Dijonsenf, scharfer Soße, italienischem Dressing oder Salsa, dünsten Sie Gemüse in Wasser oder Gemüsebrühe, anstatt es in Öl zu braten, und sprühen Sie Ihre Pfannen mit einer geringen Menge Koch- bzw. Backspray ein.

Nehmen Sie für unterwegs fettarme Snacks oder ein Lunchpaket mit, wenn Sie wissen, dass sich kein vollwertiges Essen in der Nähe finden lässt. Praktisch sind z. B. Vollkornbrötchen, fettarme Müsliriegel, Hummus-Gemüse-Sandwiches, frisches Obst, Trockenfrüchte, vollwertige vegane Brezeln, Kräcker mit Bohnenaufstrich oder vollwertige Tüten-Bohnen- oder Gemüsesuppen. Bestellen Sie beim Reisen auf Flügen vegane Mahlzeiten und nehmen Sie sich ein paar zusätzliche Snacks mit. Die meisten Hotels haben Obst, Haferbrei, Pasta mit Tomaten, Kartoffeln und Gemüsegerichte. Tütensuppen und Instant-Haferbrei lassen sich auf Reisen leicht mitnehmen und können mitunter sehr praktisch sein.

EINKAUFEN

Das Einkaufen gesunder Lebensmittel muss keine Mammutaufgabe werden, wenn Sie wissen, wonach und wo Sie schauen müssen. Lesen Sie sich Tabelle 19 durch, um herauszufinden, in welchen Supermarktabteilungen Sie gesunde Lebensmittel finden.

KONVENTIONELLE REZEPTE ANPASSEN

Eine gesündere Ernährung bedeutet nicht, dass Sie ab jetzt für immer auf Omas leckere Pilzcremesuppe verzichten müssen. Die allermeisten Rezepte lassen sich einfach in gesunde Varianten umwandeln und schmecken trotzdem noch köstlich. Lassen Sie sich von den Ersatzmöglichkeiten in Tabelle 20 inspirieren, wenn Sie traditionelle Rezepte an Ihr neues, gesünderes Essverhalten anpassen.

RESTAURANTS UND FAST FOOD

Wir essen immer häufiger in Restaurants, und vieles, was sich dort auf der Speisekarte wiederfindet, ist alles andere als gesund. Das heißt aber nicht, dass Sie ab jetzt nicht mehr auswärts essen können. Es gibt genügend Restaurants, in denen Sie die richtige Wahl treffen können.

Probieren Sie die internationale Küche aus! Restaurants, die Gerichte anderer Länder anbieten, haben oft viele gesunde Alternativen zur Auswahl. In einem italienischen Restaurant finden Sie bestimmt Gerichte wie Minestrone, Bohnensuppe, Pasta mit Marinara-Soße und gedünstetes grünes Blattgemüse mit Knoblauch. Chinesische und thailändische Restaurants bieten zahlreiche wunderbare sättigende Suppen und auf Gemüse, Tofu, Brokkoli, grünen Bohnen, Spinat und anderen nährstoffreichen Lebensmitteln basierende Hauptgerichte an. Darüber hinaus werden Sie eine große Auswahl an Reis- und Nudelgerichten finden. Bitten Sie darum, dass Ihre Speisen eher traditionell, also ohne zusätzliches Öl, zubereitet werden. Japanische Restaurants haben Misosuppe, Salate, Tofu und Gemüsesushi auf ihrer Speisekarte – alles Gerichte, die normalerweise sehr fettarm und gleichzeitig köstlich sind.

Mexikanische Restaurants servieren Ihnen herzhafte Bohnen-Burritos, die, wenn sie nicht mit Schmalz zubereitet und mit Käse und Schmand überhäuft werden, in der Regel fettarm und cholesterinfrei sind. In indischen Restaurants gibt es traditionell immer sehr schmackhafte vegetarische Optionen, angefangen bei den Vorspeisen bis hin zu den Desserts. Bitten Sie darum, dass bei Ihren Gerichten keine Milchprodukte verwendet werden, und seien Sie auch vorsichtig, was die Ölmenge oder Ghee betrifft.

In klassischen deutschen Restaurants und Steakhäusern gibt es ebenfalls Salate und Gemüsegerichte. Auch Fast-Food-Ketten bieten mittlerweile Veggie-Burger, Salate und Backkartoffeln an.

Sollten Sie sich dennoch eines Tages in einem Restaurant wiederfinden, in dem Sie keine gesunden Optionen auf der Speisekarte entdecken können, fragen Sie bei der Bedienung nach, ob die Küche Ihnen ein vegetarisches Gericht zubereiten kann, das keine Milchprodukte enthält. Typische Beispiele für so ein Gericht wären Spaghetti mit Marinara-Soße, eine Gemüsepfanne mit Reis oder eine Backkartoffel mit gegrilltem Gemüse. Es ist mehr als wahrscheinlich, dass in der Küche des Restaurants alle Zutaten vorhanden sind, aus denen sich ein leckeres veganes Gericht zaubern lässt. Und da den meisten Restaurants daran gelegen ist, ihre Gäste glücklich zu machen, damit sie auch wiederkommen, wird man bestimmt gern auf Sie eingehen.

TABELLE 19 *Wonach Sie im Supermarkt suchen müssen*

ABTEILUNG	BESTE WAHL	LEBENSMITTELBEISPIELE
Backwaren	Brote, auf denen »Vollkorngetreide« oder »Kleie« als erste Zutat genannt wird. Suchen Sie nach Brot ohne Zusatz- und Konservierungsstoffe.	Mais- und Vollkornweizentortillas, Pitabrot, Pumpernickel, Vollkornbrot oder -brötchen, Vollkornpizzateig
Konserven	Bohnen, Linsen, Erbsen Obst in eigenem Saft oder leichtem Sirup Fettarme Bohnen- und Gemüsesuppen Salzarmes Gemüse	Ananas, Bohnensuppe, Gemüsesuppe, Kichererbsen, Linsen, Linsensuppe, Mais, Minestrone, Pfirsiche, Rote Bete, Schwarzaugenbohnen, Weiße Bohnen
Trockenwaren	Fettarme Fertigsuppen Getrocknete Bohnen Pflanzenmilch in Tetrapaks Vollkorngetreide Vollkornkräcker Vollkornpasta	Naturreiskräcker, Naturreisspaghetti, Naturreis (regulärer und schnell kochender), Getrocknete Linsen, Haferflocken, Kleieflocken, Mandelmilch, Reismilch, Sojamilch, Spalterbsen, Vollkorngetreidemischungen, Vollkornpasta, Wildreis (regulärer und schnell kochender)
Tiefkühlwaren	Beeren Obst Fertigmahlzeiten (Einzel- und Familienportionen) Gemüse und Gemüsemischungen Veggie-Burger Vollkornbrotprodukte	Brokkoli, Gegrillte Veggie-Burger, Gemüsemischungen (z. B. italienische, asiatische, provenzalische, mexikanische Gemüsemischung), Heidelbeeren, Mangostücke, Obstmischungen, Spinat, Vegane Burritos, Vollkornbrötchen, Vollkorn-Pitabrote, Vollkornpizzateig, Vollkornwaffeln
Obst und Gemüse	Farbenfrohes und saisonales frisches Obst und Gemüse	Bananen, Birnen, Brokkoli, Erdbeeren, Grünkohl, Heidelbeeren, Karotten, Paprika, Pfirsiche, Yamswurzel
Salattheken und Kühlregale	Bohnenaufstriche und -dips Bohnensalate Fettarme Gemüsesalate Fleischalternativen Pflanzenjoghurt Pflanzenmilch Tempeh Tofu	Hummus, Räuchertofu, Schwarze-Bohnen-Dip, Sojajoghurt, Taboulé, Tofusalat, Veganer Aufschnitt, Würztempeh

TABELLE 20 *Zutaten in konventionellen Rezepten ersetzen*

KONVENTIONELLE ZUTATEN	GESUNDE ERSATZZUTATEN	TIPPS
Butter und Öl in Backwaren	Apfelmus Pflaumenmus Pflanzenmilch	Einige Fettalternativen verändern den Geschmack und die Konsistenz des Endprodukts.
Butter und Öl beim Kochen	Gemüsebrühe Wasser	Dünsten Sie Gemüse in Gemüsebrühe, um ihm Geschmack zu verleihen, ohne zusätzliches Fett hinzuzufügen.
Kuhmilch	Mandelmilch Hanfmilch Leinsamenmilch Cashewmilch Gekühlte Kokosmilch Hafermilch Reismilch Sojamilch	Für Suppen und herzhafte Gerichte. Kaufen Sie immer die puren, ungesüßten Varianten.
Sahne	Pürierter Seidentofu Pürierte weiße Bohnen Zerdrückte Kartoffeln	Bereiten Sie dicke, cremige Suppen zu, indem Sie pürierte weiße Bohnen, Kartoffeln oder Seidentofu unterrühren.
Eier als Bindemittel in Burgern oder Braten	Zerdrückte Kartoffeln Feuchte Semmelbrösel Haferflocken Tomatenmark	Tomatenmark kann die Farbe oder den Geschmack des Endprodukts verändern.
Eier in Backwaren	Verwenden Sie zum Ersatz von je Ei: 1 EL gemahlene Lein- oder Chiasamen, 5 Min. in 3 EL Wasser eingeweicht 1 gehäufter EL Sojamehl oder Speisestärke plus 2 EL Wasser 30 g zerdrückter Tofu ½ zerdrückte Banane Ei-Ersatzpulver, je nach Packungsangaben	Braucht ein Rezept nur 1 oder 2 Eier, können Sie diese oft weglassen, und 1 EL Wasser pro Ei hinzufügen, um den richtigen Feuchtigkeitsgrad zu erreichen. Das Hinzufügen von Banane kann den Geschmack des Endprodukts verändern.
Fleisch, Geflügel oder Fisch	Bohnen Aubergine Fester Tofu Riesenchampignons Seitan Tempeh Vegane Fleischalternativen	Gegrillte Riesenchampignons schmecken fantastisch als Burger. Vegane Alternativen können Fleisch in den meisten Rezepter 1:1 ersetzen.
Schmand/Sour Cream, Frischkäse und Schlagsahne	Pürierter Seidentofu Pflanzlicher Frischkäse Pflanzlicher Schmand Cashewcreme (rohe Cashewkerne, mit Wasser püriert)	Bereiten Sie fettarme cremige Dips, Dressings und Desserts mit püriertem Seidentofu zu.

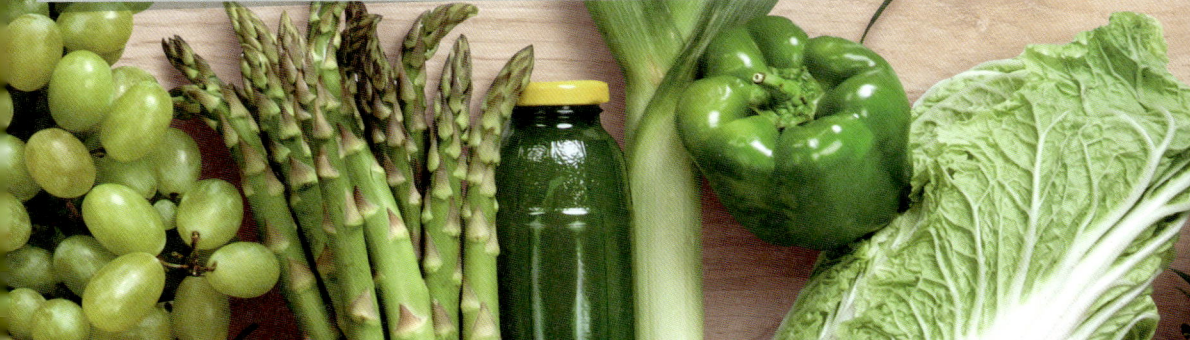

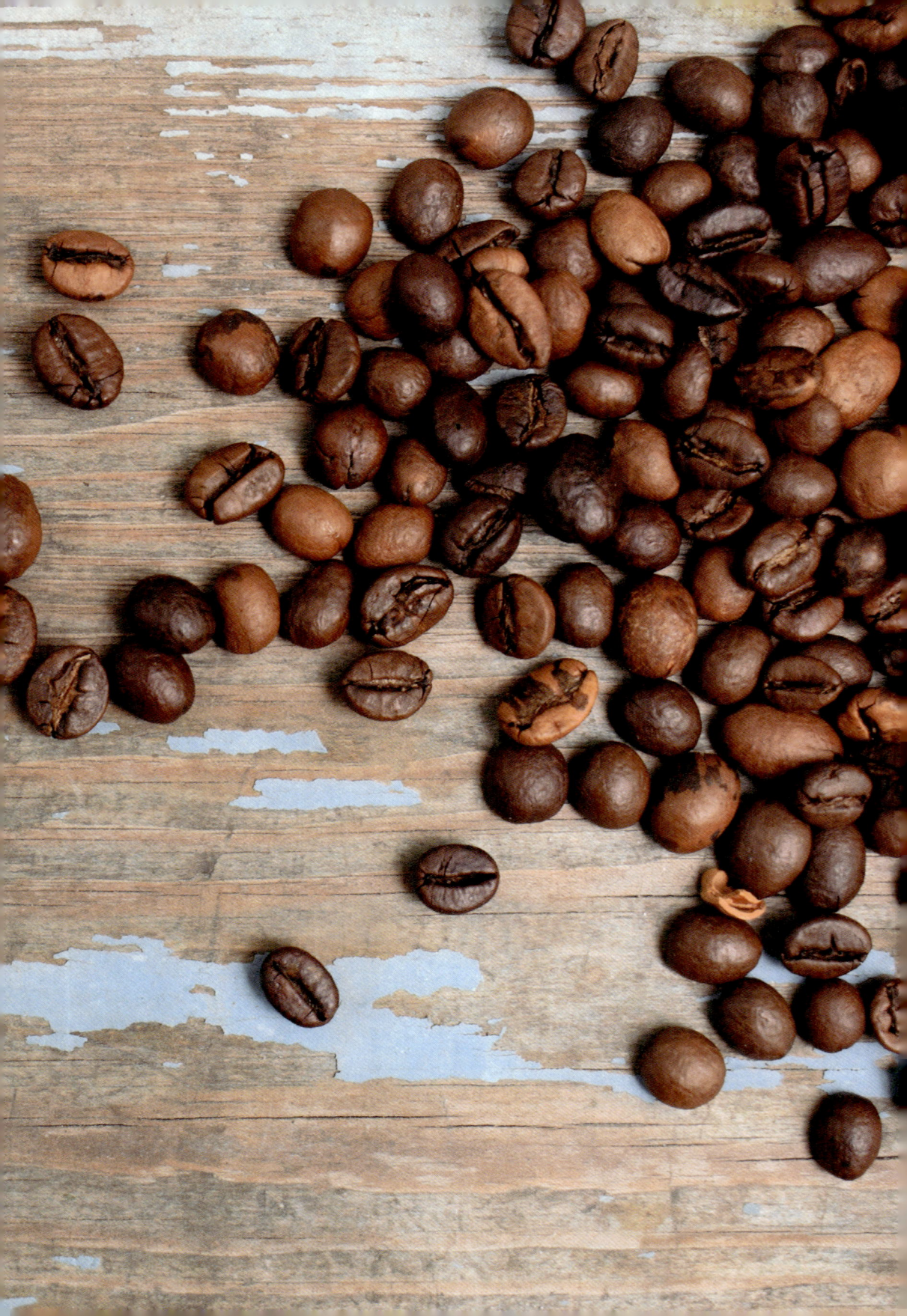

KAPITEL 10

FRAGEN UND ANTWORTEN
ZUM THEMA LEBENSMITTEL UND PRÄVENTION
UND ÜBERLEBEN VON KREBS

ALKOHOL

FRAGE: *Welche Alkoholmenge gilt als sicher?*

ANTWORT: Auch wenn wir ab und zu von den angeblichen Vorteilen eines moderaten Alkoholkonsums zur Verringerung des Risikos von Herzkrankheiten hören, kann schon ein Drink pro Tag das Brustkrebsrisiko erhöhen.[1] Ein Review zum Thema Ernährung und Krebs berichtete, dass der Konsum von Alkohol mit dem Risiko für Mund-, Rachenraum-, Speiseröhren-, Dickdarm-, Mastdarm- und Brustkrebs in Zusammenhang steht.[2]

Mögliche krebsfördernde Wirkungszusammenhänge des Alkohols umfassen unter anderem die giftige Wirkung von alkoholischen Stoffwechselprodukten, sogenannten Metaboliten, die Bildung freier Radikale und die Beeinträchtigung der schützenden Wirkung von Folsäure. Darüber hinaus wurden auch polyzyklische Kohlenwasserstoffe, die als Karzinogene bekannt sind, in alkoholischen Getränken entdeckt. Zusätzlich dazu kann der Konsum von Alkohol zu einem Nährstoffmangel führen, da er die Absorption krebsbekämpfender Nährstoffe einschränken kann.

KOFFEIN

FRAGE: *Erhöht das Trinken von Kaffee oder koffeinhaltigen Getränken das Krebsrisiko?*

ANTWORT: Wahrscheinlich nicht. Dieses Thema bleibt weiterhin von wissenschaftlichem Interesse, da Kaffee ein sehr beliebtes und häufig konsumiertes Getränk ist. Ein Arbeitskreis von 23 Wissenschaftlern aus der ganzen Welt traf sich bei der Internationalen Krebsforschungsagentur (IARC) der Weltgesundheitsorganisation und kam zu dem Schluss, dass es keine aussagekräftigen Beweise dafür gibt, dass Kaffeekonsum mit Krebs in Zusammenhang steht.[3] Nach einem Bericht des American Institute for Cancer Research, einem Teil des weltweiten Netzwerks World

Cancer Research Fund aus dem Jahr 2007 »weisen die meisten wissenschaftlichen Daten zu Kaffee darauf hin, dass das Trinken von Kaffee in keinem Zusammenhang mit einem Krebsrisiko steht.«[4] Der Arbeitskreis der IARC fand jedoch heraus, dass die Temperatur heißer Getränke wie eben Kaffee mit Krebs in Verbindung gebracht werden kann.[3] Darüber hinaus könnten Zigaretten ein weiteres Verbindungsglied zwischen Kaffeekonsum und Bauchspeicheldrüsen- und Blasenkrebs sein, da Raucher generell mehr Kaffee konsumieren als durchschnittliche nicht rauchende Kaffeetrinker.[5]

Hinsichtlich Brustkrebs gibt es keine wissenschaftlichen Beweise dafür, dass der Konsum von Kaffee zu einem erhöhten Risiko führt. Koffein kann aber möglicherweise die Symptome von fibrozystischer Mastopathie verstärken, einer häufig auftretenden gutartigen Veränderung der Brust.

Ein übermäßiger Kaffeekonsum kann allerdings die Knochengesundheit beeinträchtigen, da durch Koffein den Knochen Kalzium entzogen und über den Urin aus dem Körper hinaus transportiert wird. Koffein kann ebenso die Herzschlagfrequenz beschleunigen, was besonders bei Personen mit bestimmten Herzrhythmusstörungen problematisch ist.

KALZIUM

FRAGE: *Wieviel Kalzium wird über pflanzliche Lebensmittel aufgenommen?*
ANTWORT: Tabelle 21 zeigt Ihnen eine Übersicht über kalziumreiche pflanzliche Lebensmittel und wie viel Prozent ihres Kalziums von unserem Körper absorbiert werden. Als Vergleichsbasis: Aus Kuhmilch können wir 32 Prozent des darin enthaltenen Kalziums absorbieren. Kalziumreiche pflanzliche Lebensmittel enthalten aller Wahrscheinlichkeit nach noch weitere krebsbekämpfende Inhaltsstoffe, die in Milchprodukten nicht vorkommen.

FRAGE: *Wieviel Kalzium sollte ein Mensch pro Tag aufnehmen?*
ANTWORT: Die wissenschaftlichen Erkenntnisse deuten darauf hin, dass wir mindestens 500 bis 600 Milligramm Kalzium pro Tag aufnehmen sollten. Dass eine höhere Aufnahmemenge Vorteile mit sich bringt, ist hingegen nicht ausreichend belegt. Es ist außerdem sehr sinnvoll, sich regelmäßig aktiv körperlich zu betätigen und täglich etwa 15 Minuten Sonnenlichteinwirkung auf Gesicht und Armen zu haben, um eine ausreichende Versorgung mit Vitamin D sicherzustellen.

Ein Grund dafür, bei der Kalziumaufnahme nicht zu übertreiben, sind die Erkenntnisse epidemiologischer Studien, die eine sehr hohe Kalziumaufnahme mit einem erhöhten Prostatakrebsrisiko in Verbindung gebracht haben. Gute lebensmittelbasierte Kalziumquellen sind Bohnen, Feigen, Süßkartoffeln und insbesondere dunkelgrünes

TABELLE 21 *Absorptionsraten kalziumreicher pflanzlicher Lebensmittel*

LEBENSMITTEL	KALZIUMAUFNAHME in Prozent
Bohnen, weiße	17 %
Brokkoli	52 %
Grünkohl	58 %
Orangensaft, mit Kalzium angereichert	37 %
Rosenkohl	63 %
Rübstiele	51 %
Sareptasenf	57 %
Sojamilch, mit Kalzium angereichert	24 %
Tofu, mit Kalzium koaguliert	31 %

Quellen: Weaver C.M., Proulx WR, Heaney R. Choices for achieving adequate dietary calcium with a vegetarian diet. Am J Clin Nutr. 1999;70(suppl):543S–548S. • Weaver CM, Plawecki K.L. Dietary Calcium: adequacy of a vegetarian diet. Am J Clin Nutr. 1994;59(suppl):1238S–1241S. • Keller JL, Lanou AJ, Barnard ND. The consumer cost of calcium from food and supplements. J Am Diet Assoc. 2002;102:1669–1671.

Blattgemüse sowie Brokkoli, Blattkohl, Grünkohl, Sareptasenf und Mangold. Mit Kalzium angereicherte Soja- und Reismilch oder Säfte liefern Ihnen auch eine gute Portion Kalzium. Gleichzeitig sollten Sie darauf achten, auf Gewohnheiten und Lebensmittel zu verzichten, die Ihnen Kalzium entziehen: Rauchen, tierisches Protein und übermäßig viel Salz oder Koffein. Darüber hinaus hilft das Essen von viel Obst und Gemüse und ein eingeschränkter Salzkonsum Ihrem Körper dabei, sein Kalzium zu speichern.[6,7]

KINDHEIT UND JUGEND

FRAGE: *Liefert eine vegane Ernährung Heranwachsenden genügend Nährstoffe?*
ANTWORT: Ja. Es ist wichtig, nicht zu vergessen, dass Essgewohnheiten bereits früh in der Kindheit geprägt werden. Eine vegetarische Ernährungsweise kann Ihrem Kind und Ihrer gesamten Familie die Gelegenheit geben, eine große Auswahl nährstoffreicher Lebensmittel kennen- und lieben zu lernen. Kinder, die mit Gemüse, Obst, Vollkorngetreide und Hülsenfrüchten groß werden, sind auch später schlanker und gesünder, und leben außerdem auch länger als ihre Fleisch essenden Freunde. Es ist tatsächlicher viel einfacher, eine nährstoffreiche Lebensweise auf der Basis pflanzlicher statt auf der Basis tierischer Produkte aufzubauen, da Letztere gesättigte Fette, Cholesterin und andere schädliche Inhaltsstoffe enthalten, auf die Kinder und Jugendliche sehr gut verzichten können. Die besten Lieferanten essenzieller Nähr-

stoffe für Heranwachsende sind pflanzliche Lebensmittel, da diese sie mit ausreichend Energie, Protein und anderen gesunden Inhaltsstoffen versorgen, mit Ballaststoffen, oxydationshemmenden Vitaminen, Mineralstoffen und Phytochemikalien. Natürlich brauchen Kinder Protein, um wachsen zu können. Sie brauchen aber keine übermäßig proteinreichen tierischen Lebensmittel. Eine ausgewogene Vielfalt an Getreide, Bohnen, Gemüse und Obst enthält reichlich Protein. Der »Proteinmangel«, vor dem unsere Eltern Angst hatten und der nur in verarmten Ländern auftrat, war das Ergebnis von Hungersnöten oder extremen Diäten, die auf einer viel zu stark begrenzten Nahrungsmittelzufuhr beruhten. Ein Proteinmangel ist extrem unwahrscheinlich bei einer Ernährungsweise, die auf einer Vielfalt pflanzlicher Lebensmittel basiert.

Sehr kleine Kinder brauchen leicht höhere Fettmengen als Erwachsene. Moderat verzehrt sind Sojabohnenprodukte, Avocados und verschiedene Nussbuttersorten gesunde Fettquellen. Sojawürstchen, Toast mit Erdnussbutter und Marmelade, gewürzte Veggie-Burger und Avocadostücke in Salaten werden von Kindern gern gegessen. Trotzdem sollten Sie den Fettkonsum im Auge behalten. US-amerikanische Kinder haben oft schon Fettstreifen (»fatty streaks«) in ihren Arterien – die Vorboten von Herzkrankheiten –, noch bevor sie ihre Schulzeit beendet haben. Im Gegensatz dazu haben japanische Kinder, die traditionell mit weniger fettreichen Ernährungsweisen aufwachsen, weitaus weniger Probleme mit Diabetes, Herzkrankheiten, Fettleibigkeit und anderen chronischen Krankheiten.

Als Eltern sollten Sie sichergehen, dass Ihr Kind regelmäßig eine verlässliche Vitamin-B_{12}-Quelle einnimmt, die wichtig für gesundes Blut und eine gesunde Nervenfunktion ist. Es gibt zwar nur selten einen Vitamin-B_{12}-Mangel, doch wenn er auftritt, ist er oft schwer zu entdecken. Vitamin B_{12} ist reichlich in vielen damit angereicherten Zerealien, Reis und Sojamilch und einigen Hefeflockenmarken enthalten. Suchen Sie auf dem Etikett nach »Cyanocobalamin« oder »B_{12}.« Alle Kinder sollten täglich ein Multivitaminpräparat einnehmen – auch dieses liefert adäquate Mengen an B_{12}. Alternativ können sie täglich ein B_{12}-Präparat mit 5 Mikrogramm oder mehr einnehmen. Spirulina und Meeresalgen sind keine verlässlichen Vitamin-B_{12}-Quellen.

Der menschliche Körper benötigt außerdem auch Vitamin D, das normalerweise gebildet wird, wenn Sonne auf die Haut einstrahlt. Wenn Ihre Hände und Ihr Gesicht jeden Tag 15 bis 20 Minuten Sonnenlicht abbekommen, ist dies normalerweise genug für Ihre Körperzellen, um eine ausreichende Menge des benötigten Vitamin D zu bilden. Kinder, die in nördlicheren Regionen mit jahreszeitlich bedingt weniger Sonnenschein aufwachsen, sollten Vitamin D über Multivitaminpräparate oder damit angereicherte Pflanzenmilch zu sich nehmen.

Kalzium ist ebenso ein wichtiger Nährstoff. Gute Kalziumquellen sind Bohnen und grünes Blattgemüse wie Pak Choi, Brokkoli, Blattkohl, Grünkohl und Sareptasenf und ebenso getrocknete Feigen und Süßkartoffeln. Mit Kalzium angereicherte Soja-, Reis- oder Hafermilch und Säfte liefern Ihnen ebenfalls eine ordentliche Menge davon. Darüber hinaus hilft das Essen von viel Obst und Gemüse, der Verzicht auf tierische Produkte und ein eingeschränkter Salzkonsum dem Körper dabei, Kalzium zu speichern.

Kinder und Heranwachsende brauchen ebenso Eisen, das in einer Vielzahl von Hülsenfrüchten und dunkelgrünem Blattgemüse enthalten ist. Das Vitamin C in Obst und Gemüse verstärkt die Eisenabsorption. Essen Sie also eisenreiche Lebensmittel am besten in Kombination mit Vitamin-C-reichen Früchten. Ein Beispiel wäre z. B. ein eisenreicher Bohnen-Burrito, den Sie zusammen mit einer Vitamin-C-reichen Tomatensalsa essen. Wenigen Menschen ist bewusst, dass Kuhmilch tatsächlich nur sehr wenig Eisen enthält. Zusätzlich beeinträchtigt sie die Eisenabsorption und kann im Verdauungstrakt zu einem leichten chronischen Blutverlust führen, der den Eisenwert noch weiter verringert und zu einem Anämie-Risiko führen kann.

FRAGE: *Wie wichtig ist die Ernährung bei jungen Mädchen, in deren Familien Brustkrebsfälle aufgetreten sind?*

ANTWORT: Die Lebensmittel, die Mädchen während ihrer Kindergarten- und Schulzeit essen, scheinen eine große Auswirkung auf das Brustkrebsrisiko in ihrem späteren Leben zu haben. Wissenschaftler der Harvard University fanden heraus, dass Mädchen, die mehr Protein über tierische und weniger Protein über pflanzliche Lebensmittel aufnehmen, ihre erste Regelblutung früher bekommen.[8] Das frühere Einsetzen der ersten Regelblutung wird mit einem höheren Brustkrebsrisiko im späteren Leben in Verbindung gebracht.[9] Darüber hinaus scheint die Ernährung während der Pubertät, wenn sich das Brustgewebe entwickelt, ebenfalls einen großen Einfluss auf das Brustkrebsrisiko im Erwachsenenalter zu haben. Eine von Anfang an auf Pflanzen basierende Ernährung hilft nicht nur dabei, lebenslange gesunde Essgewohnheiten zu etablieren, sondern scheint das spätere Brustkrebsrisiko verringern zu können.

ESSEN KOCHEN

FRAGE: *Zerstört das Kochen die krebsbekämpfenden Inhaltsstoffe im Gemüse?*

ANTWORT: Zum größten Teil nicht. Bei einer medizinischen Studie aus dem Jahr 2004, die den Effekt von rohem und gekochtem Gemüses auf das Krebsrisiko untersuchte, wurde herausgefunden, dass beides mit einem verringerten Krebsrisiko in Zusammenhang steht.[10] Wasserlösliche Nährstoffe wie Vitamin C und B-Vitamine werden tatsächlich beim Kochen oder Dünsten herausgelöst. Wenn Sie aber die Kochflüssigkeit in Suppen oder zum Garen von Getreide weiterverwenden, retten Sie alle Nährstoffe, die aus dem Gemüse herausgelöst wurden.

Demgegenüber gibt es andere Antioxidantien, die erst durch das Kochen freigesetzt oder aktiviert werden, wie z. B. das Lycopen in Tomaten und das Beta-Carotin in

Karotten und Süßkartoffeln. Wissenschaftler haben herausgefunden, dass sich die antioxidative Kraft von Karotten vervielfachen lässt, wenn Sie sie vor dem Essen kochen und pürieren. Dadurch setzen die Zellen der Karotten krebsbekämpfende Inhaltsstoffe frei. Um von sämtlichen Vorteilen der krebsbekämpfenden Eigenschaften von Karotten zu profitieren, sollten Sie sie zwar waschen, aber nicht schälen, da die Karottenschale voller gesunder Inhaltsstoffe steckt.[10]

FRAGE: *Welches Kochgeschirr ist am sichersten?*
ANTWORT: Es gibt verschiedene Arten von Kochgeschirr, die alle ihre Vor- und Nachteile haben. Es ist auf jeden Fall wichtig, dass Sie Kochgeschirr ersetzen, wenn es beschädigt oder durch den Gebrauch abgenutzt ist. Sollten Sie an Ihrem Geschirr Dellen oder abgesplitterte oder abgebrochene Stellen entdecken, schicken Sie es in den Ruhestand.

- EDELSTAHL. Edelstahl ist eigentlich eine Mischung verschiedener Metallarten und enthält Nickel, Chrom und Molybdän, die alle ins Essen übergehen können, wenn Ihr Kochgeschirr beschädigt ist. Wenn Sie aber vorsichtig mit Ihren Töpfen und Pfannen umgehen, ist diese Art von Kochgeschirr wahrscheinlich eine der unbedenklichsten.

- GUSSEISERNES KOCHGESCHIRR. Gusseisernes Kochgeschirr kann Ihnen dabei helfen, genug Eisen aufzunehmen, da dieses in sehr kleinen Mengen ins Essen übergeht. In großen Mengen aber wirkt es pro-oxidativ, d. h. es verursacht im Körper Stress und einen Oxidationsprozess, der zu Krankheiten führen kann. Die meisten gusseisernen Pfannen müssen nach der Verwendung mit Öl eingerieben werden.

- TEFLON. Lassen Sie Kochgeschirr aus Teflon auf keinen Fall ohne Flüssigkeit darin auf der angestellten Gasflamme, der Heizplatte oder im heißen Ofen stehen, da dadurch ein chemischer Giftstoff namens Perfluoroctansäure (PFOA) entsteht. Studien haben gezeigt, dass dies schon dann passiert, wenn Teflon auf eine Temperatur von 240 °C erhitzt wird.[11]

- ALUMINIUM. Der Kontakt mit Aluminium sollte soweit wie möglich vermieden werden, da Aluminium unter Verdacht steht, mit Alzheimer zusammenzuhängen, und darüber hinaus im Körper eine östrogenartige Wirkung entwickeln kann. Eloxiertes Aluminium ist eine sicherere Alternative.[12,13]

KOSTEN

FRAGE: *Ist gesundes Essen nicht teurer?*

ANTWORT: Überraschenderweise ist eine Ernährung mit gesunden Lebensmitteln anstelle fettreicher und stark verarbeiteter Lebensmittel eine günstigere Art zu essen. Unten sehen Sie einen Preisvergleich zwischen einer Hühnchenfleisch-Käse- und einer vegetarischen Tortilla. Wie Sie bemerken werden, kostet die gesündere vegetarische Variante nur 38 Prozent der Fleischvariante (d. h. 62 Prozent weniger).

HÜHNCHEN-KÄSE-TORTILLA (3 PORTIONEN)

6 Vollkorn-Tortillas:	€ 1,90
200 g Cheddarkäse:	€ 3,49
320 g Bio-Hühnerbrustfilet:	€ 9,57
1 Glas Taco Sauce:	€ 2,19

Gesamtbetrag für diese Mahlzeit: € 17,15 (€ 5,72 pro Portion)

VEGETARISCHE TORTILLA (3 PORTIONEN)

6 Vollkorn-Tortillas:	€ 1,90
500 g Naturreis:	€ 1,49
1 Dose Kidneybohnen (für Bohnenmus):	€ 0,39
1 Glas Taco Sauce:	€ 2,19
½ Kopf zerpflückter Kopfsalat:	€ 0,50

Gesamtbetrag für diese Mahlzeit: € 6,47 (€ 2,16 pro Portion)

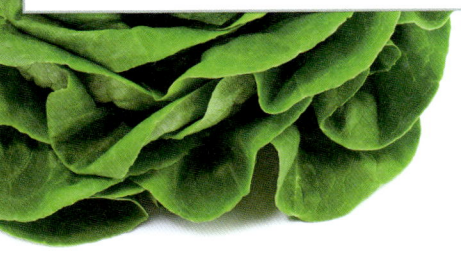

NAHRUNGSFETTE

FRAGE: *Ist es eine gute Idee, beim Kochen auf Öle zu verzichten? Und wie sieht es mit Nüssen aus?*

ANTWORT: Durch den Verzicht auf zusätzliches Öl und einen eingeschränkten Verzehr von Nüssen können Sie den Fettgehalt Ihrer Ernährung stark verringern. Auch wenn Pflanzenöle und Nüsse im Vergleich zu tierischen Fetten generell weniger gesättigte Fettsäuren enthalten (mit Ausnahme von Kokos- und Palmöl), ist in puncto Kalorien und vermutlich auch Hormonproduktion der Gesamtfettgehalt entscheidend – egal, ob es sich um »gute« oder »böse« Fette handelt. Es gibt viele verschiedene Möglichkeiten, Essen ohne Öl zuzubereiten. Sie können z. B. Wasser oder Gemüsebrühe für Pfannengerichte und in Backwaren und Desserts statt Öl oder Butter Apfelmus, Banane oder Sojajoghurt verwenden.[14,15]

FRAGE: *Stecken in Fisch nicht essenzielle Öle, die wir brauchen? Können pflanzliche Quellen uns diese Öle liefern?*

ANTWORT: Es gibt zwei essenzielle Fettsäuren, die nicht von unserem Körper gebildet werden können und daher über die Nahrung aufgenommen werden müssen: *Linol-* und *Linolensäure.* Diese tauchen aber nie als Zutat auf Etiketten auf, und Sie müssen sie sich auch nicht merken. Wichtig ist, dass diese Basisfette dazu benötigt werden, spezielle Fettsäuren wie Omega-3 und Omega-6 zu bilden.

Omega-3- und Omega-6-Fettsäuren sind für das normale Funktionieren sämtlicher Gewebearten in unserem Körper wichtig. Ein Mangel an diesen Fettsäuren ist für eine ganze Reihe an Symptomen verantwortlich, zum Beispiel für Anomalitäten in der Leber und den Nieren, Veränderungen im Blutbild, vermindertes Wachstum, eine eingeschränkte Immunfunktion und Hautprobleme wie Trockenheit oder Schuppenbildung. Eine adäquate Aufnahme dieser essenziellen Fettsäuren kann unseren Körper vor diesen Gesundheitsproblemen schützen und darüber hinaus auch das Risiko von Herzkrankheiten, Schlaganfällen und die Symptome von Colitis ulcerosa, Menstruationsbeschwerden und Gelenkschmerzen verringern.

Alpha-Linolensäure, die wichtigste der Omega-3-Fettsäuren, kommt in vielen Gemüse-, Bohnen- und Obstsorten vor. Konzentriertere Quellen dieser speziellen Fettsäure sind Leinsamen, Sojabohnenprodukte, Walnüsse und Weizenkeime. Ein bisschen Leinsamenöl auf dem Salat oder gemahlene Leinsamen als Topping auf Ihrem Frühstücksmüsli sind eine einfache Möglichkeit, mehr Omega-3-Fettsäuren über Ihr Essen aufzunehmen. Mais-, Distel-, Sonnenblumen- und Baumwollsamenöl enthalten in der Regel nur wenig Omega-3- und Omega-6-Fettsäuren.

Gamma-Linolensäure, eine gesunde Omega-6-Fettsäure, kommt in selteneren Ölen vor, wie Johannisbeersamen-, Borretsch-, Nachtkerzen- und Hanfsamenöl.

Einige Menschen essen Fisch und verwenden Fischöl, um genug Omega-3-Fett-säuren aufzunehmen. Aus Pflanzen gewonnene Omega-3-Fettsäuren enthalten jedoch nicht so viele potenzielle Giftstoffe wie Fisch und provozieren auch nicht den Fischgeruch, den Menschen, die Fischöl konsumieren, mitunter ausströmen. Darüber hinaus haben sie auch weniger gesättigte Fette. Zwischen 15 und 30 Prozent von Fischöl sind gesättigte Fette. Das ist im Vergleich zu Pflanzenöl ungefähr doppelt so viel. Fische bilden ihre Omega-3-Fettsäuren aus Linolensäure, die in Plankton vorkommt, und zwar auf genau dieselbe Weise, wie Säugetiere, Menschen eingeschlossen, ihre Omega-3-Fettsäuren aus Landpflanzen bilden.[16, 17]

EIER

FRAGE: *Gibt es wissenschaftliche Belege dafür, dass der Konsum von Eiern mit Krebs in Verbindung steht?*

ANTWORT: Zwar wurde der Verzehr von Eiern nicht so intensiv untersucht wie der Konsum von Fleisch und Milchprodukten, dennoch verweisen die in ausreichendem Maße vorliegenden wissenschaftlichen Erkenntnisse darauf, dass ein Verzicht auf Eiweiß und Eigelb sinnvoll ist. Etwa 70 Prozent der Gesamtkalorien von Eiern stammen von Fett, das wiederum zum großen Teil gesättigtes Fett ist. Eier sind randvoll mit Cholesterin: Ein durchschnittlich großes Ei enthält etwa 213 Milligramm davon. Eier haben keine Ballaststoffe und ebenfalls keinerlei krebsbekämpfende Antioxidantien.

Die überzeugendste wissenschaftliche Erkenntnis weist darauf hin, dass der Konsum von Eiern zu einem erhöhten Darm- und Blasenkrebsrisiko führt. Eine Dosis-Wirkung-Metaanalyse von 18 wissenschaftlichen Studien ergab einen Zusammenhang zwischen dem Verzehr von fünf oder mehr Eiern pro Woche mit Prostata-, Brust- und Eierstockkrebs.[18] Eine weitere Studie schaute sich 3.539 Pati-enten mit elf verschiedenen Krebsarten in Uruguay genauer an und fand heraus, dass diejenigen, die die meisten Eier verzehrten, im Vergleich zu denjenigen, die den geringsten Eierkonsum hatten, ein deutlich höheres Risiko für Mundhöhlen-, Rachen-, Magen-, End- und Mastdarm-, Lungen-, Brust-, Prostata-, Blasenkrebs und alle Krebsarten zusammen hatten.[19] Ein moderater Eierkonsum verdreifachte ebenfalls das Risiko für die Entwicklung von Blasenkrebs, wie eine Studie an 130 erst kürzlich mit Blasenkrebs diagnostizierten Patienten feststellte, die in der Fachzeitschrift *International Urology and Nephrology* veröffentlicht wurde.[20] Eier werden vor allem wegen ihrer bindenden und treibenden Eigenschaften in Backwaren verwendet. Einfallsreiche Köche haben allerdings sehr gute Ersatz-möglichkeiten gefunden. Konkrete Tipps zum Ersatz von Eiern in Rezepten finden Sie in Tabelle 20 (Seite 91).

LEBENSMITTELSICHERHEIT

FRAGE: *Wie garantieren wir, dass das Essen, das wir kochen, auch für eine Person verträglich ist, die sich gerade einer Chemotherapie unterzieht?*

ANTWORT: Sauberes und sicheres Essen ist für jeden wichtig, insbesondere aber für Menschen, deren Immunsystem beeinträchtigt ist. Ältere Menschen und Personen, die wegen Krebs behandelt werden, sind besonders anfällig gegenüber Bakterien, Viren oder anderen fremden Substanzen, die im Essen auftauchen können. Um zu gewährleisten, dass Ihre Mahlzeiten sicher und sauber sind, befolgen Sie diese einfachen Strategien:

- Waschen Sie vor der Zubereitung der Speisen und vor dem Essen Ihre Hände mit Seife und warmem Wasser.
- Verzichten Sie auf die Zubereitung von jeder Art von Fleisch, Eiern und Milchprodukten, da diese Lebensmittel häufig mit Bakterien verseucht sind. Das gilt insbesondere für Geflügel und Geflügelprodukte. In Rohmilch und selbst gemachtem Speiseeis oder Mayonnaise sowie in Kuchen- und Keksteig mit Eiern können schnell ansteckende Bakterien auftauchen.
- Halten Sie gekühlte Speisen kalt (unter 5 °C) und heiße Speisen sehr warm (über 74 °C).
- Waschen Sie Obst und Gemüse vor dem Verzehr gründlich unter fließendem Wasser ab.
- Waschen Sie den Deckel von Konserven ab, bevor Sie sie öffnen.
- Wenn Sie Gerichte während des Kochens abschmecken, verwenden Sie einen separaten Löffel dafür, und nicht den, den Sie zum Umrühren oder Servieren benutzen.
- Kosten Sie keine Lebensmittel oder Speisen, die seltsam aussehen oder riechen.

ALLGEMEINE ERNÄHRUNG

FRAGE: *Wenn eine vollständig pflanzenbasierte Ernährung in meinem Fall nicht möglich ist, ist es dann in Ordnung, wenn ich auf rotes Fleisch und Käse verzichte und mich fettarm ernähre, aber auch Eiklar, Hühnchen, Fisch und fettarme Milch sowie reichlich Obst und Gemüse esse?*

ANTWORT: Das Weglassen von rotem Fleisch und Käse ist ein guter Anfang. Sie sollten dennoch einige Schritte weitergehen und Ihre Ernährung auf Vollkorngetreide, Hülsenfrüchte, Obst und Gemüse basieren lassen. Dadurch enthält Ihr Essen deutlich mehr krebsbekämpfende Vitamine, Mineralstoffe, Ballaststoffe und Phytochemikalien. Hühnchen und Fisch enthalten Fett, und zwar auch erhebliche Mengen an gesättigtem Fett, sowie Cholesterin und andere schädliche Inhaltsstoffe. Aus diesem Grund verzichten die meisten gesundheitsfördernden Ernährungsweisen und Diäten darauf.

Fettarme Milch und Eiklar enthalten tierisches Protein und Cholesterin, aber keine Ballaststoffe, kein Vitamin C und keine gesunden komplexen Kohlenhydrate.

Eine einfache Art, auf eine pflanzenbasierte Ernährung umzusteigen, ist eine Probephase von drei Wochen, in der Sie sich zu 100 Prozent daran halten. Im Verlauf dieser drei Wochen werden Sie sich an neue Geschmacksnoten gewöhnen. Beobachten Sie, wie Sie sich nach diesen 21 Tagen fühlen. Sie werden merken, dass es Ihnen erheblich besser geht (und Sie vielleicht sogar etwas leichter sind) und fettreiche Lebensmittel überhaupt nicht vermissen.

SÄFTE UND ENTSAFTEN

FRAGE: *Wie gesund sind Obst- und Gemüsesäfte im Vergleich zu ganzen, vollwertigen Früchten?*

ANTWORT: Eine wichtige Faustregel ist, mindestens drei Portionen Obst und vier Portionen Gemüse am Tag zu essen. Da Saft nicht so viele Ballaststoffe enthält wie intakte Früchte, ist es immer besser, Obst und Gemüse ganz zu essen, wann immer es möglich ist. Es hat sich gezeigt, dass ballaststoffreichere Ernährungsweisen nicht nur vorteilhaft sind, wenn es um den Schutz vor einer Reihe von Krebsarten und chronischen Krankheiten geht, sondern auch dabei helfen, Sie satt zu machen, und Sie dadurch beim Essen nicht über die Stränge schlagen. Das Halten eines gesunden Gewichts hilft ebenfalls dabei, das Krebsrisiko zu verringern.

Für die Menschen, die nicht gern viel Obst und Gemüse essen, kann das Entsaften allerdings eine Möglichkeit sein, diese nährstoffreichen Lebensmittel in ihren Speiseplan zu integrieren. Eine Menge von 125 Milliliter Saft kann als Äquivalent einer Portion Obst oder Gemüse angesehen werden. Saft, der in Hochleistungsmixern hergestellt wird und deshalb die Ballaststoffe aus den jeweiligen Früchten beibehält, ist am besten. Alternativ können Sie den beim Entsaften zurückbleibenden Trester Salaten, Suppen oder Pastasoßen beifügen.

LUNGENKREBS

FRAGE: *Gibt es Ernährungsfaktoren, die dabei helfen, das Risiko von Lungenkrebs zu reduzieren?*

ANTWORT: Natürlich ist es in erster Linie wichtig, auf das Rauchen von Tabak zu verzichten. Die Ernährung spielt aber wahrscheinlich auch eine Rolle. Eine systematische Übersichtsarbeit wies darauf hin, dass Isothiocyanate und andere natürliche Chemikalien in Brokkoli, Rosenkohl, Blattkohl und anderem Kreuzblütlergemüse das Lungenkrebsrisiko wahrscheinlich reduzieren können.[21] Von 18.000 untersuchten

Männern hatten diejenigen, bei denen Isothiocyanate im Blut vorgefunden wurden, im Vergleich zu jenen, bei jenen keine entdeckt wurden, ein um 36 Prozent geringeres Risiko, Lungenkrebs zu entwickeln.

Lebensmittel als Quellen dieser krebsbekämpfenden Substanzen sind eindeutig besser als Präparate, unter anderem deshalb, weil es das Krebsrisiko erhöhen kann, wenn es in höheren Dosen eingenommen wird als es natürlicherweise in Pflanzen vorkommt. Das Fazit lautet daher eindeutig: Obst und Gemüse sollten einen sehr großen Teil Ihrer Ernährung ausmachen.

MAKROBIOTISCHE ERNÄHRUNG

FRAGE: *Ist eine makrobiotische Ernährungsweise hilfreich bei der Prävention und dem Überleben von Krebs?*

ANTWORT: Das Wort »makrobiotisch« bedeutet »langes Leben« und bezieht sich auf eine gesunde Lebens- und Ernährungsweise und weitere Empfehlungen zu Essgewohnheiten, die gut für die allgemeine Gesundheit und daher auch ein wirksames Mittel für die Prävention und das Überleben von Krebs sind. Makrobiotische Ernährungsrichtlinien orientieren sich größtenteils an den Grundlagen der traditionellen chinesischen Medizin und legen besonders viel Wert auf Ausgewogenheit. Sie konzentrieren sich insbesondere auf Getreide, Gemüse, Bohnen und Bohnenprodukte. Diese Ernährungsweise verzichtet in der Regel auf tierische Produkte. Es gibt aber einige Makrobiotiker, die manchmal Fisch essen. Die Menschen, die sich makrobiotisch ernähren, auf Fisch verzichten und Lebensmittel mit mehr Protein in ihren Speiseplan integrieren möchten, können Bohnen- oder Tofugerichte essen.

Zahlreiche epidemiologische Studien haben gezeigt, dass eine fettarme, pflanzenbasierte Ernährung eine wirksame Strategie zum Schutz vor sowie zum Überleben von Krebs ist. Es gibt viele bemerkenswerte Fallberichte, bei denen sich düstere Krebsprognosen durch eine makrobiotische Ernährung außerordentlich verbesserten.[22]

BIO-LEBENSMITTEL

FRAGE: *Wie wichtig ist es, Bio-Lebensmittel zu kaufen?*

ANTWORT: Bio-Produkte sind eine gute Idee. Sie vermeiden dadurch giftige Chemikalien und verbessern den Nährwert Ihres Essens. Tabelle 18 (Seite 86) listet die 24 Obst- und Gemüsesorten mit der höchsten und niedrigsten Pestizidbelastung auf. Biologisch erzeugte pflanzliche Lebensmittel sind nicht nur geschmacksintensiver als konventionelle Produkte, sondern enthalten auch mehr Nährstoffe und krebsbekämpfende Antioxidantien sowie weitere Phytochemikalien.

Bestimmt können Sie in auch in Ihrem Stammsupermarkt biologische Lebensmittel finden. Sie können sich aber auch auf Ihrem örtlichen Bauernmarkt danach umsehen oder sich einem solidarischen Landwirtschaftsprojekt bzw. einem Gemeinschaftshof anschließen, um regelmäßig saisonales und biologisches Obst und Gemüse zu bekommen. Nicht alle biologisch erzeugenden Bauernhöfe sind als solche zertifiziert, weil dies besonders für kleinere Bauernhöfe zu kompliziert oder kostenintensiv sein kann. Wenn Sie sich aber auf dem Bauernmarkt mit regional erzeugtem Obst und Gemüse eindecken, können Sie die Bauern direkt fragen, wie diese ihre Pflanzen anbauen, um sicherzustellen, dass Sie nur gesundheitlich sichere Produkte kaufen.

»Bio-Fleisch« hingegen ist eine andere Geschichte. Auch wenn Sie nach biologischen Richtlinien erzeugtes Fleisch kaufen, heißt das nicht, dass Sie den Gesundheitsrisiken entgehen, die der Verzehr tierischer Produkte birgt. So werden z. B. während des Bratens oder Grillens von Hühnchen, Rind- und Schweinefleisch und Fisch heterozyklische Amine (HCA), eine Familie mutagener Substanzen, freigesetzt. Fleisch, das bei normalen Grilltemperaturen zubereitet wird, enthält häufig erhebliche Mengen dieser Karzinogene. Je länger und heißer das Fleisch gebraten oder gegrillt wird, umso mehr dieser krebserregenden Substanzen entstehen. Es gibt zudem auch deutliche wissenschaftliche Beweise dafür, dass der Konsum von Milchprodukten, egal ob konventionell oder bio, den IGF-1-Wert im Blut erhöhen kann. IGF-1 ist ein Hormon im menschlichen Körper, das mit einem erhöhten Krebsrisiko in Zusammenhang gebracht wurde. Ganz unabhängig davon, ob sie biologisch erzeugt wurden oder nicht, enthalten sowohl Fleisch wie auch Milchprodukte zudem eine beträchtliche Menge gesättigter Fette und Cholesterin.

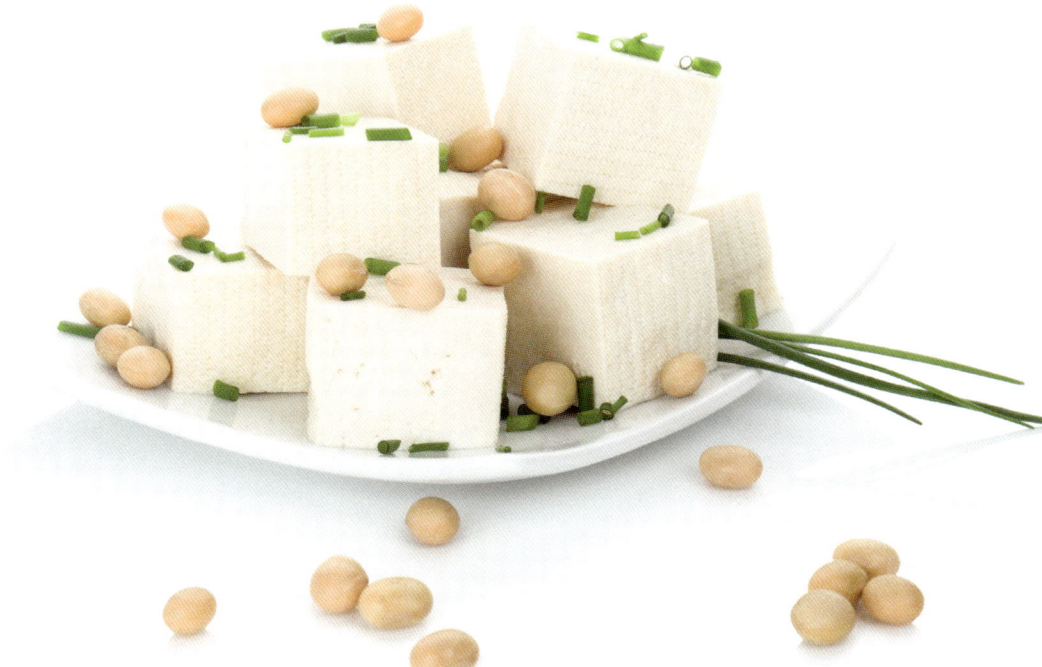

Eine pflanzenbasierte Ernährungsweise, die nur wenig Schadstoffe und Pestizid-rückstände enthält, ermöglicht es Ihnen, einige der wichtigsten Faktoren zu kontrollieren, die mit dem Risiko von Krebs und anderen degenerativen Erkrankungen in Zusammenhang stehen.[23, 24]

PROTEIN

FRAGE: *Wie nehme ich bei einer veganen Ernährungsweise genug Protein auf?*
ANTWORT: Das ist ganz einfach. Sie müssen nur Folgendes wissen: Protein ist wichtig für den Aufbau, die Erhaltung und die Reparatur von unserem Körpergewebe. Aminosäuren, die Bausteine von Protein, werden entweder von unserem Körper gebildet oder über unser Essen aufgenommen. Es gibt neun essenzielle Aminosäuren, die nicht von unserem Körper gebildet werden können, und die wir deshalb über unser Essen aufnehmen müssen. Eine Vielzahl von Getreide-, Hülsenfrucht- und Gemüsearten liefert uns problemlos alle essenziellen Aminosäuren, die unser Körper braucht. Früher herrschte die Überzeugung, dass verschiedene pflanzliche Lebensmittel in speziellen Kombinationen gegessen werden müssten, um von ihrem vollen Nährwert zu profitieren. Heute wissen wir, dass eine geplante Kombination von Lebensmitteln bei jeder Mahlzeit nicht notwendig ist. Wenn die Ernährung allgemein eine Vielzahl verschiedener Getreide-, Hülsenfrucht- und Gemüsearten enthält, wird unser Proteinbedarf problemlos gedeckt.

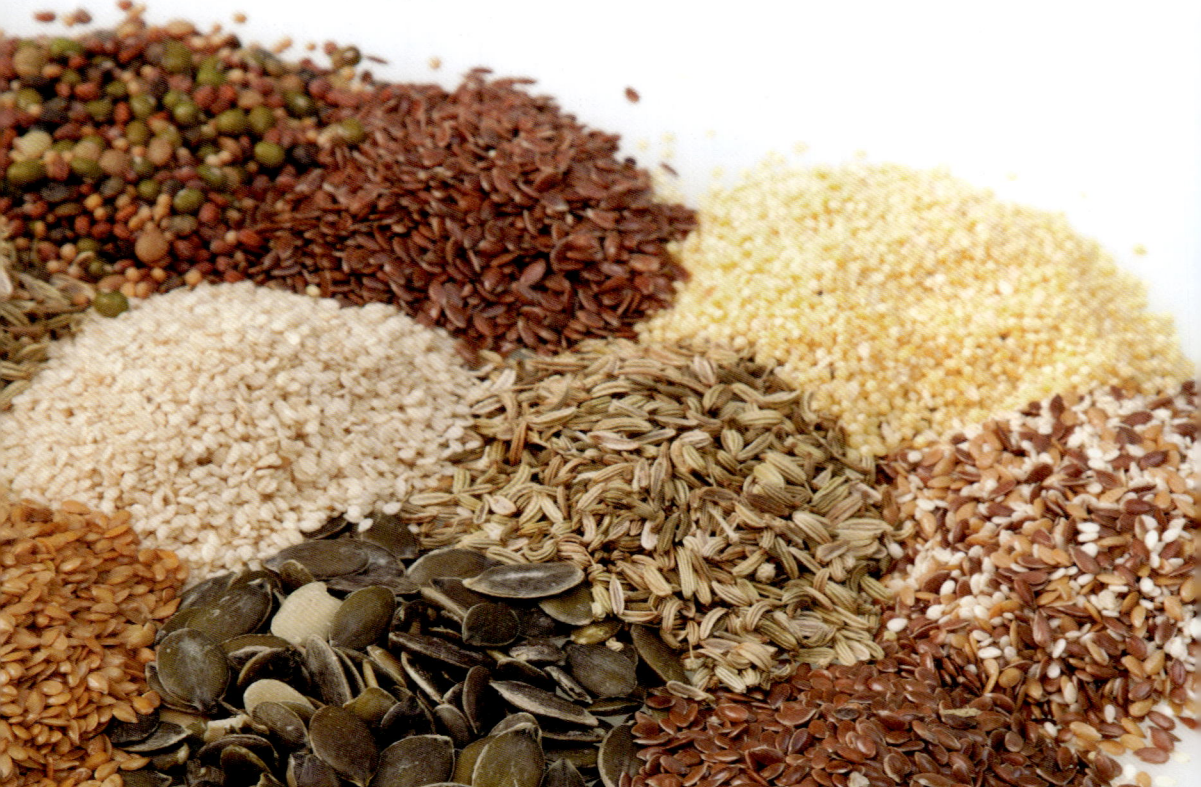

Durchschnittlich konsumieren Nordamerikaner etwa ungefähr die doppelte Menge des Proteins, das sie wirklich brauchen. Da die Ernährung der meisten Nordamerikaner stark auf tierischen Produkten basiert, nehmen sie zusammen mit ihrem Protein auch eine beträchtliche Menge an gesättigtem Fett und Cholesterin auf. Die empfohlene tägliche Menge an Protein für einen durchschnittlichen, wenig aktiven Erwachsenen beträgt 0,8 Gramm pro Kilogramm des jeweiligen Körpergewichts.

Um die von Ihnen benötigte tägliche Proteinmenge zu berechnen, multiplizieren Sie Ihr Körpergewicht in Kilogramm einfach mit 0,8. Der so berechnete Wert hat noch einen großen Sicherheitspuffer, denn der eigentliche körperliche Bedarf ist bei den meisten Menschen geringer. Der Proteinbedarf ist bei schwangeren oder stillenden Frauen im Vergleich zu anderen Frauen leicht erhöht. Auch sehr aktive Menschen brauchen mehr Protein. Da diese Gruppen mehr zusätzliche Kalorien benötigen, lässt sich der erhöhte Proteinbedarf leicht durch größere Nahrungsmengen decken. Eine Extraportion Hülsenfrüchte, Tofu, Fleischersatz oder anderer pflanzlicher Quellen von konzentriertem Protein können leicht den Bedarf decken, der über der Menge liegt, die für wenig aktive Erwachsene empfohlen wird.

ROHKOSTERNÄHRUNG

FRAGE: *Wie sieht es mit einer roh-veganen Ernährung aus? Ist dies vielleicht eine noch gesündere Option als eine vegane Ernährung mit gekochten Lebensmitteln?*
ANTWORT: Bisher haben nur wenige Studien die gesundheitlichen Vorteile einer Rohkosternährung untersucht. Jedoch liefert eine Ernährungsweise, die auf rohem oder gekochtem Gemüse, Obst und anderen pflanzenbasierten Lebensmitteln basiert, dem Körper eine große Menge an Antioxidantien und anderer krebsbekämpfender Nährstoffe. Es gibt nicht von der Hand zu weisende Vorteile, Obst und Gemüse roh zu verzehren, da durch das Kochen einige Nährstoffe verloren gehen können, z. B. wirkungsstarke Antioxidantien, die uns vor dem Entstehen von Krebs schützen.

SALZ

FRAGE: *Erhöht Salz das Krebsrisiko? Welcher Unterschied besteht zwischen Speisesalz, Meersalz und koscherem Salz?*
ANTWORT: In Asien durchgeführte Studien weisen in der Tat darauf hin, dass der Verzehr von Speisen, die durch Salzen und Einlegen konserviert werden, mit einem

erhöhten Risiko für Magenkrebs in Zusammenhang steht.[25] Wenn der Salzkonsum eine Menge von 2 Gramm pro Tag übersteigt, erhöht sich auch das Risiko für Bluthochdruck, und ebenso der Kalziumverlust über die Nieren. Eine moderate Menge Salz beim Kochen oder zum Würzen von Speisen scheint das Risiko für gesundheitliche Probleme jedoch nicht zu erhöhen.

Speisesalz, Meersalz und koscheres Salz haben alle denselben Natriumgehalt, unterscheiden sich aber in Geschmack und Konsistenz. Meersalz wird aus verdampftem Meerwasser hergestellt, während Speise- und koscheres Salz aus Steinsalz aus Landlagerstätten gewonnen wird. Meersalz gibt es entweder fein oder grob. Durch die zusätzlich darin enthaltenen Mineralien unterscheidet es sich im Geschmack oft ein wenig von Speise- oder koscherem Salz. Speisesalz hat eine feine Konsistenz und ist oft zusätzlich mit Jod angereichert, das für eine ungestörte Schilddrüsenfunktion wichtig ist. Andere Zusätze in Speisesalz können z. B. Natriumhexacyanidoferrat(II), Trikalziumphosphat, Kalziumkarbonat, Magnesiumkarbonat, Fettsäuresalze, Säuresalze, Magnesiumoxid, Silikondioxid, Kalziumsilikat, Natrium silikat und Aluminium-Kalziumsilikat sein. Koscheres Salz ist grobkörnig und enthält normalerweise keine Zusätze.

SOJA

FRAGE: *Hängt Soja mit Brustkrebs zusammen?*
ANTWORT: Sojaprodukte scheinen vor der Entwicklung von Brustkrebs zu schützen und können vermutlich sogar das Wiederauftreten von Brustkrebs verhindern. Mehr zu diesem Thema erfahren Sie auf Seite 68.

ZUCKER

FRAGE: *Wie wichtig ist es, auf Zucker zu verzichten? Ich habe gehört, dass Krebszellen Zucker lieben.*
ANTWORT: Einfache Zucker (Sirup, Honig, weißer Zucker, brauner Zucker, süße Erfrischungsgetränke) liefern, was die Krebsprävention und das Überleben von Krebs anbelangt, nur Kalorien, aber keinen Nährwertnutzen. Es passiert leicht, dass wir es mit dem Konsum einfacher Zucker übertreiben, da sie nicht sättigen. Sie können zu einer Gewichtszunahme führen, was wiederum das Risiko für bestimmte Krebsarten erhöht. Darüber hinaus deuten einige wissenschaftliche Erkenntnisse darauf hin, dass die erhöhten Insulinwerte, die dem Verzehr einfacher Zucker geschuldet sind, das Krebsrisiko erhöhen und möglicherweise die Überlebenschancen beeinträchtigen können. Aus diesen Gründen ist es wichtig, dass Sie den Konsum einfa-

cher Zucker einschränken und stattdessen zu vollwertigeren süßen Lebensmitteln greifen, wie beispielsweise Obst, das krebsbekämpfende Nähr- und Ballaststoffe enthält.[26, 27]

PRÄPARATE

FRAGE: *Empfehlen Sie die Einnahme der gerade beliebten »Green Food«- bzw. Grüne-Lebensmittel-Präparate, die zurzeit auf dem Markt beliebt sind? Helfen diese dabei, die Krebsentstehung zu verhindern?*

ANTWORT: Auf Gemüse basierende Ergänzungsmittel und Präparate erfreuen sich immer größerer Beliebtheit und sollen angeblich eine ganze Reihe gesundheitlicher Vorteile haben. Egal, ob sie nun einen gesundheitlichen Nutzen haben oder nicht, sollten Sie nicht vergessen, dass ein einziges Präparat mit isolierten Wirkstoffen nicht die Vielzahl gesunder Substanzen, auch nicht die krebsbekämpfenden, reproduzieren kann, die in einer abwechslungsreichen Auswahl vollwertiger pflanzlicher Lebensmittel enthalten sind. Gemüse, Obst, Vollkorngetreide und Hülsenfrüchte stecken randvoll mit gesunden Inhaltsstoffen, die über Vitamine *weit hinaus* gehen, nämlich Ballaststoffen, Mineralien und vor Krebs schützenden Phytochemikalien. Mehr Obst und Gemüse zu essen ist fast genauso einfach, wie eine Pille zu schlucken, und dabei weitaus nützlicher für Ihre Gesundheit. Versuchen Sie es einmal mit diesen Ideen, um auf Ihre täglichen sieben (oder mehr) Portionen pro Tag zu kommen:

- Fügen Sie vitaminreiches Gemüse wie Paprika, Brokkoli, Karotten, Spinat und Tomaten zu Ihren Salaten hinzu.
- Rühren Sie Kürbispüree in Ihre Suppen und Eintöpfe, um diese dicker zu machen.
- Nehmen Sie frisches Obst (Äpfel, Bananen, Orangen, Birnen) mit zur Arbeit und essen Sie es, wenn Sie Hunger bekommen.
- Bereiten Sie eine kleine Tüte mit Rosinen oder anderen Trockenfrüchten für unterwegs vor.

TEE

FRAGE: *Unterstützt grüner Tee die Krebsprävention?*

ANTWORT: Vielleicht. Die Erkenntnisse, die bisher zu einer vor Krebs schützenden Wirkung von grünem Tee vorliegen, sind gemischt.[28] Es scheint tatsächlich so zu sein, dass die Krebssterberaten bei den Menschen, die regelmäßig grünen Tee trinken, niedriger sind.[29] Einige Wissenschaftler glauben, dass die gesundheitlichen Vorteile von grünem Tee mit den antioxidativen Eigenschaften seiner polypheno-

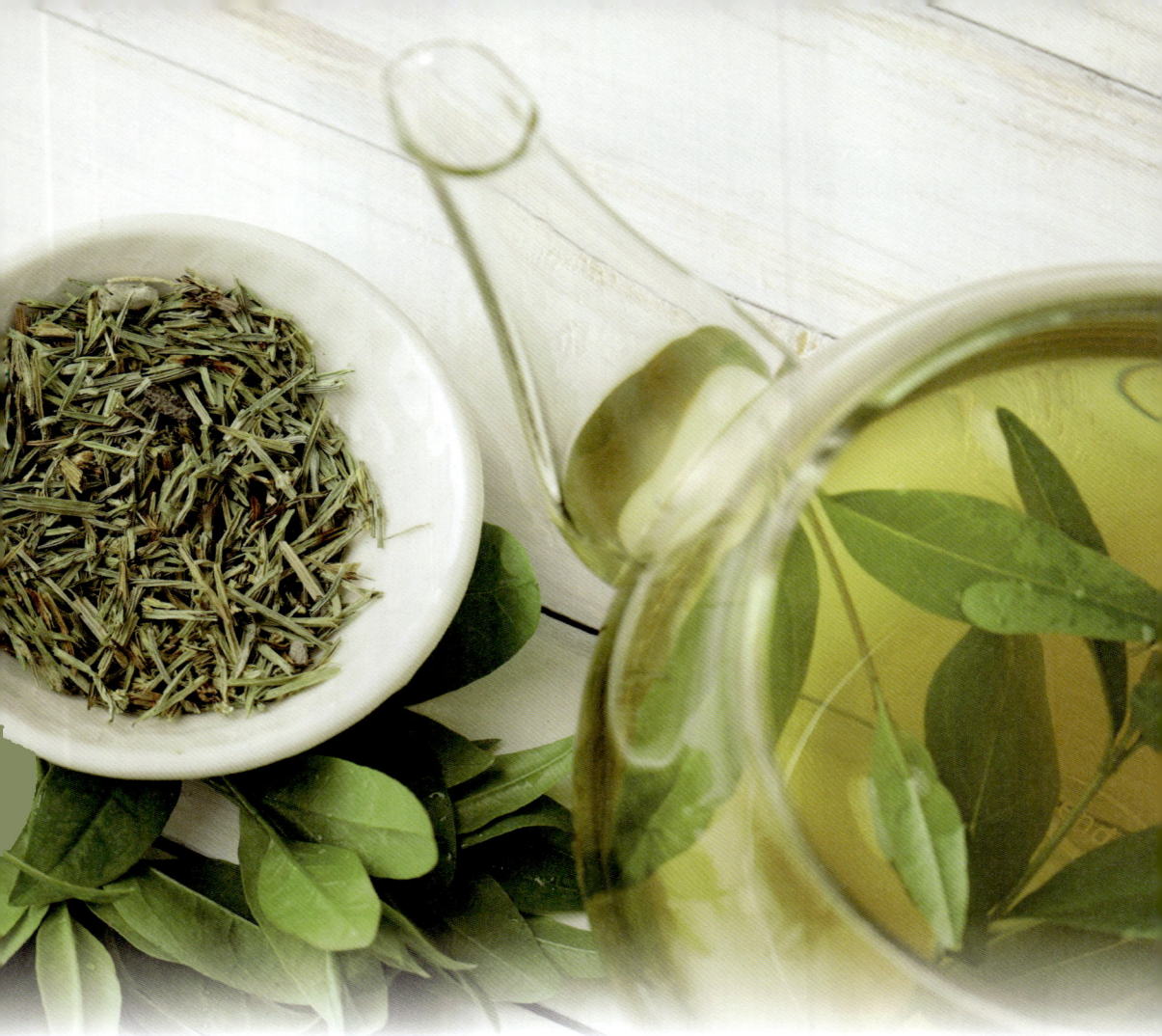

lischen Verbindungen (Katechine) zusammenhängen, die wegen seiner speziellen Herstellung besonders konzentriert in grünem Tee vorkommen. Katechine sind in verschiedenen Teearten enthalten, nicht nur in grünem Tee. Die jeweilige Konzentration ist allerdings von Fall zu Fall verschieden.

In grünem Tee machen Katechine 30 Prozent des Gesamtgewichts der Teeblätter aus. Es ist bekannt, dass die Antioxidantienmenge im Blut nach dem Genuss von grünem Tee ansteigt, aber es ist noch nicht klar, wie sich dies genau auf die Gesundheit auswirkt. Um wirklich zu verstehen, wie sich grüner Tee und seine antioxidative Kraft auf den menschlichen Körper auswirkt, bedarf es noch weiterer Forschungen.

BEHANDLUNG

FRAGE: *Ist eine vegane Ernährungsweise für Patienten empfehlenswert, die mit Krebs diagnostiziert wurden, aber noch nicht behandelt werden und noch eine Operation vor sich haben?*

ANTWORT: Die Informationen in diesem Buch richten sich an Menschen, die an der Prävention von Krebs interessiert sind, sowie an diejenigen, die bereits eine Behandlung hinter sich haben. Eine vegane Ernährungsweise ist zwar in allen Lebensphasen gesund und vorteilhaft, doch sollten alle, die medizinisch behandelt werden, größere Ernährungsumstellungen zuerst mit ihrem Arzt abklären.

GEWICHTSKONTROLLE

FRAGE: *Ich bin untergewichtig und habe Probleme damit, mein Gewicht zu halten. Welche nährstoffreichen Pflanzen und Snacks helfen mir dabei, nicht noch weiter abzunehmen?*

ANTWORT: Getrocknete Bohnen und Erbsen, Nüsse und Samen sind Beispiele für Lebensmittel, die in diesem Fall hilfreich sein können. Sie liefern Kalorien, Protein und weitere Nährstoffe. Eine gute und kalorienreiche Idee sind auch Shakes und gefrorene Desserts auf der Basis von Soja-, Reis-, Mandelmilch oder Tofu, die Sie mit frischem Obst oder Vanilleextrakt geschmacklich veredeln können. Trockenobst ist ebenfalls kalorienreich, aber fettarm. Im Handel gibt es zahlreiche Studentenfuttermischungen, die sich wunderbar mitnehmen lassen und ein guter energiespendender Snack sind.

FRAGE: *Sollten sich Brustkrebsüberlebende nur auf gesundes Essen oder auch aufs Abnehmen konzentrieren?*

ANTWORT: Sie sollten beides zur Priorität machen. Wissenschaftliche Erkenntnisse legen nahe, dass Sie Ihre Überlebenschancen verbessern und das Risiko eines Wiederauftretens des Brustkrebses verringern können, wenn Sie ein gesundes Gewicht erreichen. Die beste Abnehmstrategie sind gesunde, fettarme Mahlzeiten, die auf Hülsenfrüchten, Vollkorngetreide, Gemüse und Obst basieren, in Kombination mit einer erhöhten körperlichen Aktivität, d. h. regelmäßigem Sport. Natürlich ist es wichtig, dass Sie sich erst mit Ihrem Arzt beraten, welche Art sportlicher Aktivität und welche Intensität am besten für Sie ist. Sobald Sie grünes Licht haben, machen Sie die von Ihnen gewählte sportliche Aktivität zu einer Routine. Sie werden sich damit schnell besser fühlen!

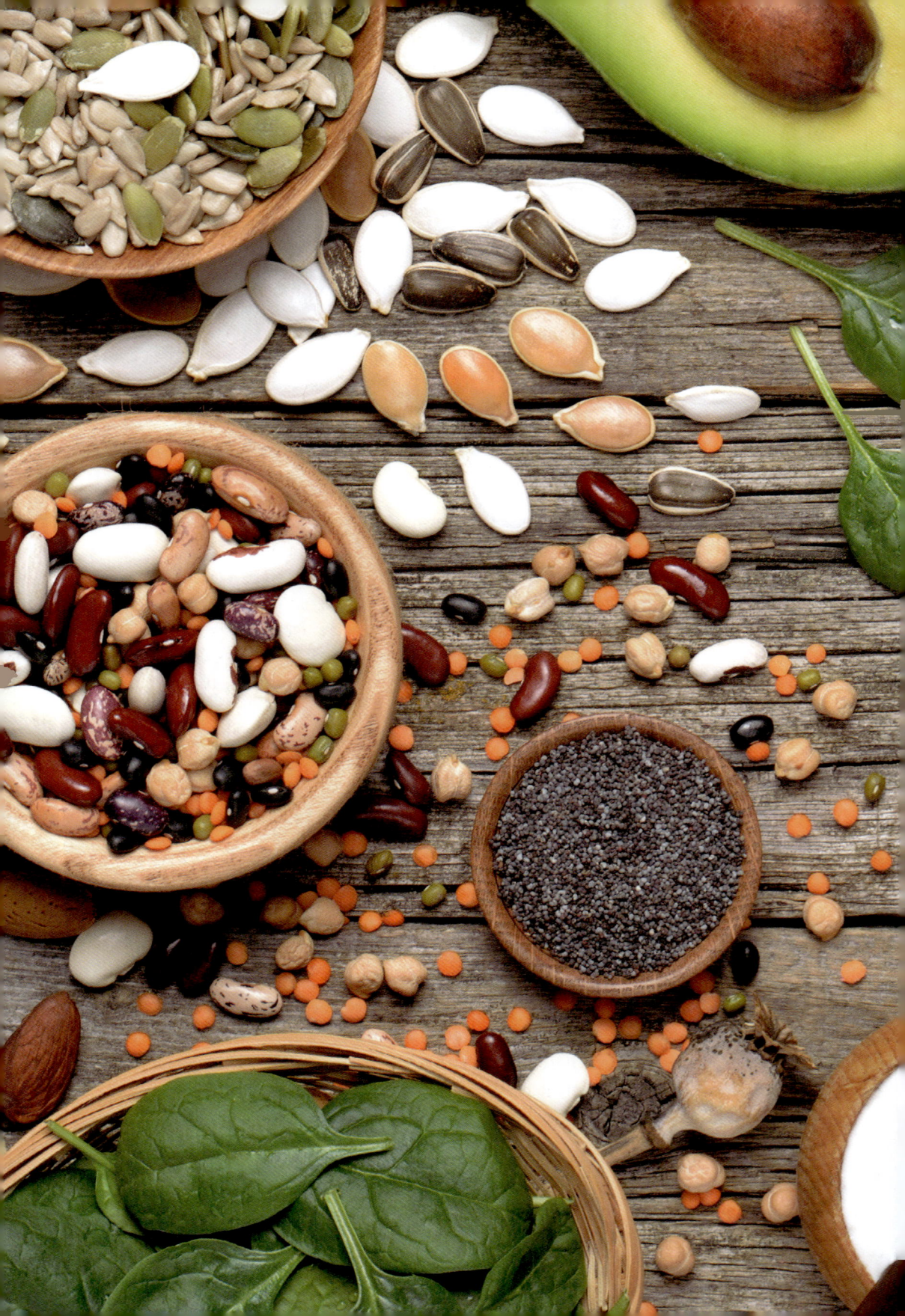

KAPITEL 11

ERNÄHRUNGSGRUNDLAGEN

Schauen wir uns einmal die Grundbegriffe an, die Ernährungsexperten bei der Planung gesunder Diäten und Ernährungsweisen verwenden. Was genau verstehen wir unter Kohlenhydraten, Protein und Fett? Was genau bewirken sie, und wie viel (oder wenig) von jedem dieser drei sollten wir täglich aufnehmen?

Eine gute Ernährung bedeutet, genau diese drei Nährstoffe aufzunehmen, und darüber hinaus auch Ballaststoffe, Vitamine und Mineralstoffe – nicht nur in den richtigen Mengen, sondern auch in der richtigen Form. In diesem Kapitel werden die drei Makronährstoffe (Kohlenhydrate, Protein und Fett) sowie Ballaststoffe genauer erklärt und außerdem wird erläutert, warum wir sie brauchen und welche Formen davon die gesündesten sind.

KOHLENHYDRATE

Kohlenhydrate sind die Hauptenergiequelle einer gesundheitsfördernden Ernährungsweise. Sie sind die wichtigste Treibstoffquelle für unser Gehirn und unsere Muskeln und unterstützen das reibungslose Funktionieren unseres Nervensystems. Normalerweise speichert unser Körper eine gewisse Menge an Kohlenhydraten in Form von *Glykogen* in unseren Muskeln und unserer Leber, die als Energiereserve dient. Der Glykogenvorrat in der Leber sorgt dafür, dass der Blutzuckerspiegel ausgeglichen bleibt, ist aber schnell erschöpft, wenn keine neuen Kohlenhydrate aufgenommen werden. Wenn dies passiert, kann unser Körper Kohlenhydrate aus Aminosäuren bilden, die allerdings unseren Muskeln entzogen werden. Das bedeutet, dass dabei unsere Muskelmasse abnimmt.

Es gibt zwei Arten von Kohlenhydraten: einfache und komplexe. Der Begriff *einfache Kohlenhydrate* bezieht sich auf Zucker, die in Obst oder in konzentrierter Form vorkommen, wie im Haushaltszucker.

Komplexe Kohlenhydrate oder Stärke bestehen aus vielen miteinander verbundenen Zuckermolekülen. Folgende Lebensmittel sind sehr reich an komplexen Kohlenhydraten:

- Bohnen
- Kartoffeln
- Gemüse
- Vollkorngetreide

Generell ist es am gesündesten, wenn Sie Lebensmittel mit komplexen Kohlenhydraten bevorzugen. Für die meisten aller Menschen ist es ratsam, wenn 55 bis 75 Prozent ihrer täglich aufgenommenen Kalorien von Kohlenhydraten stammen.

BALLASTSTOFFE

Ballaststoffe kommen ausschließlich in pflanzlichen Lebensmitteln vor. Aus diesem Grund nehmen Vegetarier und insbesondere Veganer besonders viele Ballaststoffe auf. Ballaststoffe haben viele gesundheitliche Vorteile. Sie sorgen z. B. für ein verringertes Krebsrisiko, wie wir in Kapitel 2 gesehen haben. Wegen der hohen Ballaststoffaufnahme sind die Raten von Krebs, Herzkrankheiten und Diabetes bei Vegetariern deutlich niedriger. Zudem sind Vegetarier oftmals auch schlanker als andere Menschen. Ballaststoffe helfen bei der Sättigung, sodass Sie beim Essen nicht über die Stränge schlagen.

Es gibt zwei Arten von Ballaststoffen: *unlösliche* und *lösliche*. Es ist wichtig, dass Ihre Ernährung sowohl unlösliche wie auch lösliche Ballaststoffe enthält. Die meisten Lebensmittel enthalten einen Mix aus beidem. Diese zwei verschiedenen Arten werden auf Etiketten normalerweise nicht getrennt aufgelistet.

Unlösliche Ballaststoffe können sich nicht einfach in Wasser auflösen. Diese Ballaststoffe vergrößern den Stuhl und verkürzen die Transitzeit der Fäkalien im Verdauungstrakt. Alle Pflanzen, aber vor allem Gemüse, Weizen, Weizenkleie, Roggen und Reis sind reich an unlöslichen Ballaststoffen.

Lösliche Ballaststoffe lösen sich in Wasser auf oder schwellen stark an. Sie werden leicht von den Bakterien im Darm verstoffwechselt. Sie helfen dabei, den Cholesterinspiegel zu senken und verlängern die Dauer der Magenentleerung, d. h. Sie fühlen sich dadurch länger gesättigt. Bohnen, Obst und Haferflocken sind besonders gute Quellen löslicher Ballaststoffe. Andere Beispiele für lösliche Ballaststoffe sind Guarkernmehl und Johannisbrotkernmehl. Diese werden häufig als Verdickungsmittel verwendet und z. B. in Salatdressings und Marmeladen eingesetzt. Nach Daten der Nationalen Verzehrsstudie II weisen 75 Prozent der Frauen und 68 Prozent der Männer in Deutschland eine Ballaststoffzufuhr unter dem Richtwert von mindestens 30 Gramm pro Tag auf. Die Zufuhr liegt bei 25 Gramm (Männer) bzw. 23 Gramm (Frauen) pro Tag. Steigern Sie Ihre Ballaststoffaufnahme langsam und erhöhen Sie gleichzeitig Ihren Wasserkonsum. Hier finden Sie den Ballaststoffgehalt einiger häufiger Lebensmittel:

- Bohnen: ca. 7 Gramm pro Portion
- Obst: ca. 3 Gramm pro durchschnittlicher Frucht
- Gemüse: ca. 4 Gramm pro Portion

>>Es ist bemerkenswert einfach, genug Protein aufzunehmen. Eine abwechslungsreiche Auswahl an Getreide, Hülsenfrüchten und Gemüse versorgt uns mit all den essenziellen Aminosäuren, die unser Körper benötigt.<<

PROTEIN

Protein ist wichtig für die Bildung und die Reparatur von Muskeln, Knochen, Haut und Blut, für die Regulierung von Hormonen, das Bekämpfen von Infektionen und das Heilen von Wunden. Es ist außerdem ein integraler Bestandteil von Genen und Chromosomen.

Protein besteht aus *Aminosäuren*. Unser Körper kann einige dieser Aminosäuren selbst bilden, während andere über die Nahrung aufgenommen werden müssen. Von den etwa 20 Aminosäuren, die wir über die Nahrung aufnehmen, kann unser Körper elf selbst bilden. Die restlichen neun Aminosäuren werden als *essenzielle Aminosäuren* bezeichnet, d. h., dass unser Körper sie nicht bilden kann und wir sie deshalb über unser Essen aufnehmen müssen.

Es ist bemerkenswert einfach, genug Protein aufzunehmen. Eine abwechslungsreiche Auswahl an Getreide, Hülsenfrüchten und Gemüse versorgt uns mit all den essenziellen Aminosäuren, die unser Körper benötigt. Früher hieß es, dass bestimmte pflanzliche Lebensmittel kombiniert werden müssten, um eine ausreichende Proteinversorgung sicherzustellen. Wissenschaftler haben jedoch herausgefunden, dass ein gezieltes Kombinieren bestimmter Lebensmittel nicht notwendig ist. Solange die Ernährung aus einem ausgewogenen und abwechslungsreichen Angebot von Getreide, Hülsenfrüchten und Gemüse besteht, wird der Proteinbedarf problemlos gedeckt.

Ungefähr 10 bis 15 Prozent der täglichen Kalorien sollten von Protein stammen. Ihr persönlicher Proteinbedarf hängt davon ab, wie groß oder klein Sie sind. Wenn Sie sehr aktiv sind, steigt Ihr Bedarf. Alle Lebensmittel, abgesehen von reinem Fett, Zucker und Alkohol, enthalten Protein. Um herauszufinden, wie groß Ihr persönlicher Bedarf ist, multiplizieren Sie Ihr Körpergewicht in Kilogramm einfach mit 0,8. Die dadurch ermittelte Zahl verrät Ihnen die Proteinmenge in Gramm, die Sie täglich aufnehmen sollten.

TABELLE 22 *Proteinreiche pflanzliche Lebensmittel*

LEBENSMITTEL	PORTIONS-GRÖSSE	KALORIEN (kcal)	PROTEIN (Gramm)	FETT (Gramm)
»Grape Nuts«-Frühstückszerealien	1 Tasse	400	12	2
Kichererbsen, gekocht	1 Tasse	269	14,5	4,3
Kidneybohnen, gekocht	1 Tasse	225	15,4	0,9
Kleieflocken	1 Tasse	161	8,2	3
Linsen, gekocht	1 Tasse	235	17,9	0,8
Pintobohnen, gekocht	1 Tasse	245	15,4	1,1
Schwarze Bohnen, gekocht	1 Tasse	227	15,4	0,9
Sojamilch	250 ml	74	7,2	3,9
Spalterbsen, gekocht	1 Tasse	231	16,4	0,8
Strukturiertes Pflanzeneiweiß (Sojafleisch), eingeweicht	1 Tasse	310	47	0,9
Tempeh	½ Tasse	160	15,4	9,0
Tofu (fest)	1 Tasse	229	24,9	14,7
Vegetarische gebackene Bohnen	1 Tasse	239	12,1	0,9

Quelle: US Department of Agriculture, Agricultural Research Service, Nutrient Data Laboratory. USDA National Nutrient Database for Standard Reference, Freigabe der 28. gegenwärtigen Fassung: 17.05.2016. Abrufbar unter: www.ars.usda. gov/research/datasets

Hier ein Beispiel: Eine Person, die 68 Kilogramm wiegt, braucht täglich 54 Gramm Protein. Doch wie sehen 54 Gramm Protein über den Tag verteilt in Mahlzeiten aus?

- Frühstück: 1 Schüssel Kleieflocken mit Rosinen und 250 ml Sojamilch = 12 Gramm
- Mittagessen: 1 Veggie-Burger auf einem Vollkornbrötchen = 20 Gramm
- Abendessen: 1 Portion Pasta mit Mischgemüse und Bohnen = 22 Gramm
- **Tägliche Gesamtproteinmenge:** 54 Gramm

Die proteinreichsten pflanzlichen Lebensmittel finden Sie in Tabelle 12. Hülsenfrüchte (Bohnen, Erbsen und Linsen) sind besonders reich an gesunden Nährstoffen und liefern Ihnen eine substanzielle Proteinmenge. Die meisten Hülsenfrüchte bestehen zu etwa 25 Prozent aus Protein und enthalten pro 200 Gramm etwa 15 Gramm Protein. Aber glauben Sie nicht, dass nur Bohnen gute Proteinlieferanten sind. Weizennudeln enthalten ebenfalls nennenswerte Mengen davon; einige sogar bis zu 10 Gramm pro knapp 60 Gramm ungekochte Pasta, und zwar ohne Soße oder andere Zutaten.

FETT

Fett ist die konzentrierteste Energiequelle. Jede Art von Fett – Hühnerfett, Fischfett, Rinderfett oder Pflanzenöl – enthält 9 Kalorien pro Gramm, mehr als doppelt so viele Kalorien wie in Kohlenhydraten oder Protein stecken. Die meisten Gesundheitsinstitutionen empfehlen, dass der Fettkonsum nicht über 30 Prozent der Gesamtkalorienaufnahme liegen sollte. Das bedeutet, dass eine Person, die pro Tag 2.000 Kalorien aufnimmt, weniger als 60 Gramm Fett pro Tag essen sollte.

Studien haben gezeigt, dass die Chance, Herzinfarkten und Krebs erfolgreich vorzubeugen und die Taille schlank zu halten, umso größer ist, je geringer der Fettkonsum ausfällt. Es wäre deshalb besser, den täglichen Fettkonsum auf 25 bis 35 Gramm einzuschränken. Fette bestehen aus einer Kombination von *Fettsäuren*, die einfach ungesättigt, mehrfach ungesättigt oder gesättigt sein können. Alle Fette enthalten wenigstens ein paar dieser genannten Fettsäuren. Gesundheitsinstitutionen empfehlen jedoch seit Langem, besonders den Verzehr gesättigter Fette einzuschränken, da diese besonders dazu tendieren, den Cholesterinspiegel in die Höhe zu treiben. Tierprodukte sind sehr reich an gesättigten Fettsäuren, während Pflanzenöle in der Regel weit weniger dieses Fetttyps enthalten. Es gibt aber einige wenige Ausnahmen: Kokosöl, Palmöl und Palmkernöl haben einen hohen Anteil gesättigter Fette.

Fett ist für die Struktur und die Instandhaltung von Zellen und Hormonen wichtig, und darüber hinaus auch für gesunde Haut und gesundes Haar und die Verstoffwechselung fettlöslicher Vitamine (A, D, E und K). Solange wir genügend Kalorien aufnehmen, können wir Fett aus einem Überschuss von Protein und Kohlenhydraten selbst bilden. Es gibt jedoch zwei *essenzielle Fettsäuren*, die wir über unsere Nahrung aufnehmen müssen: *Alpha-Linolensäure* (eine Omega-3-Fettsäure) und *Linolsäure* (eine Omega-6-Fettsäure). Beide sind für eine normale Funktionsweise unseres Körpergewebes wichtig. Ein Mangel an diesen essenziellen Fettsäuren ist für eine ganze Reihe an Symptomen und Erkrankungen verantwortlich, wie Anomalitäten in der Leber und den Nieren, Veränderungen des Blutbilds, vermindertes Wachstum, eine eingeschränkte Immunfunktion und Hautveränderungen wie Trockenheit und Schuppenbildung. Eine adäquate Aufnahme von essenziellen Fettsäuren hat zahlreiche gesundheitliche Vorteile, wie z. B. ein verringertes Auftreten von Herzkrankheiten und Schlaganfällen sowie eine Linderung der Symptome, die mit Colitis ulcerosa, Menstruationsbeschwerden und Gelenkschmerzen einhergehen.

Die meisten Menschen nehmen zu viele Omega-6- und zu wenige Omega-3-Fettsäuren zu sich. Es ist jedoch wichtig, dass diese beiden in einem ausgewogenen Verhältnis zueinander stehen. In vielen Lebensmitteln sind Omega-6-Fettsäuren in höheren Konzentrationen enthalten, während Omega-3-Fettsäuren nicht so stark verbreitet sind. Bohnen, Gemüse, Obst und Vollkorngetreide enthalten Omega-3-Fettsäuren, doch am konzentriertesten kommen diese in Rapsöl, Leinsamen, Weizenkeimen, Sojabohnen und Walnüssen vor.

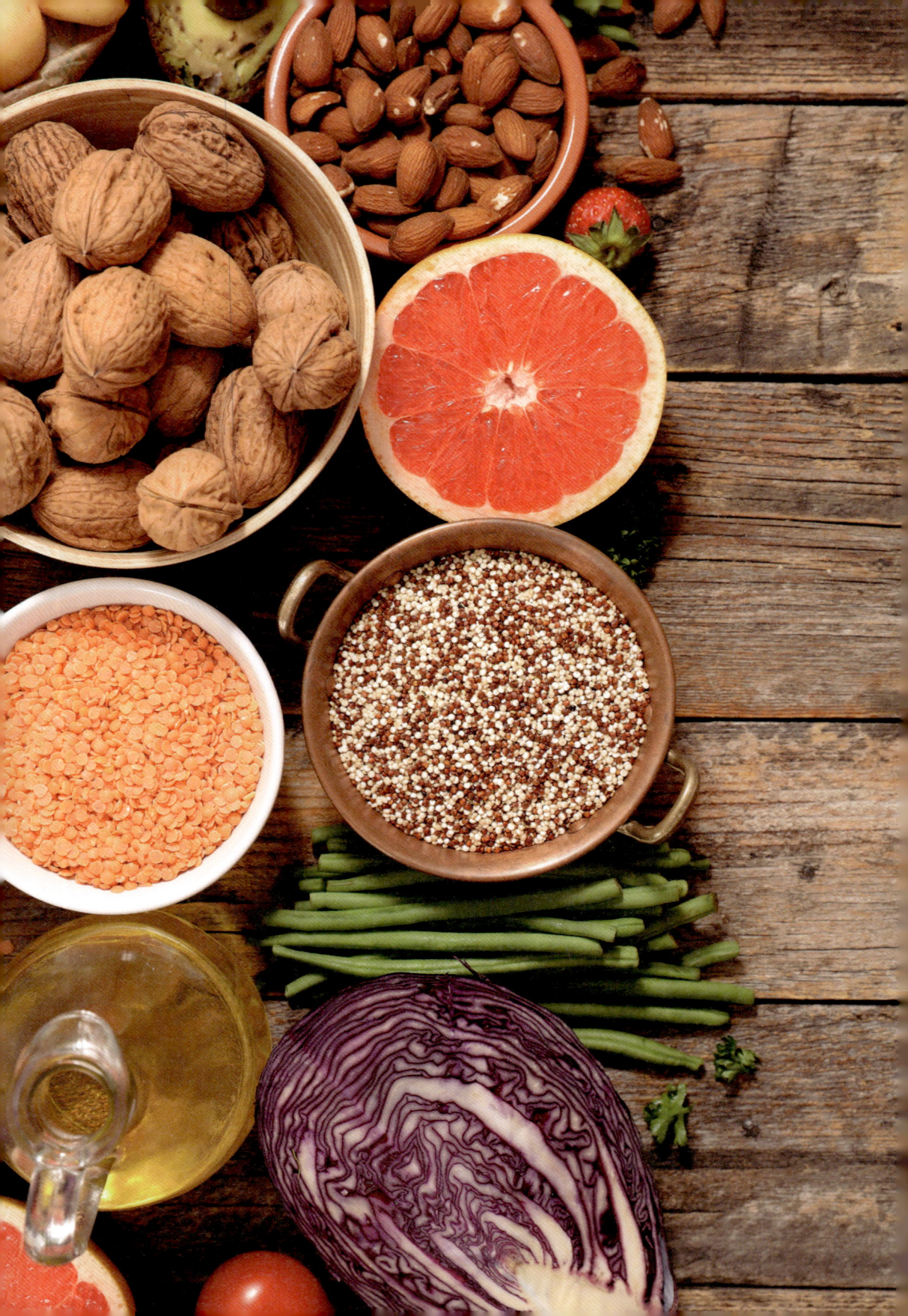

KAPITEL 12

DIE REZEPTE

Jetzt, da Sie die wissenschaftlichen Grundlagen kennen, auf denen eine pflanzliche Ernährung basiert, ist es endlich an der Zeit, in die Küche zu gehen. Die Rezepte in diesem Kapitel wurden so gestaltet und angepasst, dass sie sowohl von Kochneulingen wie auch von erfahrenen Köchen gern zubereitet werden. Sollten Sie Zutaten entdecken, die Ihnen noch nicht bekannt sind, erklärt Ihnen eine Einführung über dem Rezept, welche Zutaten dies sind und warum sie in diesem Rezept verwendet werden.

Beim Zusammenstellen der Rezepte haben wir einen stark fordernden Alltag berücksichtigt, in dem eine einfache und praktische Umsetzbarkeit wichtig ist. Wir möchten Sie dazu ermutigen, eine große Auswahl pflanzlicher Lebensmitte auszuprobieren und die Zutaten je nach Ihren eigenen Vorlieben anzupassen. Wenn Sie z. B. in irgendeinem Rezept lieber Bohnen oder Tofu als Seitan (eine aus Weizen hergestellte Fleischalternative mit fleischähnlichem Biss) verwenden wollen, tun Sie dies gern. Denken Sie beim Zubereiten der Rezepte daran, dass ganze, vollwertige, unverarbeitete Lebensmittel die meisten gesundheitsfördernden Inhaltsstoffe enthalten. Sie müssen sich nicht in jedes der in diesem Buch aufgeführten Rezepte verlieben, wir hoffen aber, dass Sie viele Rezepte finden, die Sie zum Teil Ihrer täglichen Ernährung werden lassen.

Wenn Sie sich die Nährwertangaben der Rezepte anschauen, denken Sie daran, dass das »Food for Life«-Programm eine fettarme Ernährung empfiehlt, die den Fettanteil auf 10 bis 20 Prozent der Gesamtkalorien beschränkt. Einige der hier vorgestellten Rezepte enthalten über 20 Prozent Kalorien aus Fett, während andere weniger als 5 Prozent enthalten. Wenn Sie diese Gerichte über den Verlauf eines Tages oder einer Woche hinweg essen, gleicht sich der Fettgehalt automatisch aus. Daher können sämtliche dieser Rezepte Teil eines gesunden Ernährungsplans sein, da sie generell fett- und kalorienarm sind. Haben Sie viel Spaß beim Ausprobieren dieser gesunden neuen Lebensmittel und Gerichte!

 kennzeichnet Rezepte, die weniger als 30 Minuten Zubereitungszeit benötigen

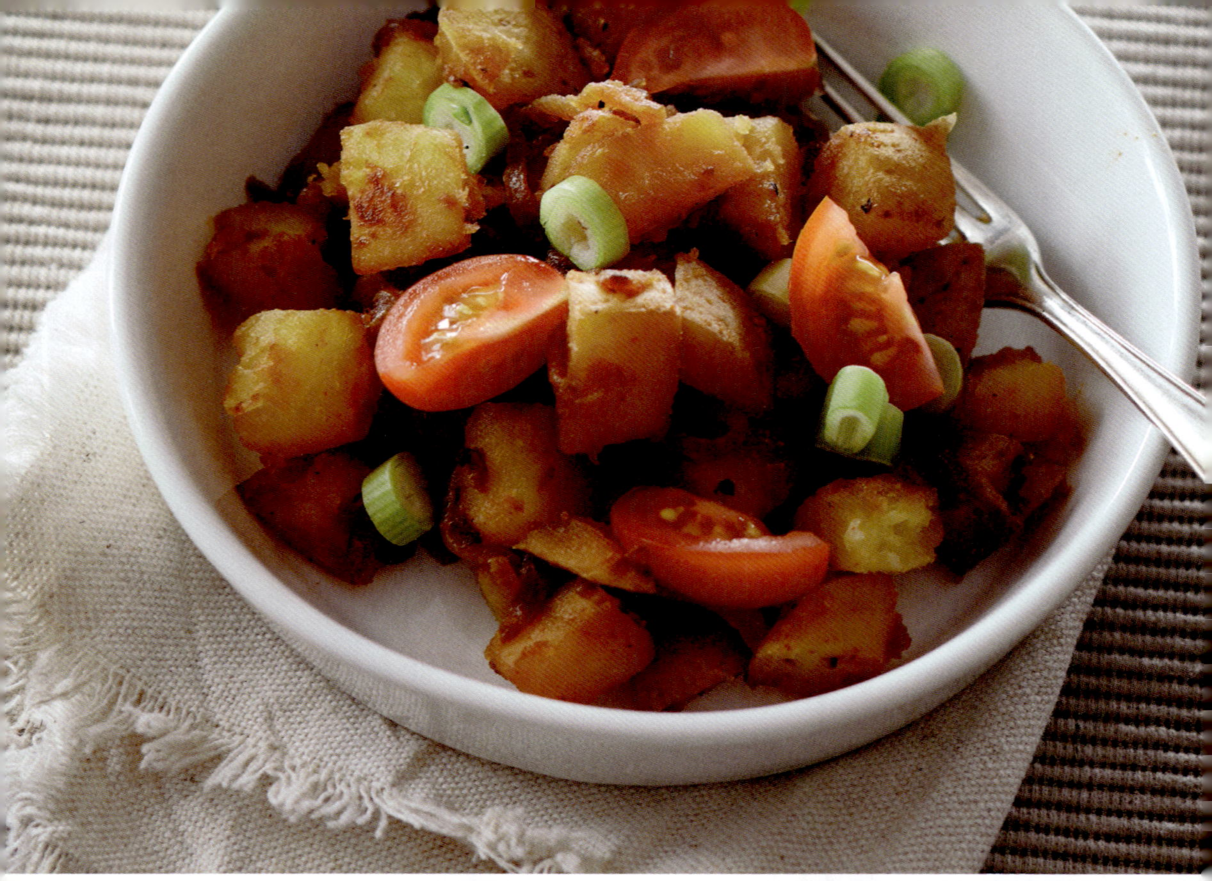

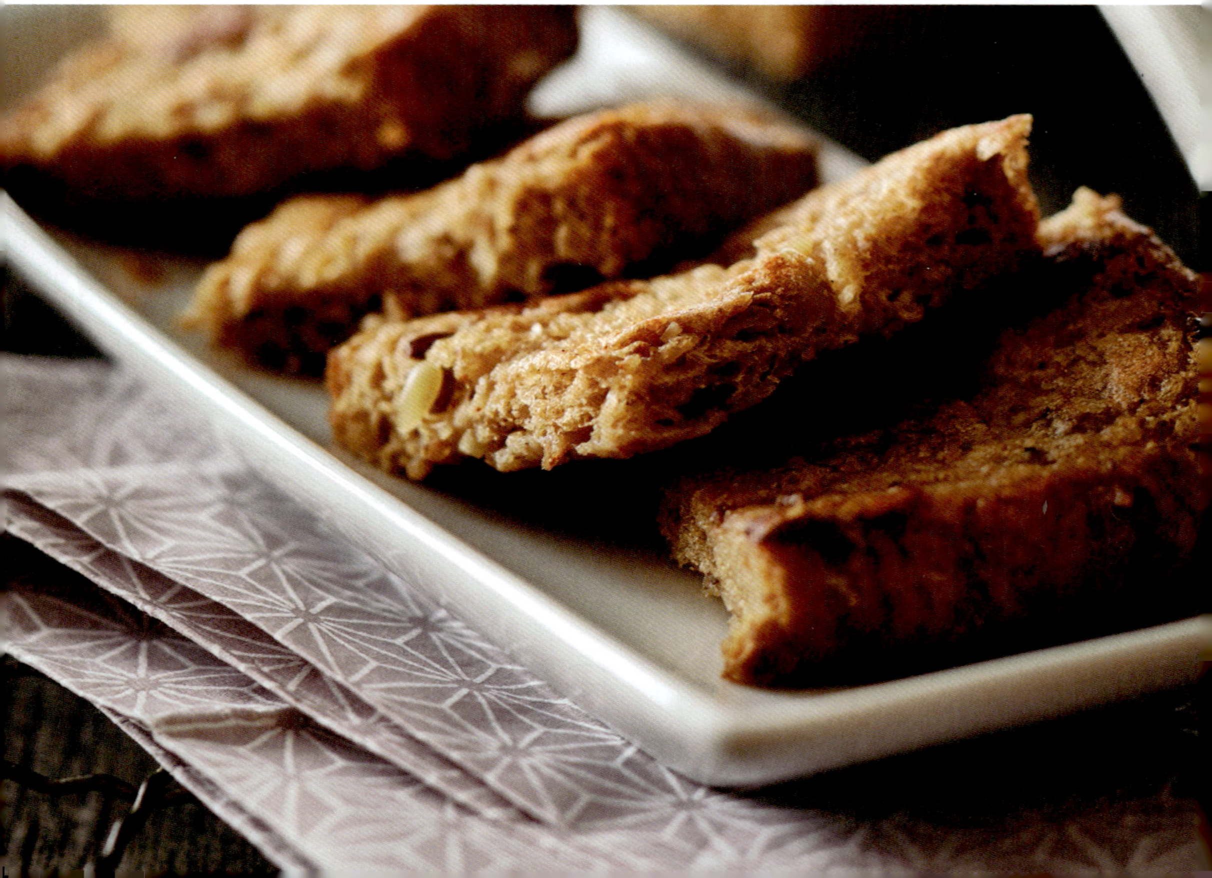

FRÜHSTÜCKSIDEEN

Bananen-Hafer-Pancakes

Diese sättigenden Pancakes enthalten viel Hafermehl – für die Herzgesundheit. Mit Orangenspalten oder frischem Obst und ein bisschen Ahornsirup serviert sind sie einfach köstlich. Hafermehl finden Sie z.B. in Reformhäusern oder gut sortierten Bio-Supermärkten. Sie können es aber auch einfach selbst herstellen, indem Sie Haferflocken in einer Küchenmaschine oder in einem Hochleistungsmixer fein mahlen.

ZUTATEN

110 g	Hafermehl
3 EL	Vollkornweizenmehl
½ TL	Natron
⅛ TL	Salz
250 ml	mit Vitaminen, essenziellen Fettsäuren oder Kalzium angereicherte Soja- oder andere Pflanzenmilch
1	reife Banane, zerdrückt
3 EL	Walnüsse, gehackt (optional)
1 EL	Ahornsirup
1½ TL	Apfelessig

ZUBEREITUNG

1. In einer kleinen Schüssel Hafermehl, Vollkornweizenmehl, Natron und Salz vermischen.
2. In einer zweiten, mittelgroßen Schüssel Sojamilch, Banane, Walnüsse (optional), Ahornsirup und Apfelessig verquirlen.
3. Die trockenen Zutaten unter die feuchten Zutaten rühren.
4. Eine große beschichtete Pfanne erhitzen. Kleine Mengen des Pancake-Teigs in die erhitzte Pfanne gießen und die Pancakes backen, bis sie Bläschen bilden und an den Rändern trocken werden. Pancakes wenden und die zweite Seite ca. 1 Minute goldbraun backen. Sofort servieren.
5. Übrig gebliebene Pancakes halten sich in einem verschlossenen Behälter im Kühlschrank bis zu 2 Tage.

PRO PORTION: 78 Kalorien; 1,1 g Fett; 0,2 g gesättigte Fette; 13,1 % Kalorien aus Fett; 0 mg Cholesterin; 3 g Protein; 14,8 g Kohlenhydrate; 3,5 g Zucker; 2 g Ballaststoffe; 107 mg Natrium; 38 mg Kalzium; 0,8 mg Eisen; 1,1 mg Vitamin C; 3 µg Beta-Carotin; 0,4 mg Vitamin E

Frühstücks-Rührtofu

ERGIBT 6 PORTIONEN

Dieses Gericht ist eine köstliche und dabei fettarme und cholesterinfreie Variante traditioneller Rühreier. Der Tofu, der die Eier ersetzt, liefert Ihnen gesundes pflanzliches Protein. Mit einer Prise Kurkuma erhält Ihr Rührtofu eine wunderschöne goldgelbe Farbe.

ZUTATEN

450 g	fettarmer fester Tofu
1 TL	getrocknete Petersilie, leicht zerkrümelt
½ TL	Kurkumapulver
¼ TL	Salz
¼ TL	gemahlener schwarzer Pfeffer

2 EL	Gemüsebrühe
½	Zwiebel, gehackt
2	Knoblauchzehen, fein gehackt
1	grüne Paprika, gewürfelt
1	rote Paprika, gewürfelt
1	Zucchini, gewürfelt

ZUBEREITUNG

1. Tofublock zwischen zwei Tellern auspressen, um überschüssige Flüssigkeit zu entfernen. Dafür einige Lagen Küchenpapier zwischen den Tofublock und den unteren Teller legen, den oberen Teller auf den Tofublock legen und eine Bohnenkonserve oder eine andere Konserve mit ähnlichem Gewicht daraufstellen. Das Küchenpapier austauschen, sobald es sich vollgesogen hat. Den Tofu mindestens 30 Minuten, am besten aber 2 Stunden lang auspressen. Je länger er gepresst wird, umso fester wird er.
2. In einer kleinen Schüssel Petersilie, Kurkuma, Salz und Pfeffer vermischen. Gemüsebrühe in einer Pfanne erhitzen. Zwiebel und Knoblauch hinzufügen und schmoren, bis sie weich sind. Paprika und Zucchini zugeben und ebenfalls garen, bis die Stücke weich sind.
3. Tofu in die Pfanne krümeln und mit dem Petersilie-Gewürz-Mix bestreuen. Rührtofu braten und umrühren, bis er gut durchgewärmt ist.
4. Übrig gebliebener Rührtofu hält sich in einem verschlossenen Behälter im Kühlschrank bis zu 2 Tage.

PRO PORTION: 86 Kalorien; 3,5 g; 0,5 g gesättigte Fette; 40,8 % Kalorien aus Fett; 0 mg Cholesterin; 6,9 g Protein; 8,7 g Kohlenhydrate; 3,2 g Zucker; 3,3 g Ballaststoffe; 122 mg Natrium; 51 mg Kalzium; 2,4 mg Eisen; 49,4 mg Vitamin C; 608 µg Beta-Carotin; 0,6 mg Vitamin E

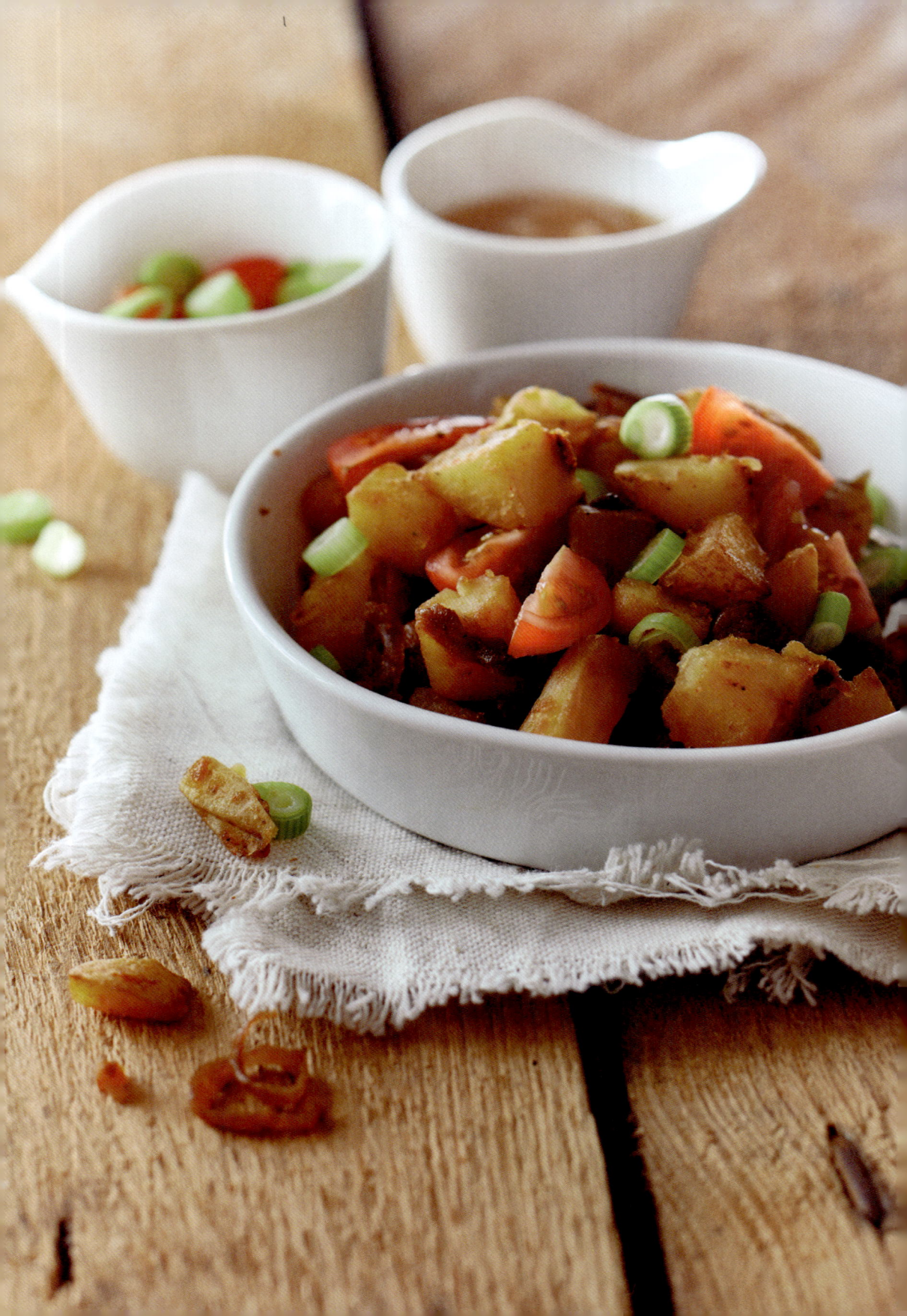

Herzhafte Frühstücks-Kartoffelpfanne

ERGIBT 4 PORTIONEN

Diese fettarme, leckere Kartoffelpfanne ist ein köstliches Frühstück, aber auch eine wunderbare Beilage für Mahlzeiten zu jeder anderen Tageszeit. Servieren Sie sie mit Apfelmus oder als Beilage zu Schwarze-Bohnen-Chili (Seite 162) und Mango-Salsa (Seite 151).

ZUTATEN

- 3 mehligkochende Kartoffeln, gewaschen und gebürstet
- 1 Zwiebel, in dünne Ringe geschnitten
- 4 TL Sojasoße
- ½ TL Paprika- oder Chilipulver
- ¼ TL gemahlener schwarzer Pfeffer
- 5–6 Kirschtomaten, geviertelt (optional)
- 2 Frühlingszwiebeln, in dünne Ringe geschnitten (optional)

ZUBEREITUNG

1. Kartoffeln in ca. 1 cm große Würfel schneiden und 10 Minuten dünsten, bis sie weich sind. Vom Herd nehmen und beiseitestellen.
2. 60 ml Wasser in einer beschichteten Pfanne erhitzen. Zwiebelringe hineingeben. Schmoren, bis das Wasser verdunstet ist und die Zwiebelringe beginnen anzuhaften. Zwiebelringe mit einem Pfannenwender abschaben und weitere 60 ml Wasser zugießen. Schmoren, bis die Zwiebelringe wieder anhaften. Diese Schritte wiederholen, bis die Zwiebel braun und süß ist. Dies kann ca. 15 Minuten dauern.
3. Kartoffelwürfel in die Pfanne mit den Zwiebelringen geben. Sojasoße, Paprikapulver und Pfeffer hinzufügen. Braten und dabei immer wieder vorsichtig mit dem Pfannenwender umrühren, bis die Kartoffeln goldbraun sind. Auf Wunsch mit Tomaten und Frühlingszwiebeln garnieren.
4. Reste halten sich in einem verschlossenen Behälter im Kühlschrank bis zu 3 Tage.

PRO PORTION: 128 Kalorien; 0,2 g Fett; 0,1 g gesättigte Fette; 1,7 % Kalorien aus Fett; 0 mg Cholesterin; 3,1 g Protein; 29,9 g Kohlenhydrate; 2,7 g Zucker; 4,1 g Ballaststoffe; 309 mg Natrium; 39 mg Kalzium; 2,7 mg Eisen; 19,5 mg Vitamin C; 89 µg Beta-Carotin; 0,2 mg Vitamin E

Fruchtige Frühstücks-Quinoa

Quinoa ist eigentlich eine Samenart, verhält sich beim Kochen aber wie Getreide. Schon von den alten Inkas wurde sie als sehr nährstoffreiches Grundnahrungsmittel geschätzt. Sie hat einen wunderbaren Geschmack und eine leichte, lockere Konsistenz. Waschen Sie Quinoa vor dem Kochen unbedingt gründlich, um das Saponin, eine bittere, harzartige Schutzschicht, zu entfernen.

ZUTATEN

375 ml Reismilch mit Vanillegeschmack
90 g Quinoa, gründlich gewaschen und abgegossen
1 große Handvoll frische Aprikosen oder aus der Dose
2 EL Rosinen
¼ TL Vanilleextrakt

ZUBEREITUNG

1. Reismilch und Quinoa in einen Stieltopf geben und verrühren. Zum Köcheln bringen, abdecken und ca. 15 Minuten garen, bis die Quinoa weich ist.
2. Aprikosen, Rosinen und Vanilleextrakt einrühren. Abdecken und 2 Minuten köcheln lassen. Warm oder gekühlt servieren.
3. Reste halten sich in einem verschlossenen Behälter im Kühlschrank bis zu 3 Tage.

PRO PORTION: 106 Kalorien; 1,4 g Fett; 0,1 g gesättigte Fette; 12,3 % Kalorien aus Fett; 0 mg Cholesterin; 2,4 g Protein; 21,4 g Kohlenhydrate; 8,3 g; 1,5 g Ballaststoffe; 26 mg Natrium; 90 mg Kalzium; 1,5 mg Eisen; 3,1 mg Vitamin C; 302 µg Beta-Carotin; 0,9 mg Vitamin E

Quinoa richtig waschen: Um Quinoa gründlich zu waschen, geben Sie sie in eine Schüssel, gießen Sie so viel Wasser zu, bis sie damit bedeckt ist, und reiben Sie die Körner im Wasser zwischen Ihren Händen. Gießen Sie die Flüssigkeit durch ein Sieb ab. Wiederholen Sie das Waschen zwei- oder dreimal, oder spülen Sie die Quinoa so oft, bis das Abgießwasser klar und nicht mehr trüb ist.

Apfelmus-Muffins

*Diese leckeren, fettarmen Muffins brauchen nicht mehr als 30 Minuten Zubereitungs-
und Backzeit! Außerdem enthalten sie weder Eier noch Butter, also keinerlei Cholesterin
und kaum ungesunde Fette.*

ZUTATEN

325 g	Weizenmehl 1600 (gesiebt)
3 EL	Zucker
1 TL	Zimtpulver
½ TL	Natron
¼ TL	Muskatnuss, gerieben
¼ TL	Salz
250 ml	ungesüßtes Apfelmus

125 ml	mit Vitaminen, essenziellen Fettsäuren oder Kalzium angereicherte Soja- oder andere Pflanzenmilch
1 EL	Pflanzenöl
1 EL	helle Melasse
1 EL	Apfelessig
½	Handvoll Rosinen

ZUBEREITUNG

1. Ofen auf 190 °C vorheizen. 10 Muffinmulden in einer Muffinform leicht mit Pflanzenöl einpinseln.
2. In einer Schüssel Mehl, Zucker, Zimt, Natron, Muskatnuss und Salz gut vermischen.
3. In einer großen Schüssel Apfelmus, Sojamilch, Melasse und Essig verquirlen. Trockene Zutaten unter die nassen Zutaten rühren. Rosinen unterheben.
4. Teig in die leicht gefetteten Muffinmulden löffeln, bis sie zu etwa drei Viertel gefüllt sind. 15 bis 20 Minuten backen, bis ein Zahnstocher nach dem Einstechen sauber wieder herauskommt.
5. Die Apfelmus-Muffins halten sich in einem geschlossenen Behälter im Kühlschrank bis zu 3 Tage. Wenn Sie sie länger aufbewahren möchten, frieren Sie sie in Gefrierbeuteln ein und bewahren Sie sie bis zu 1 Monat im Tiefkühlfach auf. Tauen Sie sie langsam bei Raumtemperatur oder in der Mikrowelle auf.

*Variation: 3 EL gehackte Walnüsse unter den Teig rühren und/oder die Rosinen mit 70 g
getrockneten Cranberries ersetzen.*

PRO PORTION: 178 Kalorien; 2,2 g Fett; 0,3 g gesättigte Fette; 11,1 % Kalorien aus Fett; 0 mg
Cholesterin; 4,8 g Protein; 37,7 g Kohlenhydrate; 12,5 g Zucker; 4,5 g Ballaststoffe; 134 mg
Natrium; 41 mg Kalzium; 1,7 mg Eisen; 0,6 mg Vitamin C; 5 µg Beta-Carotin; 0,6 mg Vitamin E

Tofu Arme Ritter

Tofu eignet sich genauso gut wie Eier für Arme Ritter und enthält dabei, ganz anders als Eier, weder Cholesterin noch gesättigte Fette.

ZUTATEN

230 g	fettarmer Seidentofu
1	reife Banane
125 ml	Wasser
1 TL	helle Melasse oder Ahornsirup
½ TL	Zimtpulver
6	Scheiben Vollkornweizentoast

ZUBEREITUNG

1. Tofu, Banane, Wasser, Melasse und Zimt in einen Mixer geben und glatt pürieren. Mix in eine flache Schale gießen.
2. Eine beschichtete Pfanne auf mittlerer Flamme erhitzen. Jede Toast- scheibe beidseitig in die Mischung tunken und beide Seiten goldbraun in der Pfanne ausbacken. Je nach Größe der Pfanne in mehreren Durch- gängen arbeiten.
3. Übrig gebliebene Tofu Arme Ritter halten sich in einem verschlossenen Behälter im Kühlschrank bis zu zwei Tage.

PRO PORTION: 123 Kalorien; 2,9 g Fett; 0,5 g gesättigte Fette; 21,4 % Kalorien aus Fett; 0 mg Cholesterin; 6,1 g Protein; 20,4 g Kohlenhydrate; 6,1 g Zucker; 3,6 g Ballaststoffe; 151 mg Natrium; 46 mg Kalzium; 2,1 mg Eisen; 2,1 mg Vitamin C; 7 µg Beta-Carotin; 0,2 mg Vitamin E

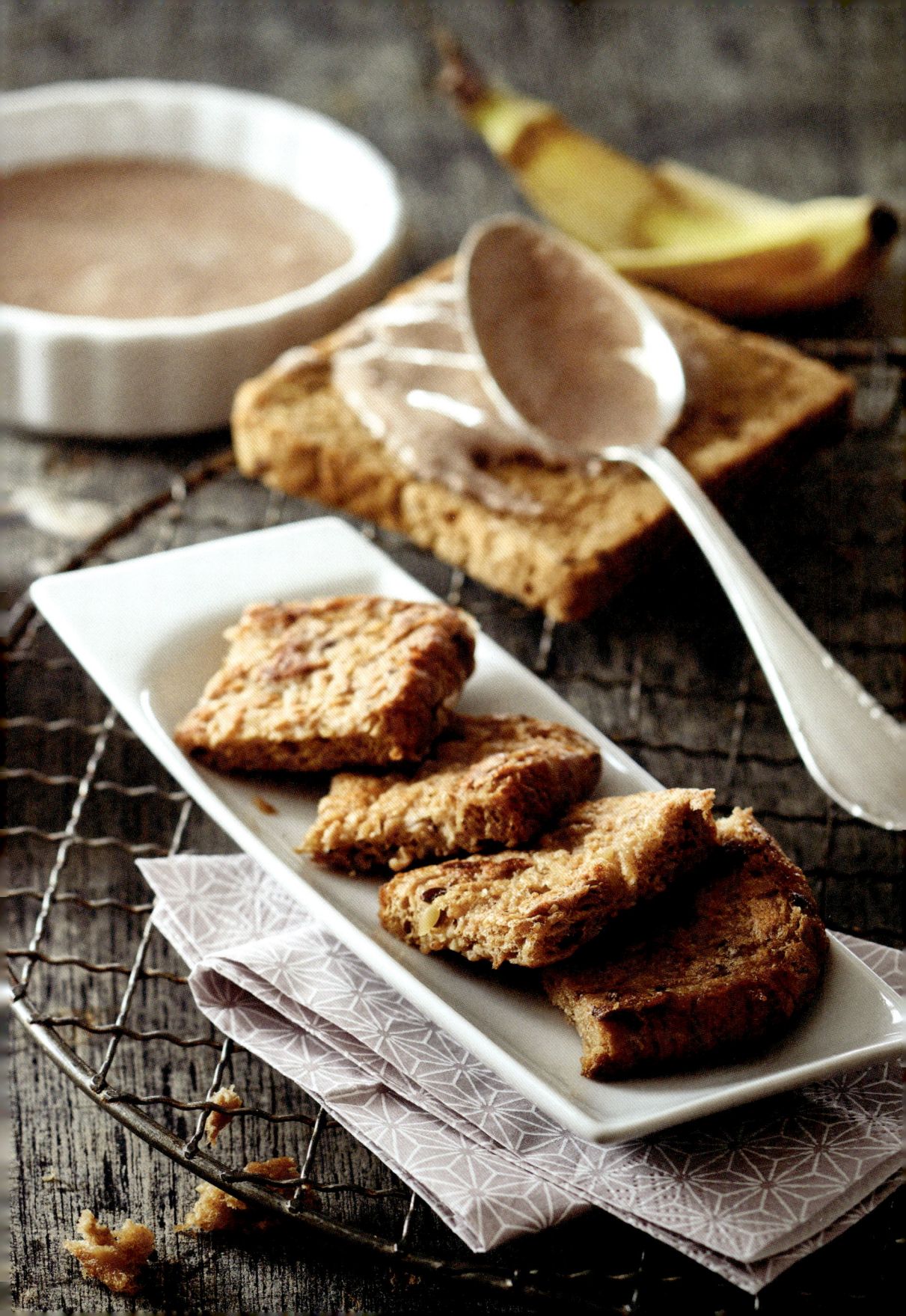

Bananen-Dattel-Muffins

Wenn Ihre Bananen braune Flecken bekommen, sind sie genau richtig! Frieren Sie sie für Smoothies ein (siehe Seite 134) oder zaubern Sie daraus diese verführerischen Bananen-Muffins. Mit über 5 g Ballaststoffen pro Muffin sind sie ein nahrhafter und sättigender Snack.

ZUTATEN

325 g	Weizenmehl 1600 (gesiebt)		angereicherte Soja- oder andere Pflanzenmilch
½ TL	Natron		
¼ TL	Salz	65 g	Zucker
2	reife Bananen, zerdrückt	1 EL	Apfelessig
250 ml	mit Vitaminen, essenziellen Fettsäuren oder Kalzium	1 TL	Vanilleextrakt
		135 g	Datteln, gehackt

ZUBEREITUNG

1. Ofen auf 190 °C vorheizen. 10 Muffinmulden in einer Muffinform leicht mit Backspray einsprühen.
2. In einer kleinen Schüssel Mehl, Natron und Salz vermischen.
3. In einer großen Schüssel Bananen, Sojamilch, Zucker, Essig und Vanille-extrakt gut verquirlen. Die trockenen unter die nassen Zutaten rühren. Datteln unterheben.
4. Teig in die leicht gefetteten Muffinmulden löffeln, bis sie zu etwa drei Viertel gefüllt sind. 25 Minuten backen, bis ein Zahnstocher nach dem Einstechen sauber wieder herauskommt.
5. Die Bananen-Dattel-Muffins halten sich in einem geschlossenen Behälter im Kühlschrank bis zu 3 Tage. Wenn Sie sie länger aufbewahren möch-ten, frieren Sie sie in Gefrierbeuteln ein und bewahren Sie sie bis zu 1 Monat im Tiefkühlfach auf. Tauen Sie sie langsam bei Raumtemperatur oder in der Mikrowelle auf.

PRO PORTION: 199 Kalorien; 1,1 g Fett; 0,2 g gesättigte Fette; 4,9 % Kalorien aus Fett; 0 mg Cholesterin; 5,4 g Protein; 45,2 g Kohlenhydrate; 18,8 g Zucker; 5,3 g Ballaststoffe; 142 mg Natrium; 53 mg Kalzium; 1,8 mg Eisen; 2,2 mg Vitamin C; 8 µg Beta-Carotin; 0,6 mg Vitamin E

Süßkartoffel-Muffins

ERGIBT 12 MUFFINS (12 PORTIONEN)

Übrig gebliebene Süßkartoffeln vom letzten Abendessen sind perfekt für diese saftigen Muffins. Sie können dafür jede Art von Süßkartoffel verwenden. Jede Süßkartoffelsorte wird zu einem etwas anderen, aber definitiv nahrhaften und köstlichen Ergebnis führen.

ZUTATEN

390 g	Weizenmehl 1600 (gesiebt)
65 g	Zucker
1 EL	Backpulver
1 TL	Zimtpulver
½ TL	Natron
½ TL	Salz
450 g	Süßkartoffeln, gekocht und zerdrückt
250 ml	mit Vitaminen, essenziellen Fettsäuren oder Kalzium angereicherte Soja- oder andere Pflanzenmilch
1 EL	Apfelessig
125 g	Rosinen

ZUBEREITUNG

1. Ofen auf 190 °C vorheizen. 12 Muffinmulden in einer Muffinform leicht mit Backspray einsprühen.
2. In einer Schüssel Mehl, Zucker, Backpulver, Zimt, Natron und Salz gut vermischen.
3. In einer großen Schüssel Süßkartoffeln, Sojamilch und Essig vermengen. Die trockenen unter die nassen Zutaten rühren. Rosinen unterheben. Der Teig sollte feucht sein. Falls er zu trocken ist, etwas mehr Pflanzenmilch oder Wasser unterrühren.
4. Teig in die leicht gefetteten Muffinmulden löffeln, bis er fast an den Rand reicht. 25 Minuten backen, bis die Muffinoberfläche beim leichten Andrücken wieder in ihre Form zurück springt und ein Zahnstocher nach dem Einstechen sauber wieder herauskommt.
5. Die Süßkartoffelmuffins halten sich in einem geschlossenen Behälter im Kühlschrank bis zu 3 Tage. Wenn Sie sie länger aufbewahren möchten, frieren Sie sie in Gefrierbeuteln ein und bewahren Sie sie bis zu 1 Monat im Tiefkühlfach auf. Tauen Sie sie langsam bei Raumtemperatur oder in der Mikrowelle auf.

PRO PORTION: 198 Kalorien; 1 g Fett; 0,2 g gesättigte Fette; 4,5 % Kalorien aus Fett; 0 mg Cholesterin; 5,6 g Protein; 45,1 g Kohlenhydrate; 17,2 g Zucker; 5,1 g Ballaststoffe; 297 mg Natrium; 125 mg Kalzium; 2,1 mg Eisen; 4.1 mg Vitamin C; 2.188 µg (2,2 mg) Beta-Carotin; 0,7 mg Vitamin E

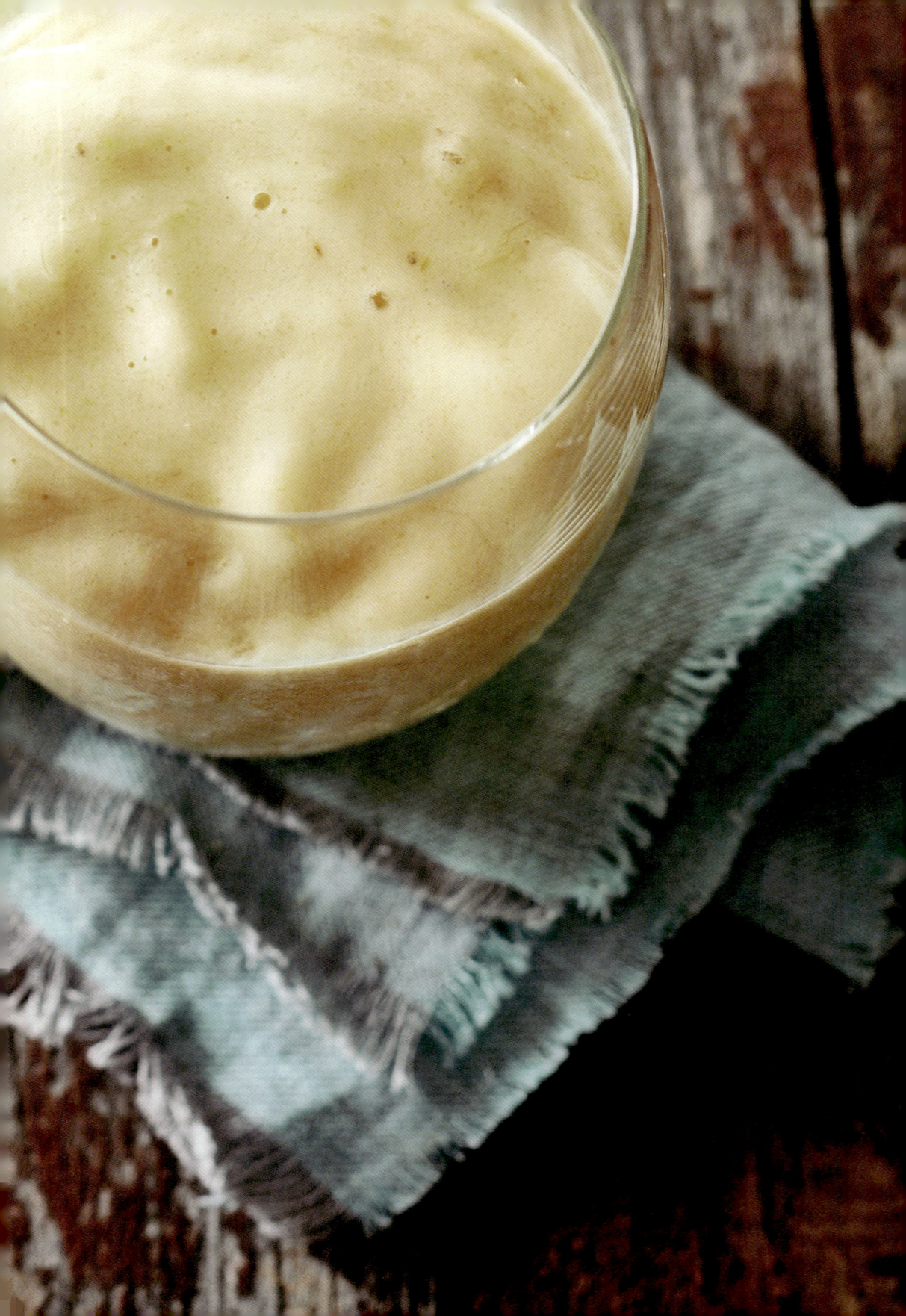

SMOOTHIES

Heidelbeer-Smoothie

ERGIBT 2 PORTIONEN

Smoothies sind eine großartige und köstliche Art, mehr gesundes Obst auf Ihren Tisch und in Ihren Bauch zu bringen. Gefrorene Beeren finden Sie in den allermeisten Supermärkten und Bioläden. Wenn Sie Beeren selbst einfrieren möchten, waschen Sie sie gut, lassen Sie sie abtropfen und trocken werden und geben Sie sie mit ausreichend Luft und Platz dazwischen in Gefrierbeutel oder tiefkühlgeeignete Behälter. Wenn Sie Smoothies lieber so dick mögen, dass Sie sie löffeln können, verwenden Sie nur eine minimale Menge Sojamilch beim Pürieren. Mögen Sie sie lieber dünnflüssiger, geben Sie einfach etwas mehr Sojamilch hinzu.

ZUTATEN

230 g	gefrorene Heidelbeeren
150 g	gefrorene Bananenstücke (siehe Hinweis unten)
125–250 ml	mit Vitaminen, essenziellen Fettsäuren oder Kalzium angereicherte Soja- oder andere Pflanzenmilch
1 EL	Apfelsaftkonzentrat

ZUBEREITUNG

1. Alle Zutaten in einen Mixer geben und glatt pürieren. Den Mixer ab und zu ausstellen und die Mixerinnenseiten mit einem Teigschaber nach unten frei schaben, um nicht pürierte größere Fruchtteile in Richtung Klingen zu schieben.
2. Heidelbeer-Smoothie am besten sofort servieren. Reste können bis zu 1 Tag im Kühlschrank aufbewahrt oder bis zu 1 Woche eingefroren werden. Vor dem Genuss noch einmal durchmixen.

PRO PORTION: 213 Kalorien; 1,9 g Fett; 0,3 g gesättigte Fette; 7,8 % Kalorien aus Fett; 0 mg Cholesterin; 4,3 g Protein; 50 g Kohlenhydrate; 31,1 g Zucker; 6,8 g Ballaststoffe; 40 mg Natrium; 91 mg Kalzium; 1,4 mg Eisen; 23,6 mg Vitamin C; 75 µg Beta-Carotin; 1,9 mg Vitamin E

Bananen einfrieren: Gefrorenes Obst, insbesondere Bananen, macht Ihre Smoothies schön dick und cremig, ohne Fett hinzuzufügen. Verwenden Sie Bananen mit braunen Flecken, da sie dann erst richtig reif und süß sind. Schälen Sie sie, brechen Sie sie in etwa 3 cm große Stücke und legen Sie sie zum Einfrieren auf ein kleines Blech oder ein Brett. Wenn die Stücke tiefgefroren sind, geben Sie sie in Gefrierbeutel oder in einen tiefkühlgeeigneten Behälter und bewahren Sie sie bis zu 3 Monate im Tiefkühlfach auf.

Grüner Gute-Laune-Smoothie

ERGIBT 4 PORTIONEN

Spirulina ist ein antioxidantien- und sehr nährstoffreiches Pulver, das aus blaugrünen Algen hergestellt wird. Es wirkt sich nicht auf den Geschmack dieses köstlichen Frucht-Smoothies aus, verleiht ihm aber eine wunderschöne grüne Farbe.

ZUTATEN

250 ml	ungesüßter Ananassaft
250 ml	mit Vitaminen, essenziellen Fettsäuren oder Kalzium angereicherte Vanille-, Soja- oder andere Pflanzenmilch
1	frische oder gefrorene Banane (siehe Hinweis Seite 134)
10	gefrorene Pfirsichspalten
2 EL	frische oder gefrorene entsteinte Kirschen oder Himbeeren
1 EL	Spirulinapulver
2 TL	Ahornsirup (optional)
	Eiswürfel je nach Bedarf (zum Kühlen und Verdicken)

ZUBEREITUNG

1. Alle Zutaten in einen Mixer geben und glatt pürieren. Den Mixer ab und zu ausstellen und die Mixerinnenseiten mit einem Teigschaber nach unten frei schaben, um nicht pürierte größere Fruchtteile in Richtung Klingen zu schieben.

2. Den Smoothie am besten sofort servieren. Reste können bis zu 1 Tag im Kühlschrank aufbewahrt oder bis zu 1 Woche lang eingefroren werden. Vor dem Genuss noch einmal durchmixen.

PRO PORTION: 122 Kalorien; 1,2 g Fett; 0,2 g gesättigte Fette; 9 % Kalorien aus Fett; 0 mg Cholesterin; 4,3 g Protein; 24,9 g Kohlenhydrate; 16,7 g Zucker; 2,3 g Ballaststoffe; 38 mg Natrium; 95 mg Kalzium; 2,2 mg Eisen; 46,6 mg Vitamin C; 2.366 µg (2,4 mg) Beta-Carotin; 1,1 mg Vitamin E

Beerenmix-Smoothie

Gefrorene Beeren verleihen Smoothies nicht nur einen fruchtigen Geschmack und eine angenehme Kühle, sondern liefern Ihnen auch reichlich Ballaststoffe und eine ordentliche Portion krebsbekämpfender Inhaltsstoffe.

ZUTATEN

125 g	gefrorene gemischte Beeren
250 ml	mit Vitaminen, essenziellen Fettsäuren oder Kalzium angereicherte Vanille-, Soja- oder andere Pflanzenmilch
1	frische oder gefrorene Banane (siehe **Seite 134**)
1 EL	Ahornsirup (optional)
2 EL	mit Kalzium angereichertes Orangensaftkonzentrat

ZUBEREITUNG

1. Alle Zutaten in einen Mixer geben und glatt pürieren. Den Mixer ab und zu ausstellen und die Mixerinnenseiten mit einem Teigschaber nach unten frei schaben, um nicht pürierte größere Fruchtteile in Richtung Klingen zu schieben.
2. Den Smoothie am besten sofort servieren. Reste können bis zu 1 Tag im Kühlschrank aufbewahrt oder bis zu 1 Woche lang eingefroren werden. Vor dem Genuss noch einmal durchmixen.

PRO PORTION: 107 Kalorien; 1,4 g Fett; 0,2 g gesättigte Fette; 11,5 % Kalorien aus Fett; 0 mg Cholesterin; 3,3 g Protein; 22,3 g Kohlenhydrate; 12,9 g Zucker; 3,7 g Ballaststoffe; 36 mg Natrium; 130 mg Kalzium; 1 mg Eisen; 33,1 mg Vitamin C; 24 µg Beta-Carotin; 1,3 mg Vitamin E

Orange Julius

Dieser kühle, cremige Drink ist nicht so süß wie das Originalrezept, das in den späten 1920ern durch Julius Freed und seinen Orangensaft-Stand in Los Angeles populär und bald in den gesamten USA bekannt wurde.

ZUTATEN

250 ml	mit Vitaminen, essenziellen Fettsäuren oder Kalzium angereicherte Soja- oder andere Pflanzenmilch
125 ml	mit Kalzium angereichertes Orangensaftkonzentrat
½	gefrorene Banane, in Stücke geschnitten oder gebrochen (optional, siehe Hinweis **Seite 134**)
5	Eiswürfel
1 TL	Vanilleextrakt

ZUBEREITUNG

1. Alle Zutaten in den Mixer geben und glatt und schaumig pürieren.
2. Den Orange Julius am besten sofort servieren. Reste können bis zu 1 Tag im Kühlschrank aufbewahrt oder bis zu 1 Woche lang eingefroren werden. Vor dem Genuss noch einmal durchmixen.

PRO PORTION: 212 Kalorien; 2,3 g Fett; 0,3 g gesättigte Fette; 9,5 % Kalorien aus Fett; 0 mg Cholesterin; 6,3 g Protein; 42,6 g Kohlenhydrate; 33,7 g Zucker; 2,7 g Ballaststoffe; 73 mg Natrium; 502 mg Kalzium; 1,6 mg Eisen; 100,9 mg Vitamin C; 53 µg Beta-Carotin; 2,2 mg Vitamin E

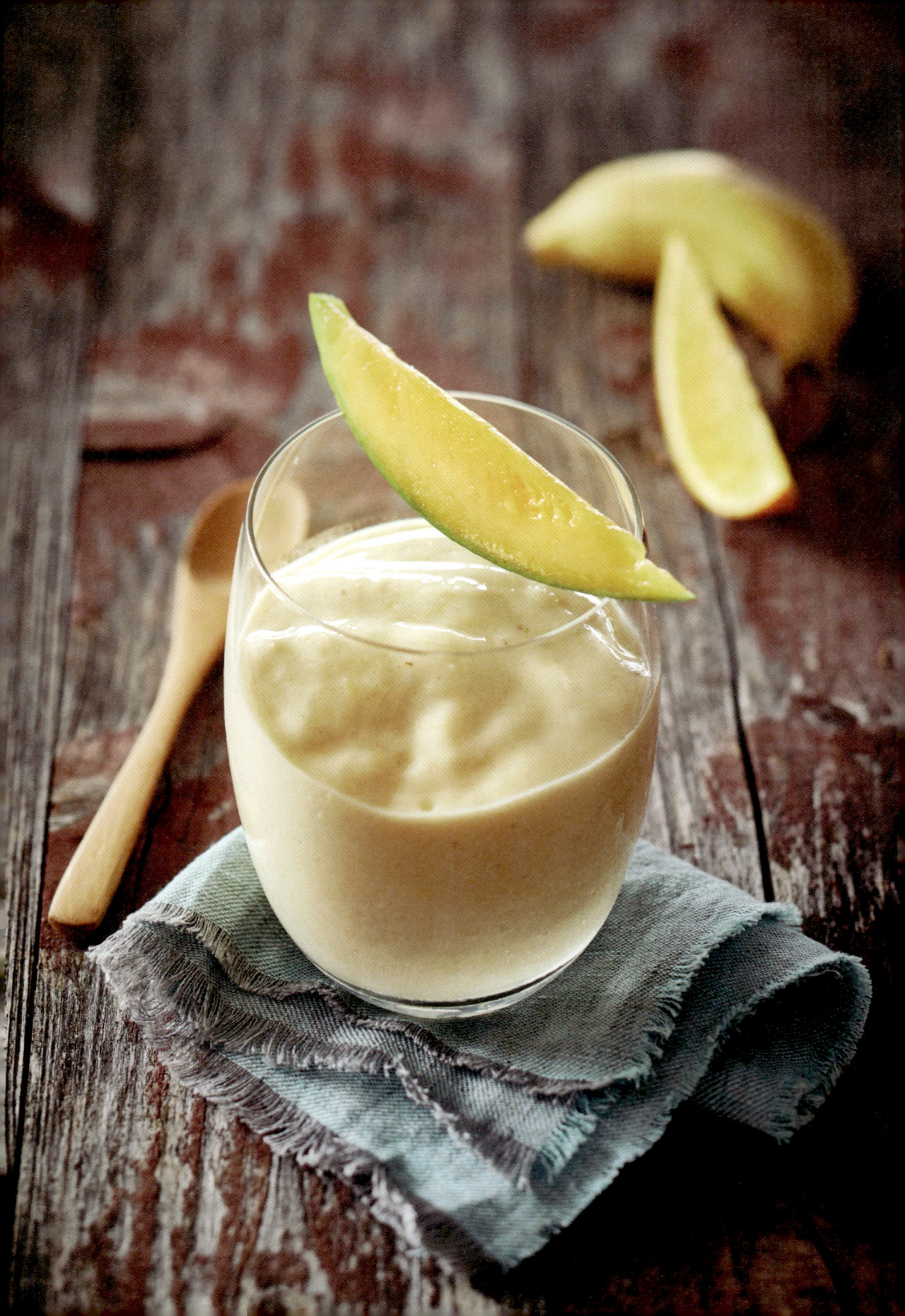

Tropical Freeze

Püriertes gefrorenes Obst ist ein himmlisches Dessert und kommt ganz ohne das Fett oder den raffinierten Zucker aus, der normalerweise in Eiscreme steckt. Suchen Sie in Ihrem Supermarkt nach gefrorenen Mangostücken oder frieren Sie einfach selbst frische, klein geschnittene Mangos ein.

ZUTATEN

1	Orange (am besten Navel), geschält
150 g	gefrorene Bananenstücke (siehe **Seite 134)**
150 g	gefrorene Mangostücke
125– 250 ml	mit Vitaminen, essenziellen Fettsäuren oder Kalzium angereicherte Soja- oder Reismilch

ZUBEREITUNG

1. Orange halbieren und alle Kerne entfernen. Zusammen mit den Bananen- und Mangostücken und der Sojamilch in den Mixer geben. 2 bis 3 Minuten zu einem dicken glatten Smoothie pürieren.
2. Den Smoothie am besten sofort servieren. Reste können bis zu 1 Tag im Kühlschrank aufbewahrt oder bis zu 1 Woche lang eingefroren werden. Vor dem Genuss noch einmal durchmixen.

PRO PORTION: 123 Kalorien; 1 g Fett; 0,2 g gesättigte Fette; 7,6 % Kalorien aus Fett; 0 mg Cholesterin; 2,7 g Protein; 28,7 g Kohlenhydrate; 17,9 g Zucker; 3,7 g Ballaststoffe; 25 mg Natrium; 76 mg Kalzium; 0,7 mg Eisen; 42,9 mg Vitamin C; 289 µg Beta-Carotin; 1,3 mg Vitamin E

Grüner-Tee-Smoothie

Grüner Tee enthält Polyphenole und Katechine. Beide Inhaltsstoffe sind für ihre krebsbekämpfende Wirkung bekannt.

ZUTATEN

200 g	gefrorene Erd-, Heidel- oder Himbeeren
180 ml	mit Vitaminen, essenziellen Fettsäuren oder Kalzium angereicherte Soja- oder andere Pflanzenmilch
1	gefrorene Banane (siehe **Seite 134**)
125 ml	gebrauter grüner Tee, gekühlt oder eiskalt
125 ml	Cranberry- oder Granatapfelsaft

ZUBEREITUNG

1. Alle Zutaten in einen Mixer geben und glatt pürieren. Den Mixer ab und zu ausstellen und die Mixerinnenseiten mit einem Teigschaber nach unten frei schaben, um nicht pürierte größere Fruchtteile in Richtung Klingen zu schieben.
2. Den Smoothie am besten sofort servieren. Reste können bis zu 1 Tag im Kühlschrank aufbewahrt oder bis zu 1 Woche lang eingefroren werden. Vor dem Genuss noch einmal durchmixen.

PRO PORTION: 195 Kalorien; 1,9 g Fett; 0,3 g gesättigte Fette; 8,9 % Kalorien aus Fett; 0 mg Cholesterin; 4,6 g Protein; 43,7 g Kohlenhydrate; 24,8 g Zucker; 6 g Ballaststoffe; 59 mg Natrium; 144 mg Kalzium; 2,4 mg Eisen; 88,7 mg Vitamin C; 64 µg Beta-Carotin; 1,9 mg Vitamin E

Erdbeer-Smoothie

ERGIBT 2 PORTIONEN

Am besten schmecken frische Erdbeeren, wenn die Erdbeersaison gerade ihren Höhepunkt hat. Kaufen Sie dann gleich welche auf Vorrat, um sie einzufrieren. Das geht ganz einfach: Sie müssen nur die grünen Blütenkelche entfernen und können die Erdbeeren dann zum Einfrieren direkt in Gefrierbeutel geben. Tiefgekühlt halten sich Erdbeeren bis zu 6 Monate lang. Sie können tiefgekühlte Erdbeeren aber auch in den allermeisten Supermärkten kaufen.

ZUTATEN

250–375 ml	mit Vitaminen, essenziellen Fettsäuren oder Kalzium angereicherte Soja- oder andere Pflanzenmilch
150 g	gefrorene Bananenstücke (siehe **Seite 134**)
125 g	gefrorene Erdbeeren
2 EL	Apfelsaftkonzentrat
½ TL	Vanilleextrakt (optional)

ZUBEREITUNG

1. Alle Zutaten in einen Mixer geben und glatt pürieren. Den Mixer ab und zu ausstellen und die Mixerinnenseiten mit einem Teigschaber nach unten frei schaben, um nicht pürierte größere Fruchtteile in Richtung Klingen zu schieben.
2. Den Smoothie am besten sofort servieren. Reste können bis zu 1 Tag im Kühlschrank aufbewahrt oder bis zu 1 Woche lang eingefroren werden. Vor dem Genuss noch einmal durchmixen.

PRO PORTION: 198 Kalorien; 2,6 g Fett; 0,4 g gesättigte Fette; 12 % Kalorien aus Fett; 0 mg Cholesterin; 5,9 g Protein; 41,3 g Kohlenhydrate; 23,7 g Zucker; 5,6 g Ballaststoffe; 76 mg Natrium; 175 mg Kalzium; 2,1 mg Eisen; 72,3 mg Vitamin C; 28 µg Beta-Carotin; 2,1 mg Vitamin E

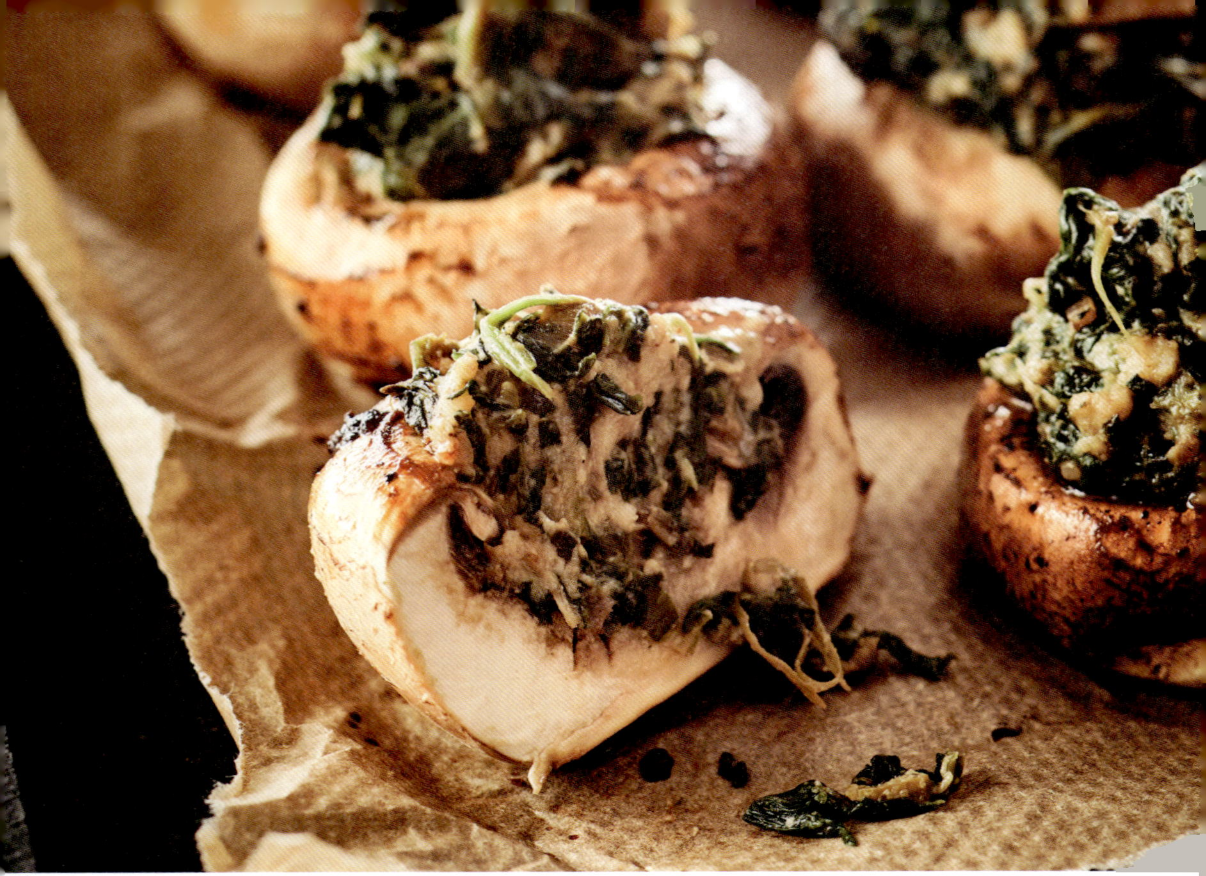

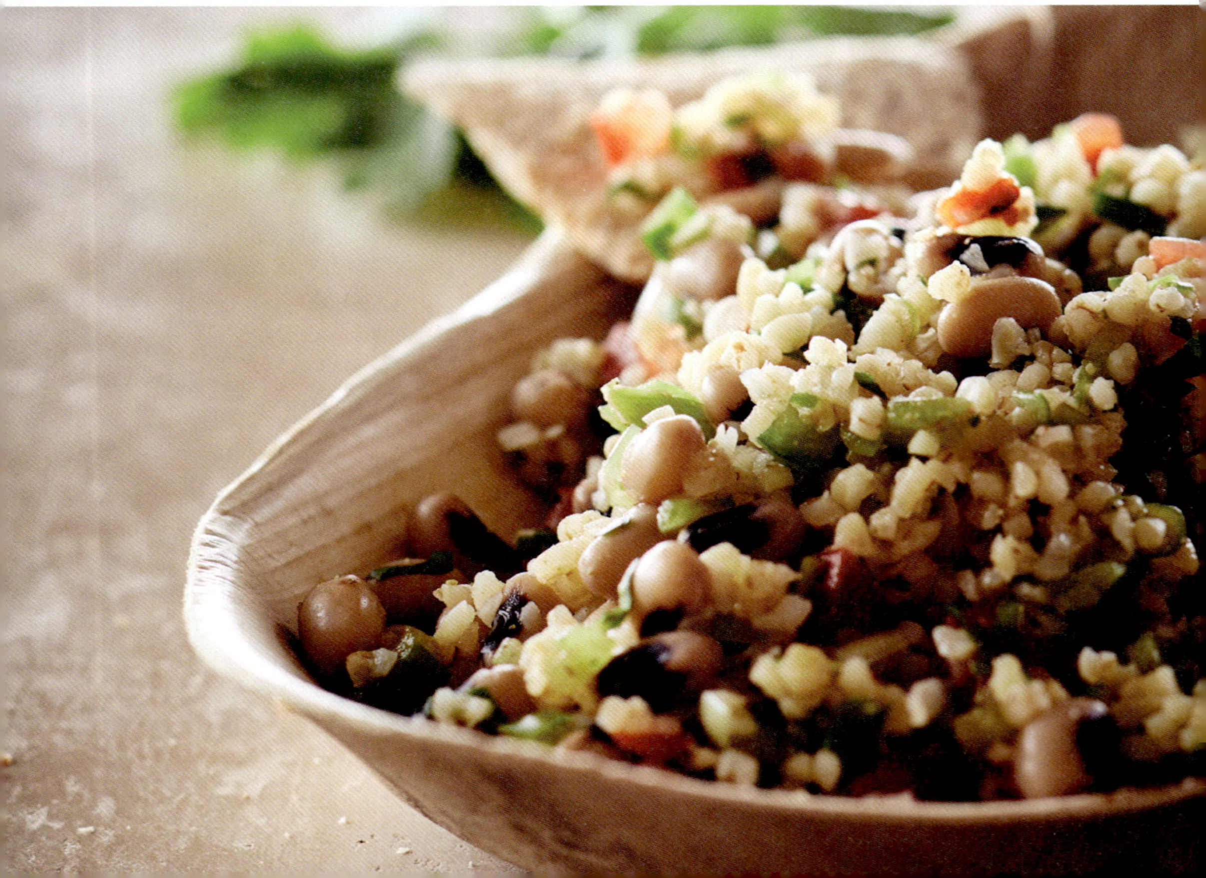

VORSPEISEN

Gebackene Tortilla-Chips

Fettfreie gebackene Chips sind mit einer Grundlage aus fertigen Maistortillas von guter Qualität im Handumdrehen gemacht. Sehr dünne Tortillas werden zu besonders leichten und knusprigen Chips.

ZUTATEN

6–8 EL	Limettensaft, frisch gepresst
½ TL	Chilipulver
¼ TL	Kreuzkümmel, gemahlen
12	Maistortillas oder alternativ Vollkornweizentortillas
¼ TL	Salz (optional)

ZUBEREITUNG

1. Ofen auf 180 °C vorheizen.
2. In einer kleinen Auflaufform Limettensaft, Chilipulver und Kreuzkümmel verrühren. Jede ganze Tortilla einzeln in die Mischung tunken und danach übereinander auf ein Schneidebrett legen. Mit einem großen Messer den Tortillastapel in Sechstel schneiden.
3. Tortillaecken mit etwas Abstand zueinander auf ein mit Backpapier ausgelegtes Backblech legen und auf Wunsch mit Salz bestreuen. 10 bis 15 Minuten backen, bis die Tortillas knusprig und an den Rändern gebräunt sind. Während des Backens immer wieder nachschauen, da sie schnell ankohlen können. Aus dem Ofen nehmen und abkühlen lassen.
4. Diese Chips sind am knusprigsten, wenn sie noch am selben Tag gegessen werden. In einem luftdichten Behälter halten sich Reste bis zu 1 Woche lang.

PRO PORTION: 138 Kalorien, 1,6 g Fett; 0,2 g gesättigte Fette; 10,6 % Kalorien aus Fett; 0 mg Cholesterin; 3,6 g Protein; 29,4 g Kohlenhydrate; 1,6 g Zucker; 3,5 g Ballaststoffe; 103 mg Natrium; 109 mg Kalzium; 1 mg Eisen; 4,9 mg Vitamin C; 41 µg Beta-Carotin; 0,2 mg Vitamin E

Schwarze-Bohnen-Dip

ERGIBT 6 PORTIONEN

Dieser einfache Bohnen-Dip lässt sich vielseitig verwenden und ist praktisch fettfrei. Ein niedriger Fettkonsum ist wichtig, um die Hormone in einem gesunden Bereich zu halten und dadurch das Brust- und Prostatakrebsrisiko zu verringern. Der optionale Kreuzkümmel verleiht diesem Dip zusätzliches Aroma und steuert noch mehr Antioxidantien bei. Genießen Sie ihn mit rohen Gemüsestiften, als Kräckeraufstrich oder Sandwichfüllung.

ZUTATEN

250 g	schwarze Bohnen, selbst gekocht oder aus der Dose, gespült und abgetropft
250 ml	Salsa
½ TL	Kreuzkümmel, gemahlen (optional)

ZUBEREITUNG

1. Bohnen, Salsa und auf Wunsch Kreuzkümmel in einen Mixer oder in eine Küchenmaschine geben und glatt pürieren. Je nach Bedarf pausieren und die Mixerinnenseiten mit einem Teigschaber nach unten frei schaben.
2. Im Kühlschrank hält sich der Dip in einem geschlossenen Behälter bis zu 3 Tage.

PRO PORTION: 81 Kalorien; 0,4 g Fett; 0,1 g gesättigte Fette; 4,2 % Kalorien aus Fett; 0 mg Cholesterin; 4,7 g Protein; 15,4 g Kohlenhydrate; 2,7 g Zucker; 3,8 g Ballaststoffe; 280 mg Natrium; 47 mg Kalzium; 1,6 mg Eisen; 6,4 mg Vitamin C; 172 µg Beta-Carotin; 0,6 mg Vitamin E

Bunte Mais-Salsa

Der Mais bringt die Ballaststoffe, die Zwiebeln sorgen für die Allylsulfide und die Tomaten für Lycopen. Alle diese gesunden Inhaltsstoffe haben eine krebsbekämpfende Wirkung. Genießen Sie diesen Dip mit gebackenen Chips, als Burrito-Zutat oder als Topping auf einem Salat aus grünem Blattgemüse.

ZUTATEN

200 g	frische oder gefrorene Maiskörner
2	Tomaten, gewürfelt
150 g	grüne Paprika, gewürfelt
150 g	orange Paprika, gewürfelt
½	Zwiebel, gehackt
3–4 EL	Limettensaft, frisch gepresst
3 EL	Reis- oder Apfelessig
10	frische Basilikumblätter, in dünne Streifen geschnitten

ZUBEREITUNG

1. Frischen Mais 3 Minuten in kochendem Wasser blanchieren und dann sofort unter kaltem Wasser abspülen, damit der Biss erhalten bleibt. Gefrorenen, noch nicht ganz aufgetauten Mais entweder 2 Minuten in kochendem Wasser blanchieren, abgießen und mit kaltem Wasser abspülen, oder in der Mikrowelle komplett auftauen.
2. Alle Zutaten in eine große Schüssel geben, vermengen und 15 bis 20 Minuten durchziehen lassen, damit sich der volle Geschmack entfalten kann. In Raumtemperatur servieren.
3. Reste halten sich in einem verschlossenen Behälter im Kühlschrank bis zu 3 Tage.

Hinweis: Für ein optimales Aroma die gewünschte Menge der übrig gebliebenen Salsa vor dem Servieren auf Raumtemperatur erwärmen. Beim Zubereiten der Salsa im Voraus die Basilikumblätter erst 15 bis 20 Minuten vor dem Servieren unterheben, da Basilikum schnell oxidiert.

PRO PORTION: 13 Kalorien; 0,1 g Fett; 0 g gesättigte Fette; 7,5 % Kalorien aus Fett; 0 mg Cholesterin; 0,4 g Protein; 3 g Kohlenhydrate; 1,1 g Zucker; 0,5 g Ballaststoffe; 1 mg Natrium; 4 mg Kalzium; 0,1 mg Eisen; 13,6 mg Vitamin C; 88 µg Beta-Carotin; 0,1 mg Vitamin E; 352 µg Lycopen

Cremiger Spinat-Dip

ERGIBT 18 PORTIONEN

Dieser cremige, ballaststoffreiche Dip macht sich großartig bei Familientreffen oder Cocktail-Partys. Servieren Sie ihn mit rohen Gemüsestiften oder Vollkornbrotscheibchen.

ZUTATEN

320 g	Cannellini-Bohnen, selbst gekocht oder aus der Dose, gespült und abgetropft
60 ml	Wasser
900 g	Spinat, gehackt und gedünstet, oder 280 g tiefgekühlter Spinat, aufgetaut und abgegossen
125 ml	Salsa
1 EL	Universalwürzmittel (z. B. Maggi Fondor) oder Gemüsebrühpulver
1 EL	Zitronensaft, frisch gepresst
½ TL	Salz

ZUBEREITUNG

1. Bohnen und Wasser in eine Schüssel geben und mit einer Gabel zerdrücken und vermengen. Alternativ im Mixer oder in einer Küchenmaschine sämig pürieren. Restliche Zutaten einrühren und vor dem Servieren 1 Stunde im Kühlschrank kalt stellen.
2. Der Dip hält sich in einem verschlossenen Behälter im Kühlschrank bis zu 3 Tage.

PRO PORTION: 61 Kalorien; 0,3 g Fett; 0,1 g gesättigte Fette; 3,8 % Kalorien aus Fett; 0 mg Cholesterin; 4,2 g Protein; 11,3 g Kohlenhydrate; 1 g Zucker; 2,9 g Ballaststoffe; 410 mg Natrium; 62 mg Kalzium; 1,6 mg Eisen; 3,9 mg Vitamin C; 1.552 µg (1,6 mg) Beta-Carotin; 1,1 mg Vitamin E

Gefüllte Champignons

ERGIBT 20 GEFÜLLTE CHAMPIGNONS (5 PORTIONEN)

Gefüllte Champignons sind perfekte Partyhäppchen: Sie lassen sich leicht im Voraus zubereiten und bei Raumtemperatur servieren oder aber kurz vorher aufwärmen. Pilze sind reich an Ballaststoffen, die das Immunsystem stärken.

ZUTATEN

180 ml	Wasser
50 g	Hirse, gespült
150 g	frischer Spinat, entstielt und gehackt, oder 280 g gefrorener gehackter Spinat, aufgetaut und abgetropft
2 EL	rohe Cashewkerne oder 2 TL Cashewbutter
2 TL	Zwiebelpulver
¾ TL	Salz
½ TL	Knoblauchpulver

1 EL	Sojasoße
1 EL	Balsamicoessig
2	Knoblauchzehen, fein gehackt oder zerdrückt
20	große Champignons, geputzt und entstielt
2	Frühlingszwiebeln, in dünne Ringe geschnitten
1 TL	getrocknetes Basilikum
1 EL	Sesamsamen, roh oder geröstet

ZUBEREITUNG

1. Wasser und Hirse in einen kleinen Stieltopf geben und zum Kochen bringen. Flamme herunterstellen, abdecken und 30 Minuten köcheln lassen, bis das Wasser vollständig absorbiert ist.

2. Spinat in ein großes Sieb geben und so viel Flüssigkeit wie möglich herausdrücken.

3. Hirse, Cashewkerne, Zwiebelpulver, Salz und Knoblauchpulver in einen Mixer geben und 2 Minuten auf höchster Stufe pürieren, bis die Mischung cremig ist. Den Mixer ab und zu ausstellen und die Mixerinnenseiten mit einem Teigschaber nach unten frei schaben. Beiseitestellen.

4. Sojasoße und Essig in einer beschichteten Pfanne erwärmen. Wenn die Mischung beginnt, Bläschen zu bilden, den Knoblauch hinzufügen und 1 Minute auf mittlerer Flamme unter Rühren braten, bis der Knoblauch weicher ist. Pilzkappen mit der Oberseite nach unten in die Pfanne legen. Pfanne abdecken und die Pilze 3 Minuten auf mittlerer bis hoher Flamme schmoren, bis sie gebräunt sind. Pilze wenden und weitere 3 Minuten schmoren. Aus der Pfanne nehmen, auf einen Teller legen und beiseitestellen.

5. In die ungewaschene Pfanne Spinat, Frühlingszwiebeln und Basilikum geben. 2 Minuten unter Rühren braten, bis der Spinat sehr trocken ist. Hirsemischung und Sesamsamen hinzufügen und unter ständigem Rüh-

ren braten, bis die Mischung eingedickt und vollständig durchgewärmt ist. In die Pilzkappen füllen und warm oder in Raumtemperatur servieren.

6. Übrig gebliebene Pilze halten sich in einem verschlossenen Behälter im Kühlschrank bis zu 2 Tage. Zum Erwärmen in eine Auflaufform legen und bei 180 °C ca. 12 Minuten im Ofen aufwärmen.

PRO PORTION: 127 Kalorien; 3,6 g Fett; 0,6 g gesättigte Fette; 25,4 % Kalorien aus Fett; 0 mg Cholesterin; 5,9 g Protein; 20,1 g Kohlenhydrate; 1,6 g Zucker; 4,8 g Ballaststoffe; 577 mg Natrium; 95 mg Kalzium; 3 mg Eisen; 5,9 mg Vitamin C; 2.750 µg (2,8 mg) Beta-Carotin; 1,4 mg Vitamin E

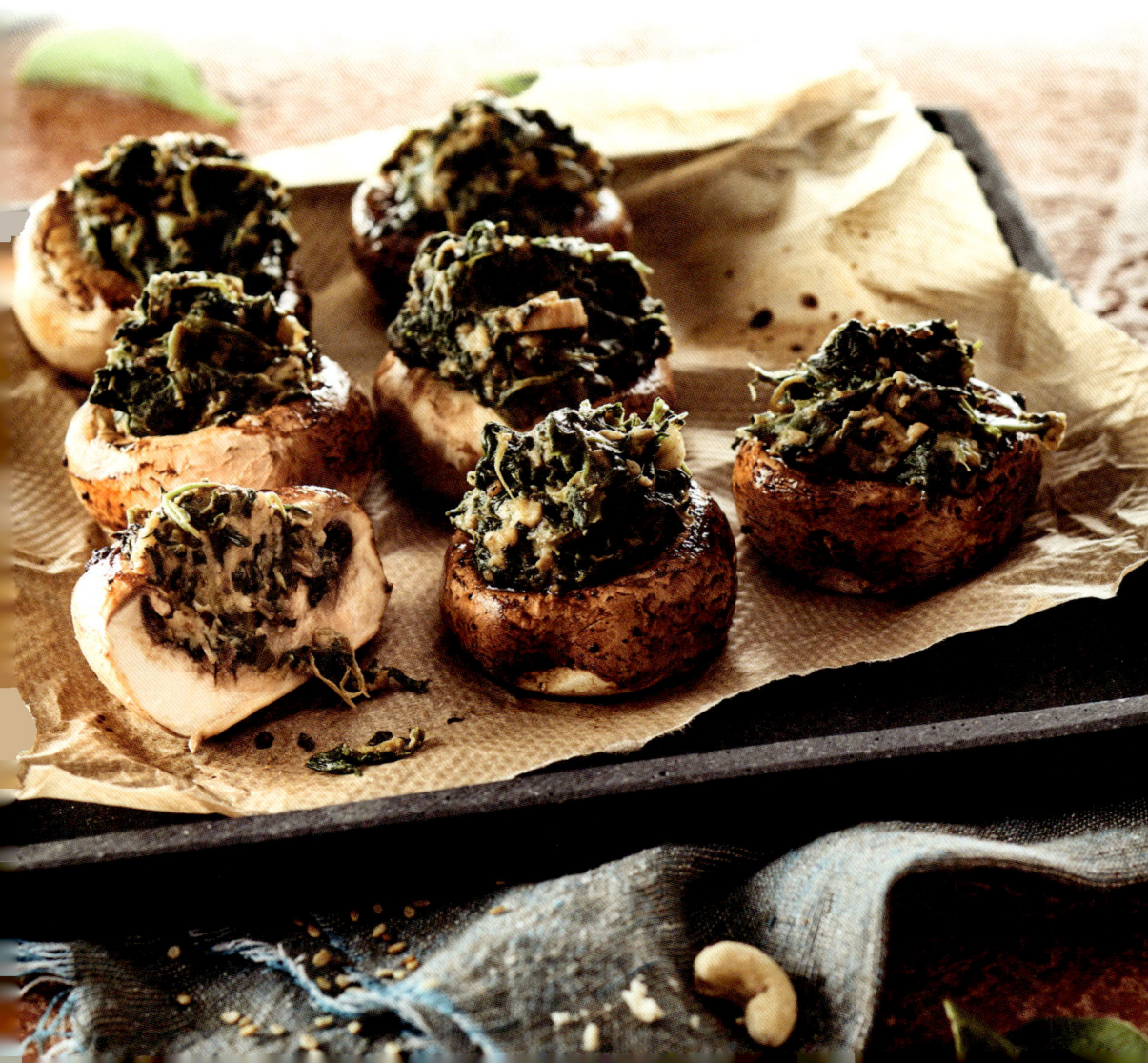

Fettarme Guacamole

Die Erbsen in dieser Guacamole verringern den Gesamtfettgehalt und sorgen dafür, dass sie noch mehr krebsbekämpfende Ballaststoffe enthält. Ballaststoffe helfen dem Körper dabei, überschüssiges Cholesterin und krebserregende Substanzen loszuwerden, die andernfalls wieder in die Blutbahn übergehen würden. Trotz der hinzugefügten Erbsen stammt bei dieser Guacamole ein guter Teil ihrer Kalorien aus Fett. Dennoch ist der Gesamtfett- und Kaloriengehalt recht niedrig. Wenn Sie sie mit gebackenen Chips und im Rahmen einer fettarmen, pflanzen-basierten Ernährung essen, bleiben Sie im grünen Bereich des empfohlenen Fettverzehrs.

ZUTATEN

170 g	grüne Erbsen, frisch oder aus der Dose, gespült und abgetropft	1 EL	frisches Koriandergrün, fein gehackt (optional)
1	reife Avocado	1	Knoblauchzehe, fein gehackt oder zerdrückt
125 ml	Salsa	½ TL	Kreuzkümmel, gemahlen
3 EL	Zitronensaft, frisch gepresst	¼ TL	Salz
1	Frühlingszwiebel, in dünne Ringe geschnitten (optional)	¼ TL	gemahlener schwarzer Pfeffer

ZUBEREITUNG

1. Frische oder gefrorene Erbsen 2 Minuten in kochendem Wasser blanchieren, damit sie weich werden. Abgießen und sofort mit kaltem Wasser abspülen, damit sie bissfest bleiben.
2. Avocado zum Halbieren einmal längs rundherum einschneiden. Seiten in entgegengesetzter Richtung drehen, um die Hälften voneinander zu lösen. Fruchtfleisch und Kern mit einem Löffel herausheben. Für eine stückigere Guacamole die Avocado und die Erbsen mit einer Gabel zerdrücken und vermengen. Für eine cremigere Version Avocado und Erbsen in der Küchenmaschine pürieren. Salsa, Zitronensaft, auf Wunsch Frühlingszwiebelringe und Koriander, Knoblauch und Kreuzkümmel hinzufügen und gut verrühren. Mit Salz und Pfeffer nach Geschmack würzen.
3. Guacamole schmeckt am besten, wenn sie noch am selben Tag gegessen wird. Reste sofort mit Klarsichtfolie abdecken, damit die Guacamole nicht braun wird. Die Guacamole hält sich in einem luftdicht verschließbaren Behälter im Kühlschrank 1 Tag.

PRO PORTION: 45 Kalorien; 2,7 g Fett; 0,4 g gesättigte Fette; 53,5 % Kalorien aus Fett; 0 mg Cholesterin; 1,3 g Protein; 4,9 g Kohlenhydrate; 1,3 g Zucker; 2,1 g Ballaststoffe; 227 mg Natrium; 12 mg Kalzium; 0,5 mg Eisen; 6,1 mg Vitamin C; 118 µg Beta-Carotin; 0,5 mg Vitamin E

Mango-Salsa

ERGIBT CA. 500 MILLILITER (8 PORTIONEN)

Die Mango steuert dieser erfrischenden Salsa eine gesunde Portion Beta-Carotin bei. Beta-Carotin ist ein wirkungsstarkes Antioxidans, das vor der Zerstörungskraft freier Radikale schützt. Es kommt größtenteils in orangem Obst und Gemüse vor. Servieren Sie diese farbenfrohe Salsa mit Schwarze-Bohnen-Chili (Seite 162) und Gebackenen Tortilla-Chips (Seite 144).

ZUTATEN

1	große Mango oder 140 g gefrorene Mangostücke, aufgetaut und gewürfelt
1	große Tomate, entkernt (optional) und gewürfelt
2 EL	frisches Koriandergrün, fein gehackt
3 EL	Limettensaft, frisch gepresst
1 EL	Jalapeño-Chilischote, fein gehackt, oder ½ TL Chiliflocken
¼ TL	Salz

ZUBEREITUNG

1. Die Mango schälen und das Fruchtfleisch mit einem scharfen Messer um den Kern herum abschneiden. Fruchtfleisch in ca. 0,5 cm große Würfel schneiden. Alternativ die »Igel-Methode« zum Aufschneiden anwenden (siehe Infokasten). Mangowürfel in eine mittelgroße Schüssel geben.
2. Restliche Zutaten in die Schüssel geben und alles gut vermengen. Salsa 15 Minuten durchziehen lassen, damit sich die Aromen voll entfalten können.
3. Salsareste halten sich in einem verschlossenen Behälter im Kühlschrank bis zu 1 Tag lang.

Variation: Für eine Pfirsich-Salsa statt der Mango einen großen Pfirsich verwenden.

PRO PORTION: 26 Kalorien; 0,2 g Fett; 0 g gesättigte Fette; 5,3 % Kalorien aus Fett; 0 mg Cholesterin; 0,4 g Protein; 6,7 g Kohlenhydrate; 4,8 g Zucker; 0,9 g Ballaststoffe; 77 mg Natrium; 6 mg Kalzium; 0,1 mg Eisen; 13,5 mg Vitamin C; 271 µg Beta-Carotin; 0,5 mg Vitamin E

Mangos mit der »Igel-Methode« schneiden: Eine Mango hat zwei eher flache längliche Seiten und zwei abgerundete Enden. Das Fruchtfleisch auf jeder Seite jeweils längs mit einem scharfen Messer vom Kern schneiden. Dabei nahe der Mitte und am Kern entlangschneiden. Die zwei abgeschnittenen ovalen Fruchtfleischhälften vorsichtig gitterartig mit dem Messer bis zur Schale einschneiden. Schale dabei intakt lassen. Jetzt von unten die Schale so eindrücken, dass sich das Fruchtfleisch nach außen wölbt und die Mango einem Igel ähnelt. Die entstandenen Würfel vorsichtig von der Schale schneiden. Das noch am Kern haftende Fruchtfleisch herunterschneiden und ggf. von der Schale befreien.

Kartoffelschiffchen mit Spinatfüllung

Dieses Gericht ist eine gute Methode, übrig gebliebene gebackene oder gekochte Kartoffeln zum Star des Abends zu machen. Diese Kartoffelschiffchen passen besonders gut zu Schwarze-Bohnen-Chili (Seite 162). In diesem Rezept wird Hirse verwendet, ein Getreide, das reich an B-Vitaminen und Eisen ist.

ZUTATEN

375 ml Wasser	2 EL rohe Cashewkerne
50 g Hirse, gespült und abgetropft	1 TL Salz
4 mehligkochende Kartoffeln	¼ TL gemahlener schwarzer Pfeffer
500 g frischer Spinat, gehackt, oder	¼ TL Muskatnuss, gerieben
280 g gefrorener gehackter	1 EL Sesamsamen, geröstet
Spinat, aufgetaut und abgetropft	(optional)

ZUBEREITUNG

1. 250 ml Wasser und die Hirse in einen kleinen Stieltopf geben und zum Kochen bringen. Flamme niedrig stellen, abdecken und 30 bis 45 Minuten köcheln lassen, bis das gesamte Wasser absorbiert ist. (Je länger die Hirse gart, umso cremiger wird sie.) Beiseitestellen.
2. Kartoffeln backen, dämpfen oder in der Mikrowelle garen, bis sie weich sind und sich mit einem Messer einstechen lassen. Nach dem Abkühlen die Kartoffeln längs halbieren. Fruchtfleisch herauslöffeln und in eine Schüssel geben. Dabei einen mindestens 0,5 cm dicken Rand lassen. Ausgehöhlte Kartoffelhälften und Fruchtfleisch beiseitestellen.
3. Spinat dünsten, bis er weich ist. Gut abtropfen lassen.
4. Hirse, Cashewkerne, Salz, Pfeffer und Muskatnuss zusammen mit den restlichen 125 ml Wasser in einen Mixer geben. Auf höchster Stufe 2 Minuten zu einer glatten Masse pürieren. Den Mixer ab und zu ausstellen und die Mixerinnenseiten mit einem Teigschaber nach unten frei schaben.
5. Kartoffelfruchtfleisch in eine Pfanne geben und mit einem Holzlöffel in mundgerechte Stücke zerteilen. Spinat hinzufügen und das Gemüse auf mittlerer Flamme braten. Wenn die Mischung heiß ist, die Hirsemischung unterrühren. 2 bis 3 Minuten auf hoher Flamme braten, um die Mischung komplett durchzuwärmen und leicht einzudicken. In die bereitgestellten Kartoffelhälften löffeln und ggf. mit gerösteten Sesamsamen bestreuen.
6. Die Kartoffelschiffchen halten sich in einem verschlossenen Behälter im Kühlschrank bis zu 2 Tage. Vor dem Genuss im Ofen aufwärmen.

PRO PORTION: 124 Kalorien; 1,5 g Fett; 0,3 g gesättigte Fette; 10,8 % Kalorien aus Fett; 0 mg Cholesterin; 4,1 g Protein; 24,8 g Kohlenhydrate; 1,3 g Zucker; 3,4 g Ballaststoffe; 327 mg Natrium; 51 mg Kalzium; 1,7 mg Eisen; 8,8 mg Vitamin C; 1.700 µg (1,7 mg) Beta-Carotin; 0,9 mg Vitamin E

Hummus mit gerösteter roter Paprika

ERGIBT CA. 500 MILLILITER (8 PORTIONEN)

Hummus eignet sich wunderbar als Dip für Gemüsestifte oder als Aufstrich auf Pitabrot. Diese Version ist fettärmer als die meisten Varianten, die Sie kaufen können. Eine fettarme Ernährung ist wichtig, um das hormonabhängige Krebsrisiko zu verringern und das Immunsystem voll funktionsfähig zu halten. Für einen schnellen gesunden Snack lohnt es sich immer, Hummus und aufgeschnittene Rohkost oder Vollkornbrotscheiben im Haus zu haben.

ZUTATEN

- 270 g   Kichererbsen, selbst gekocht oder aus der Dose, gespült und abgetropft
- 75 g   geröstete rote Paprika, eingelegt und abgetropft
- 3   Frühlingszwiebeln, in Ringe geschnitten
- 60 ml   Zitronensaft, frisch gepresst
- 1 EL   Tahini
- 3   Knoblauchzehen, fein gehackt oder zerdrückt
- 1 TL   Kreuzkümmel, gemahlen
- ½ TL   gemahlener schwarzer Pfeffer
- 60 ml   Kichererbsenkochflüssigkeit oder Gemüsebrühe (optional)

ZUBEREITUNG

1. Kichererbsen, rote Paprika, Frühlingszwiebelringe, Zitronensaft, Tahini, Knoblauch, Kreuzkümmel und Pfeffer in eine Küchenmaschine oder in einen Mixer geben und glatt pürieren. Bohnenkochflüssigkeit oder Gemüse je nach Bedarf zugeben, um das Mixen zu vereinfachen und das Hummus cremiger zu machen.
2. Das Hummus hält sich in einem verschlossenen Behälter im Kühlschrank bis zu 3 Tage.

PRO PORTION: 80 Kalorien; 2,1 g Fett; 0,3 g gesättigte Fette; 23,3 % Kalorien aus Fett; 0 mg Cholesterin; 3,9 g Protein; 12,5 g Kohlenhydrate; 1,4 g Zucker; 2,8 g Ballaststoffe; 32 mg Natrium; 36 mg Kalzium; 1,6 mg Eisen; 23,5 mg Vitamin C; 299 µg Beta-Carotin; 0,4 mg Vitamin E

Geröstete Süßkartoffelstifte

Von dieser »Pommes«-Version werden Sie begeistert sein! Sie steckt voller krebs-bekämpfendem Beta-Carotin. Durch das Backen fällt zusätzliches Fett komplett weg.

ZUTATEN

2	mittlere Süßkartoffel (ungeschält), gewaschen, gebürstet und in Stifte oder Spalten geschnitten
¼ TL	Salz
¼ TL	Kreuzkümmel, gemahlen
¼ TL	Knoblauchpulver
⅛ TL	Zimtpulver
⅛ TL	gemahlener schwarzer Pfeffer

ZUBEREITUNG

1. Ofen auf 230 °C vorheizen. Ein Backblech mit Backpapier auslegen.
2. Süßkartoffelstifte, Salz, Kreuzkümmel, Knoblauchpulver, Zimt und schwarzen Pfeffer in einen Gefrierbeutel geben, verschließen und schütteln, bis die Süßkartoffeln von dem Gewürzmix überzogen sind.
3. Süßkartoffelstifte mit etwas Abstand zueinander auf das Backblech legen. 10 Minuten backen, wenden und weitere 10 Minuten backen, bis die Süßkartoffeln sehr weich sind.
4. Die gerösteten Süßkartoffelstifte schmecken am besten, wenn sie kurz nach dem Backen serviert werden. Sie halten sich in einem verschlossenen Behälter im Kühlschrank bis zu 3 Tage.

PRO PORTION: 53 Kalorien; 0,1 g Fett; 0 g gesättigte Fette; 2,1 % Kalorien aus Fett; 0 mg Cholesterin; 1, 2 g Protein; 12,1 g Gesamtkohlenhydrate; 4,8 g Zucker; 2 g Ballaststoffe; 106 mg Natrium; 24 mg Kalzium; 0,5 mg Eisen; 11,3 mg Vitamin C; 6.561 µg (6,6 mg) Beta-Carotin; 0,4 mg Vitamin E

Sojabohnen-Snack (Edamame)

Edamame ist der japanische Begriff für junge grüne Sojabohnen. Falls Sie diesen köstlichen und äußerst nährreichen Snack noch nie probiert haben, sollten Sie es unbedingt tun. Edamame werden frisch in Asialäden und Spezialitätengeschäften verkauft. Sie bekommen sie aber auch gefroren, entweder enthülst oder noch in der Bohnenhülse, in vielen Supermärkten und Naturkostläden. Sojabohnen sind fettreicher als jede andere Bohnenart, also genießen Sie diesen Snack am besten zusammen mit einer fettarmen Mahlzeit, um Ihren Gesamtfettkonsum niedrig zu halten.

ZUTATEN

1,5 L   Wasser
500 g   ungeschälte Edamame
½ TL   Salz (optional)

ZUBEREITUNG

1. Wasser in einen großen Topf geben und zum Kochen bringen. Edamame hineingeben und erneut zum Kochen bringen. Flamme leicht herunterstellen, Topf abdecken und Bohnen ca. 8 Minuten kochen, bis sie weich sind. Abgießen und auf Wunsch Salz darüberstreuen.
2. Edamame in eine dekorative Schüssel geben und einen Teller für die leeren Bohnenhülsen bereitstellen.
3. Übrig gebliebene Edamame halten sich in einem verschlossenen Behälter im Kühlschrank bis zu 3 Tage.

PRO PORTION: 100 Kalorien; 4,5 g Fett; 0,5 g gesättigte Fette; 40,9 % Kalorien aus Fett; 0 mg Cholesterin; 8,8 g Protein; 7,8 g Kohlenhydrate; 1 g Zucker; 3 g Ballaststoffe; 10 mg Natrium; 103 mg Kalzium; 1,8 mg Eisen; 12,1 mg Vitamin C; 67 µg Beta-Carotin; 0 mg Vitamin E

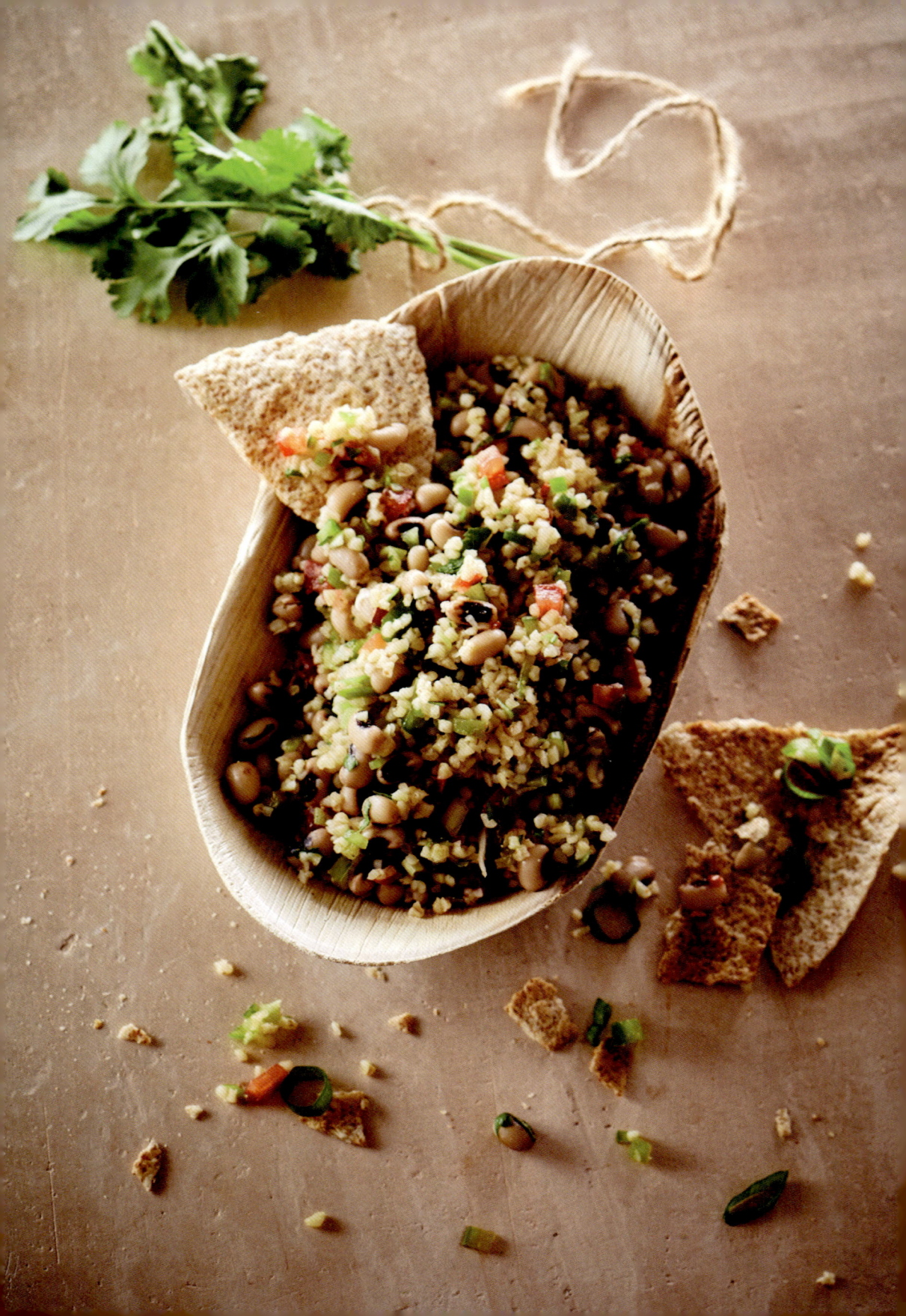

Texas-Kaviar

ERGIBT CA. 1 LITER (16 PORTIONEN)

Dieser bunte und knackige »Kaviar« steckt voller Ballaststoffe, ist sehr fettarm, komplett cholesterinfrei und ein wunderbarer Dip, der krebsbekämpfende Kräfte hat. Essen Sie ihn mit Gebackenen Tortilla-Chips, Pumpernickelscheibchen oder Vollkorn-Pitabrot.

ZUTATEN

90 g	Bulgur
¼ TL	Salz
250 ml	kochendes Wasser
320 g	Schwarzaugenbohnen, selbst gekocht oder aus der Dose, gespült und abgetropft
2	Tomaten, fein gehackt
1	grüne Paprika, fein gehackt
3	Frühlingszwiebeln, fein gehackt
2 EL	frisches Koriandergrün, fein gehackt
3 EL	Limettensaft, frisch gepresst
1–2	Chipotle-Chilischoten in Adobosoße, fein gehackt, oder ¼ TL Chiliflocken
1–2 TL	Adobosoße (von den Chilischoten; optional)
½ TL	Kreuzkümmel, gemahlen
¼ TL	Koriander, gemahlen

ZUBEREITUNG

1. Bulgur und Salz in eine Schüssel geben und vermischen. Kochendes Wasser zugießen, umrühren, abdecken und 25 Minuten ziehen lassen, bis der Bulgur weich ist. Überschüssiges Wasser abgießen.
2. Weichen Bulgur in eine große Schüssel geben. Restliche Zutaten hinzufügen und gut umrühren. Abschmecken und je nach Vorliebe mehr Salz, Limettensaft oder Adobosoße unterrühren. Vor dem Servieren mindestens 1 Stunde kalt stellen.
3. Übrig gebliebener Bulgur-Kaviar hält sich in einem verschlossenen Behälter im Kühlschrank bis zu 3 Tage.

PRO PORTION: 43 Kalorien; 0,2 g Fett; 0,1 g gesättigte Fette; 5 % Kalorien aus Fett; 0 mg Cholesterin; 2,2 Protein; 8.6 g Kohlenhydrate; 1 g Zucker; 2,1 g Ballaststoffe; 134 mg Natrium; 13 mg Kalzium; 0,8 mg Eisen; 10,1 mg Vitamin C; 117 µg Beta-Carotin; 0,2 mg Vitamin E

Knackige Gemüseröllchen

ERGIBT 40 STÜCK (10 PORTIONEN)

Diese Partybissen sind einfach und schnell gemacht. Sie können sie mit dem von Ihnen bevorzugten Bohnen-Dip und frischem Gemüse zubereiten. Das Beste daran: Kinder lieben sie! Nehmen Sie einen ganzen Wrap mit zur Arbeit – er ist wunderbar sättigend und randvoll mit krebsbekämpfenden Ballast- und vielen gesunden Nährstoffen.

ZUTATEN

250 ml fettarmer Bohnen-Dip oder Hummus

8 Vollkornweizentortillas

4 Karotten, gerieben

8 Salatblätter, 1 Handvoll Babyspinat oder 140 g Alfalfa- oder Bohnensprossen

ZUBEREITUNG

1. Bohnen-Dip oder Hummus dünn auf die Tortillas streichen. Karottenraspel und Salatblätter darübergeben. Jede Tortilla zu einem Wrap aufrollen und in gleichmäßigem Abstand mit 5 Zahnstochern fixieren. Jeweils in 5 Röllchen mit einem Zahnstocher in der Mitte schneiden.

2. Röllchen sofort servieren oder in einen luftdicht verschließbaren Behälter geben und über Nacht im Kühlschrank aufbewahren. Vor dem Servieren Raumtemperatur erreichen lassen, damit sich die Aromen entfalten können. Röllchen nicht länger als 1 Tag aufbewahren, da sonst die Tortilla aufweicht und der Salat welk wird.

Variation: Vor dem Aufrollen dünne Gurken- oder rote Paprikastifte hinzufügen.

PRO PORTION: 122 Kalorien; 2,8 g Fett; 0,3 g gesättigte Fette; 18 % Kalorien aus Fett; 0 mg Cholesterin; 5 g Protein; 20,6 g Kohlenhydrate; 1,5 g Zucker; 4,9 g Ballaststoffe; 251 mg Natrium; 27 mg Kalzium; 2 mg Eisen; 2,1 mg Vitamin C; 1.424 µg (1,4 mg) Beta-Carotin; 0,4 mg Vitamin E

Weißer-Bohnen-Aufstrich mit sonnengetrockneten Tomaten

Dieser unvergleichliche Aufstrich enthält kein zusätzliches Fett. Die sonnengetrockneten Tomaten verleihen ihm ein wunderbar rauchiges Aroma und steuern das krebsbekämpfende Antioxidans Lycopen bei. Streichen Sie ihn auf fettarmes Krustenbrot oder verwenden Sie ihn als Dip zusammen mit gebackenen Pitabrotchips.

ZUTATEN

6	sonnengetrocknete Tomaten (getrocknet, nicht in Öl eingelegt)
250 ml	kochendes Wasser
300 g	weiße Bohnen, selbst gekocht oder aus der Dose, gespült und abgetropft
1 TL	frischer Rosmarin, fein gehackt, oder 1 TL getrockneter Rosmarin, zerkrümelt
1 TL	Zitronensaft, frisch gepresst
2	Knoblauchzehen, fein gehackt oder zerdrückt, oder ½ TL Knoblauchpulver
½ TL	Salz
½ TL	getrockneter Salbei
125 ml	Bohnenkochflüssigkeit oder Gemüsebrühe (optional)

ZUBEREITUNG

1. Sonnengetrocknete Tomaten in eine hitzefeste Schüssel geben und kochendes Wasser darübergießen. Ca. 10 Minuten einweichen lassen, bis sie weich sind und sich mit dem Wasser vollgesogen haben. Abgießen, in dünne Streifen schneiden und beiseitestellen.

2. Bohnen, Rosmarin, Zitronensaft, Knoblauch, Salz und Salbei in einer Küchenmaschine glatt pürieren. Für eine cremigere Konsistenz etwas oder die gesamte Bohnenkochflüssigkeit oder Gemüsebrühe zugeben. Sonnengetrocknete Tomaten unterrühren. Abschmecken und bei Bedarf mehr Salz oder Zitronensaft einrühren.

3. Reste halten sich in einem verschlossenen Behälter im Kühlschrank bis zu 3 Tage.

PRO PORTION: 74 Kalorien; 0,2 g Fett; 0,1 g gesättigte Fette; 2,9 % Kalorien aus Fett; 0 mg Cholesterin; 5 g Protein; 13,6 g Kohlenhydrate; 0,9 g Zucker; 3,3 g Ballaststoffe; 381 mg Natrium; 49 mg Kalzium; 2 mg Eisen; 1,4 mg Vitamin C; 11 µg Beta-Carotin; 0,5 mg Vitamin E; 688 µg Lycopen

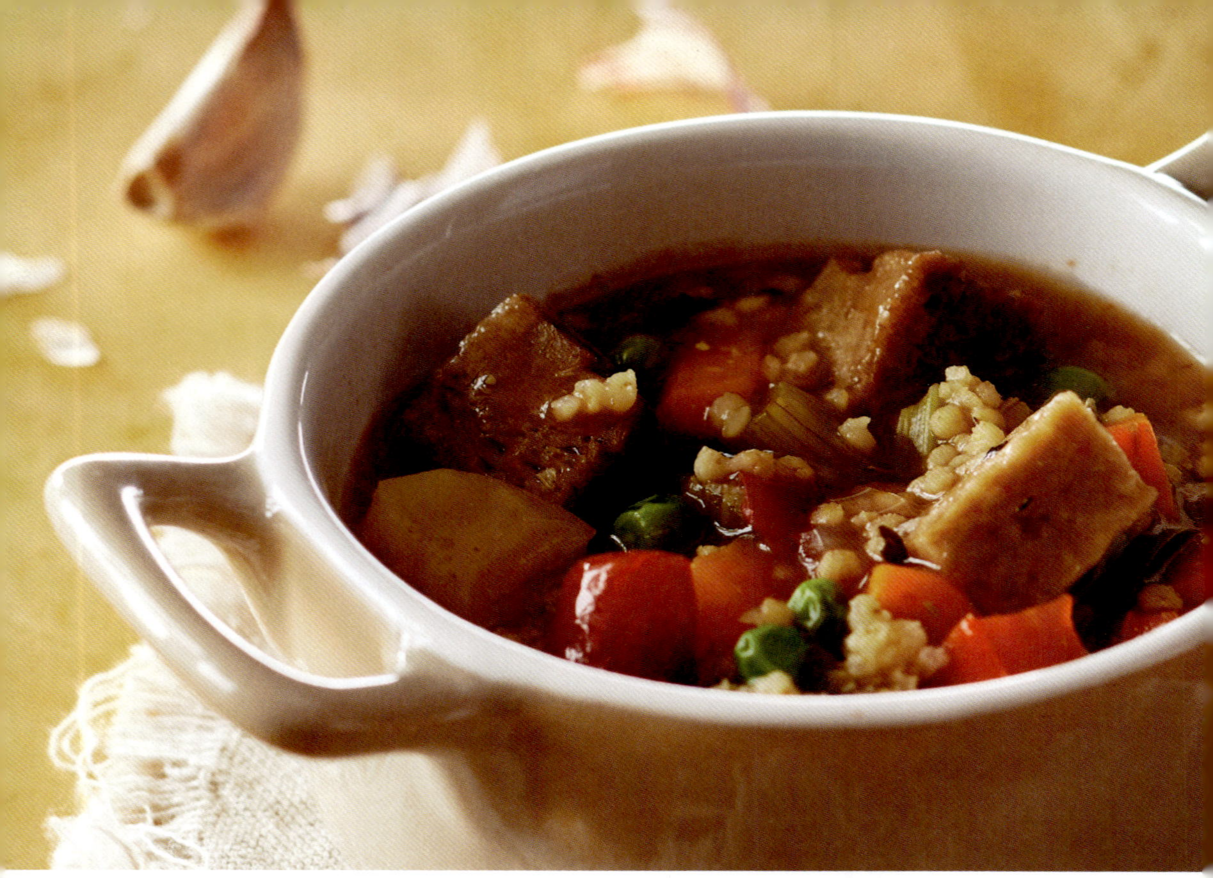

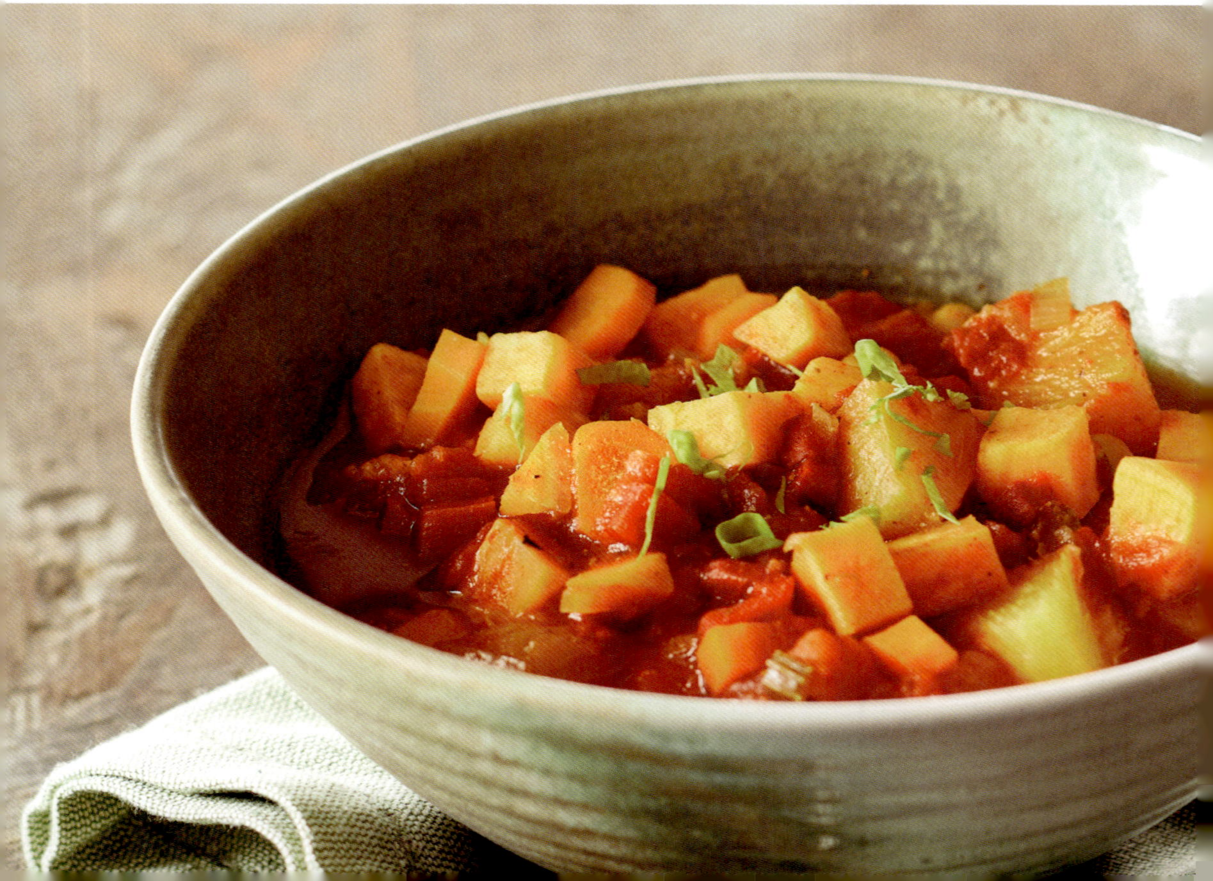

SUPPEN, EINTÖPFE UND CHILIS

Schwarze-Bohnen-Chili

ERGIBT 4 PORTIONEN

Capsaicin, ein Wirkstoff, der in scharfen Chilischoten vorkommt, kann dabei helfen, Krebszellen zu zerstören. Die Capsaicinkonzentration ist in den Chilisamen am höchsten. Dieses Rezept ist schnell zubereitet und schmeckt köstlich auf Naturreis und mit einem grünen Salat. Sie können das Chili auch als Burritofüllung verwenden. Wenn Sie es sehr scharf mögen, fügen Sie einfach mehr Chilischoten hinzu.

ZUTATEN

125 ml	Wasser
½	Zwiebel, gewürfelt
½	grüne Paprika, gewürfelt
4	Knoblauchzehen, fein gehackt oder zerdrückt
1 TL	getrockneter Oregano
1 TL	Kreuzkümmel, gemahlen
500 g	schwarze Bohnen, selbst gekocht oder aus der Dose, gespült und abgetropft
1	Dose stückige Tomaten mit Saft oder 2 große frische Tomaten, gehackt
125 ml	Bohnenkochflüssigkeit oder Gemüsebrühe
100 g	gefrorene Maiskörner, aufgetaut, oder Maiskörner aus der Dose, abgetropft
1–2	Chipotle-Chilischoten in Adobosoße aus der Dose, oder ¼ TL Chiliflocken
1 TL	Adobosoße (von den Chipotle-Chilischoten, optional)
	Salz

ZUBEREITUNG

1. Wasser in einem großen Topf erhitzen. Zwiebel, Paprika, Knoblauch, Oregano und Kreuzkümmel hineingeben. Auf mittlerer Flamme ca. 5 Minuten garen, bis die Zwiebel weich ist.
2. Bohnen, Tomaten, Bohnenkochflüssigkeit, Mais, Chilischoten und auf Wunsch Adobosoße einrühren, abdecken und unter gelegentlichem Rühren ca. 20 Minuten köcheln lassen, bis die Mischung eingedickt ist und sich die Aromen vermischt haben. Nach Geschmack salzen.
3. Das Chili hält sich in einem verschlossenen Behälter im Kühlschrank bis zu 3 Tage.

PRO PORTION: 259 Kalorien; 1,3 g Fett; 0,3 g gesättigte Fette; 4,6 % Kalorien aus Fett; 0 mg Cholesterin; 14,6 g Protein; 50,3 g Kohlenhydrate; 9,2 g Zucker; 11,4 g Ballaststoffe; 752 mg Natrium; 157 mg Kalzium; 5,5 mg Eisen; 27,7 mg Vitamin C; 138 µg Beta-Carotin; 1,2 mg Vitamin E

Brokkoli-Cremesuppe

ERGIBT CA. 1,5 LITER (6 PORTIONEN)

Brokkoli enthält Sulforaphan, ein starkes Antioxidans, das besonders wirksam gegen Brust- und Prostatakrebs ist. Neue Forschungsergebnisse legen nahe, dass die vor Krebs schützende Wirkung von Sulforaphan sogar einige Tage lang anhalten kann. Diese cremige Suppe ist eine köstliche Art, Brokkoli zu essen. Brokkoli ist eine echte Nährstoffbombe, besonders für Kinder. Mit Kichererbsen wird daraus eine sättigende und leckere Mahlzeit.

ZUTATEN

1 l	Wasser oder Gemüsebrühe
1	große mehligkochende Kartoffel, ungeschält, gewaschen, gebürstet und grob gewürfelt
1	Zwiebel, gewürfelt
3	Knoblauchzehen, geschält
1 TL	Selleriesamen
1 TL	getrockneter Thymian
½ TL	getrockneter Majoran
¼ TL	Kurkumapulver
¼ TL	gemahlener schwarzer Pfeffer
270 g	Kichererbsen, selbst gekocht oder aus der Dose, gespült und abgetropft
60 ml	Kichererbsenkochflüssigkeit, Gemüsebrühe oder Wasser
280 g	Brokkoliröschen
1½ TL	Salz, nach Bedarf

ZUBEREITUNG

1. Wasser, Kartoffel, Zwiebel, Knoblauch, Selleriesamen, Thymian, Majoran, Kurkuma und Pfeffer in einen großen Topf geben. Auf mittlerer Flamme abgedeckt ca. 20 Minuten köcheln lassen, bis das Gemüse weich ist.
2. Kichererbsen und Kichererbsenkochflüssigkeit einrühren. Vom Herd nehmen und leicht abkühlen lassen. In mehreren Durchgängen im Mixer pürieren. Den Mixer dabei nicht mehr als halb voll füllen. Den Deckel beim Pürieren gut festhalten und auf niedrigster Stufe beginnen. 1 bis 2 Minuten pürieren, bis die Mischung glatt und cremig ist.
3. Pürierte Suppe zurück in den Topf geben und Brokkoli und 1 TL Salz einrühren. Abdecken und 5 bis 10 Minuten köcheln lassen, bis der Brokkoli weich, aber noch bissfest ist. Abschmecken und nach Bedarf den restlichen ½ TL Salz einrühren.
4. Die Brokkoli-Cremesuppe hält sich in einem verschlossenen Behälter im Kühlschrank bis zu 3 Tage.

PRO PORTION: 151 Kalorien; 1,5 g Fett; 0,2 g gesättigte Fette; 9,1 % Kalorien aus Fett; 0 mg Cholesterin; 7,4 g Protein; 29,1 g Kohlenhydrate; 2,4 g Zucker; 6,5 g Ballaststoffe; 475 mg Natrium; 75 mg Kalzium; 3,2 mg Eisen; 32 mg Vitamin C; 396 µg Beta-Carotin; 1 mg Vitamin E

Cremige Wurzelgemüsesuppe

Diese Suppe wird mit einer Auswahl verschiedener Wurzelgemüse zubereitet und hat eine ganze Bandbreite krebsbekämpfender Antioxidantien wie z. B. Beta-Carotin und Sulforaphan im Gepäck, die durch freie Radikale verursachten Schäden vorbeugen und besonders vor der Entstehung von Brustkrebs schützen. Dieses Rezept enthält außerdem auch mehrere gesunde Gewürze wie Kurkuma und Currypulver, in denen die krebsbekämpfende Substanz Curcumin steckt.

ZUTATEN

875 ml–1 l Wasser oder Gemüsebrühe
1 große Zwiebel, gewürfelt
½ TL Ingwerpulver
½ TL Kreuzkümmel, gemahlen
½ TL Kurkumapulver
⅛ TL Chiliflocken oder Cayennepfeffer
1 Steckrübe, geschält and gewürfelt
1 große mehligkochende Kartoffel, ungeschält, gewaschen, gebürstet und gewürfelt
1 große Süßkartoffel, ungeschält, gewaschen, gebürstet und gewürfelt
2 große Karotten, gewürfelt oder in Halbmonde geschnitten
1½ TL Salz
4 Handvoll Spinat, gehackt

ZUBEREITUNG

1. 125 ml Wasser in einem großen Topf erhitzen. Zwiebel hineingeben und auf hoher Flamme ca. 5 Minuten dünsten, bis sie weich und glasig ist. Ingwerpulver, Kreuzkümmel, Kurkuma und Chiliflocken hinzufügen und unter Rühren 2 Minuten dünsten.
2. 750 ml des restlichen Wassers zugießen und Steckrübe, Kartoffel, Süßkartoffel, Karotten und Salz hinzufügen. Abdecken und unter gelegentlichem Rühren ca. 30 Minuten köcheln lassen, bis das Gemüse weich und die Suppe eingedickt ist.
3. Spinat einrühren und ca. 5 Minuten köcheln lassen, bis dieser weich wird. Für eine dünnere Suppe die restlichen 125 ml Wasser einrühren.
4. Reste der cremigen Wurzelgemüsesuppe halten sich in einem verschlossenen Behälter im Kühlschrank bis zu 3 Tage.

PRO PORTION: 70 Kalorien; 0,3 g Fett; 0,1 g gesättigte Fette; 3,3 % Kalorien aus Fett; 0 mg Cholesterin; 2 g Protein; 16 g Kohlenhydrate; 3,8 g Zucker; 2,9 g Ballaststoffe; 386 mg Natrium; 55 mg Kalzium; 1,5 mg Eisen; 16,6 mg Vitamin C; 3.767 µg (3,8 mg) Beta-Carotin; 0,6 mg Vitamin E

Süßkartoffel-Curry-Suppe

Eine pürierte Suppe ist eine clevere Art, viele verschiedene nährstoffreiche Gemüsearten auf einmal zu essen. Schon eine Portion dieser Suppe versorgt Sie mit mehr als der täglich empfohlenen Beta-Carotin-Menge. Beta-Carotin gehört zu den wichtigsten Nährstoffen, die die Überlebenschancen bei Brustkrebs erhöhen.

ZUTATEN

1,25 l	Gemüsebrühe
100 g	Zwiebeln, gewürfelt
2 TL	Currypulver
680 g	Süßkartoffeln, geschält und gewürfelt
250 ml	Wasser
325 ml	ungesüßter pflanzlicher Joghurt
1	Handvoll frisches Koriandergrün, fein gehackt (optional)

ZUBEREITUNG

1. 60 ml der Gemüsebrühe in einem großen Topf auf mittlerer Flamme erhitzen. Zwiebel und Currypulver hineingeben und unter Rühren 2 Minuten dünsten. Restliche Gemüsebrühe, Süßkartoffeln und Wasser zugeben. 30 Minuten kochen, bis die Süßkartoffeln weich sind. Leicht abkühlen lassen.

2. Ein Drittel der Suppe in den Mixer geben und glatt pürieren. Restliche Suppe in mehreren Schritten glatt pürieren. Zurück in den Topf geben und zum Kochen bringen. Vom Herd nehmen und 250 ml Joghurt einrühren.

3. Jede Portion mit 1 EL des restlichen Joghurts garnieren und auf Wunsch mit Koriandergrün bestreuen.

4. Suppenreste halten sich in einem verschlossenen Behälter im Kühlschrank bis zu 3 Tage.

PRO PORTION: 177 Kalorien; 1,4 g Fett; 0,2 g gesättigte Fette; 7,1 % Kalorien aus Fett; 0 mg Cholesterin; 4,9 g Protein; 37,5 g Gesamtkohlenhydrate; 12,9 g Zucker; 4,5 g Ballaststoffe; 770 mg Natrium; 128 mg Kalzium; 1,8 mg Eisen; 25,4 mg Vitamin C; 13, 3 mg Beta-Carotin; 1,3 mg Vitamin E

Lateinamerikanischer Seitantopf

Dank der Paprika enthält dieser aromatische Eintopf reichlich Vitamin C, ein Antioxidans, das bei der Unterstützung der Immunfunktion eine wichtige Rolle spielt. Der Seitan in diesem Rezept ist eine fettfreie Proteinquelle, die aus Weizengluten hergestellt und oft als Fleischalternative verwendet wird. Seitan finden Sie in Bioläden, Reformhäusern und gut sortierten Supermärkten.

ZUTATEN

500 ml	Gemüsebrühe
1	rote Paprika, gewürfelt
1	grüne Paprika, gewürfelt
1	Zwiebel, gewürfelt
5	Knoblauchzehen, fein gehackt oder zerdrückt
3	Selleriestangen, gewürfelt
1–2	Tomaten, zerdrückt oder püriert
250 g	grüne Bohnen, in ca. 2 cm lange Stücke geschnitten
4	Karotten, gewürfelt
2	Lorbeerblätter
2 TL	getrockneter Thymian
2 TL	getrockneter Rosmarin
2 l	Wasser
10	kleine rote oder weiße Kartoffeln, in 5 cm große Würfel geschnitten
150 g	Hirse oder Quinoa, gespült und abgetropft
3	große Tomaten, gewürfelt
2 EL	Tamari-Sojasoße
2 TL	Kreuzkümmel, gemahlen
1 TL	Salz
230 g	Seitan, in 2 cm große Würfel geschnitten
125 ml	Rotwein oder eine alkoholfreie Alternative
250 g	grüne Erbsen
1–3 EL	Speisestärke oder in 2–6 EL Rotwein oder Wasser aufgelöstes Kudzu (optional)

ZUBEREITUNG

1. 60 ml der Gemüsebrühe in einen großen Topf geben. Rote und grüne Paprika, Zwiebel und Knoblauch hinzufügen. 2 Minuten unter Rühren auf mittlerer Flamme dünsten.
2. Sellerie und zerdrückte Tomate zugeben und weitere 2 bis 3 Minuten dünsten. Grüne Bohnen, Karotten, Lorbeerblätter, Thymian und Rosmarin hinzufügen. Unter Rühren weitere 3 Minuten dünsten.
3. Restliche Gemüsebrühe und das gesamte Wasser zugießen. Kartoffeln und Hirse einrühren und zum Kochen bringen. Gewürfelte Tomaten, Tamarisoße, Kreuzkümmel und Salz einrühren. 15 Minuten auf mittlerer Flamme köcheln lassen.
4. Seitan und Wein unterrühren. 10 bis 15 Minuten kochen, bis die Hirse weich ist. Erbsen hinzufügen und 5 weitere Minuten kochen.

5. Wenn der Eintopf nicht dick genug ist, die Speisestärke in Rotwein auflösen (1 EL Speisestärke in 2 EL Rotwein). Den Mix in den köchelnden Eintopf einrühren. Bei Bedarf noch mehr Speisestärke-Rotwein-Mix anrühren und in den Eintopf geben, bis die erwünschte Konsistenz erreicht ist.
6. Seitan-Topf-Reste halten sich in einem geschlossenen Behälter im Kühlschrank bis zu 3 Tage.

Hinweis: Sollten Sie keinen Seitan finden, verwenden Sie stattdessen 200 g gekochte Linsen.

PRO PORTION: 335 Kalorien; 1,8 g Fett; 0,3 g gesättigte Fette; 4,8 % Kalorien aus Fett; 0 mg Cholesterin; 15 g Protein; 67,7 g Kohlenhydrate; 10,2 g Zucker; 11 g Ballaststoffe; 925 mg Natrium; 120 mg Kalzium; 6,2 mg Eisen; 77,5 mg Vitamin C; 3.661 µg (3,7 mg) Beta-Carotin; 1.4 mg Vitamin E

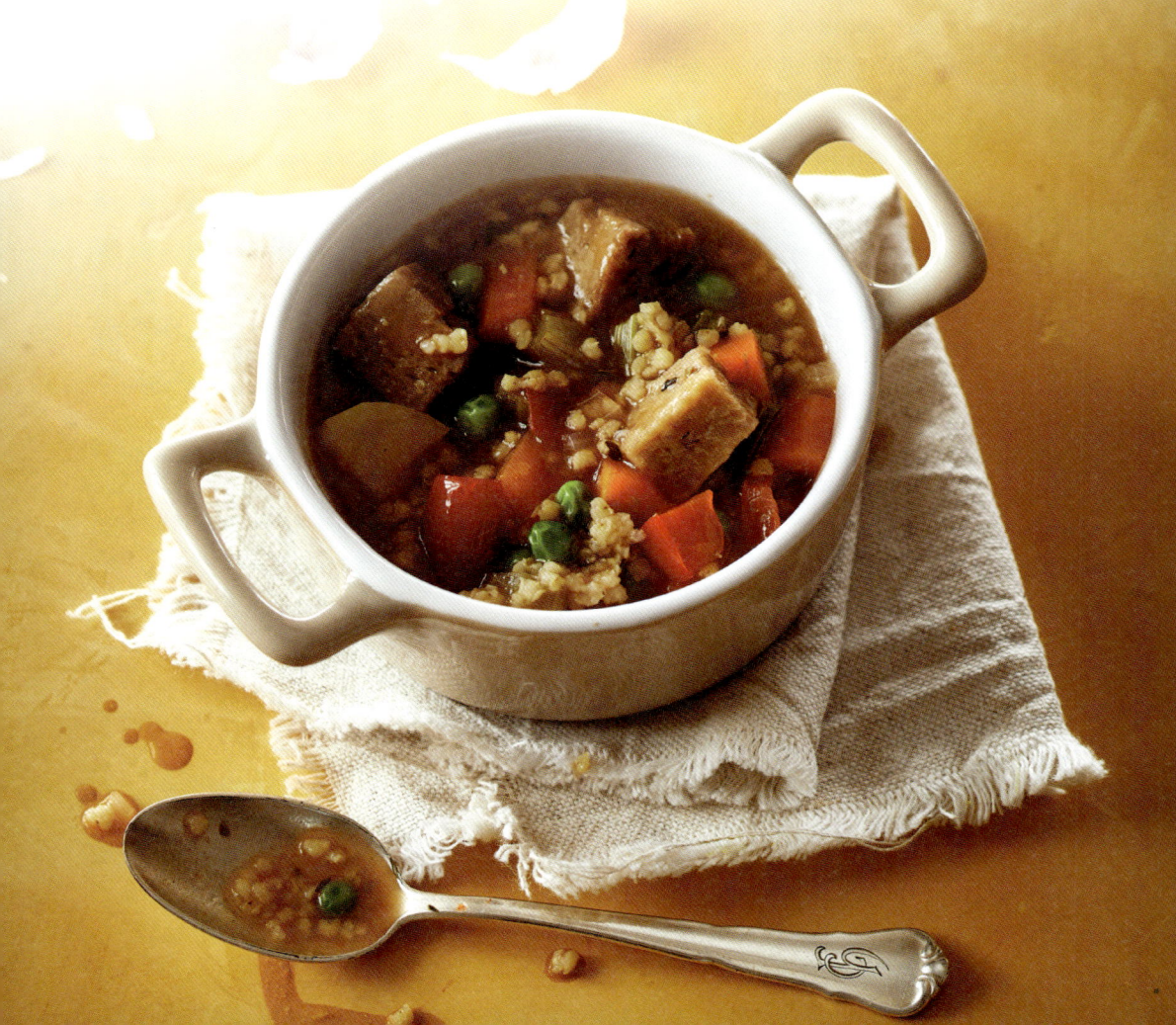

Linsen-Artischocken-Eintopf

ERGIBT 6 PORTIONEN

Die Artischocken liefern diesem Eintopf Ballaststoffe, Vitamin C und Folat. Dieses verführerische orientalische Gericht schmeckt sowohl pur als auch mit Naturreis oder Pasta wunderbar. Sie müssen nicht unbedingt geröstete Tomaten verwenden, doch erhält der Eintopf dadurch ein köstliches rauchiges Aroma.

ZUTATEN

60 ml Gemüsebrühe	1 Dose (400 g) Artischockenherzen in Wasser, gespült und abgetropft, oder 250 g gefrorene Artischockenherzen, aufgetaut und geviertelt
1 Zwiebel, gewürfelt	
2 große Knoblauchzehen, fein gehackt oder zerdrückt	
2 TL Kreuzkümmel, gemahlen	
1 TL Koriander, gemahlen	
500 ml Wasser	3–4 EL Zitronensaft, frisch gepresst
200 g getrocknete rote Linsen	¼ TL Chiliflocken (optional)
1 Lorbeerblatt	¼ TL Salz
2 große Dosen (800 g) gehackte geröstete Tomaten mit Saft, oder 1,2 kg frische gehackte Tomaten plus 250 ml Tomatensaft	¼ TL gemahlener schwarzer Pfeffer

ZUBEREITUNG

1. Gemüsebrühe in einem großen Suppentopf erhitzen. Zwiebel hinzufügen und auf mittlerer Flamme ca. 5 Minuten dünsten, bis die Zwiebel glasig ist.
2. Knoblauch, Kreuzkümmel und Koriander einrühren und weitere 2 Minuten unter ständigem Rühren dünsten.
3. Wasser, Linsen und Lorbeerblatt zugeben und zum Kochen bringen.
4. Flamme herunter stellen. Tomaten mit Saft, Artischockenherzen, Zitronensaft und auf Wunsch Chiliflocken einrühren. 20 Minuten köcheln lassen, bis die Linsen weich sind. Lorbeerblatt entfernen. Nach Geschmack mit Salz und Pfeffer würzen.
5. Eintopfreste halten sich in einem geschlossenen Behälter im Kühlschrank bis zu 3 Tage.

Hinweis: Sollten Sie keine roten Linsen finden, können Sie sie durch grüne Linsen ersetzen. Da grüne Linsen in Gerichten mit sauren Lebensmitteln wie Tomaten und Zitronensaft beim Kochen nicht richtig weich werden, müssen Sie diese im Voraus in Wasser oder Gemüsebrühe weich kochen und später zum Eintopf hinzufügen.

PRO PORTION: 176 Kalorien; 1 g Fett; 0,1 g gesättigte Fette; 4,9 % Kalorien aus Fett; 0 mg Cholesterin; 11,7 g Protein; 34,3 g Kohlenhydrate; 7,5 g Zucker; 10 g Ballaststoffe; 560 mg Natrium; 123 mg Kalzium; 6,3 mg Eisen; 28,6 mg Vitamin C; 238 µg Beta-Carotin; 1,8 mg Vitamin E

Linsen-Reis-Suppe

ERGIBT CA. 2 LITER (8 PORTIONEN)

Diese herzhafte Suppe ist reich an Pflanzenprotein und gesunden Ballaststoffen. Dadurch fühlen Sie sich schneller satt und es fällt Ihnen leichter, ein gesundes Gewicht zu halten. Mit Vollkornbrot und einem Gurkensalat ergibt diese Suppe eine köstliche komplette Mahlzeit.

ZUTATEN

3 l	Wasser oder Gemüsebrühe	1 TL	getrockneter Oregano
200 g	getrocknete braune oder grüne Linsen	1 TL	getrockneter Thymian
220 g	Naturreis	½ TL	gemahlener schwarzer Pfeffer
1	große Zwiebel, gewürfelt	¼ TL	Selleriesamen
1	Bund frische Petersilie, gehackt	¼ TL	Zimtpulver
6	Knoblauchzehen, fein gehackt	¼ TL	Salz

ZUBEREITUNG

1. Wasser in einem großen Topf zum Kochen bringen. Linsen, Reis, Zwiebel, Petersilie, Knoblauch, Oregano, Thymian, Pfeffer, Selleriesamen und Zimt hineingeben. Flamme herunterstellen, Topf halb abdecken und Suppe unter gelegentlichem Rühren ca. 45 Minuten köcheln lassen, bis die Linsen und der Reis weich sind.
2. Nach Geschmack salzen.
3. Suppenreste halten sich in einem geschlossenen Behälter im Kühlschrank bis zu 3 Tage.

PRO PORTION: 173 Kalorien; 1,1 g Fett; 0,2 g gesättigte Fette; 5,6 % Kalorien aus Fett; 0 mg Cholesterin; 8,5 g Protein; 33,4 g Kohlenhydrate; 1 g Zucker; 7 g Ballaststoffe; 158 mg Natrium; 43 mg Kalzium; 3,3 mg Eisen; 12,2 mg Vitamin C; 390 µg Beta-Carotin; 0,2 mg Vitamin E

Misosuppe mit Shiitake-Pilzen

ERGIBT 6 PORTIONEN

Miso, auch als Sojabohnenpaste bekannt, ist ein traditionelles japanisches Lebensmittel. Am häufigsten kommt es in Misosuppen zum Einsatz, die in Japan zu fast jeder Mahlzeit serviert werden. Es gibt verschiedene Misoarten, die alle einen ganz eigenen, charakteristischen Geschmack haben. In diesem Rezept wird weißes Miso verwendet, das einen milden, leicht süßlichen Geschmack hat. Miso finden Sie in Naturkostgeschäften, Reformhäusern und Asialäden. Sie können es aber auch im Internet bestellen. Die Shiitake-Pilze steuern dieser Suppe eine gute Portion Vitamin D bei, das ein wichtiger Nährstoff zur Krebsbekämpfung ist.

ZUTATEN

1,25 l	Gemüsebrühe	2–3 TL	Ingwer, geschält und gerieben
30 g	getrocknete Shiitake-Pilze	150 g	Brokkoliröschen
250 g	fester Tofu, in 0,5 cm große Würfel geschnitten	1	große Karotte, in feine Stifte geschnitten oder gerieben
1	Noriblatt, in 2 cm große Quadrate geschnitten	3–4 EL	weiße Misopaste

ZUBEREITUNG

1. Gemüsebrühe in einen großen Topf geben und zum Kochen bringen. Vom Herd nehmen, Pilze hinzufügen und 20 Minuten ziehen lassen, bis die Pilze weich sind. Pilze mit einem Schaumlöffel aus der Brühe heben. Pilzstiele abschneiden und wegwerfen. Pilzhüte in dünne Streifen schneiden und beiseitestellen.
2. Tofu, Noristücke und Ingwer zur Brühe geben. Zum Köcheln bringen und 3 Minuten köcheln lassen. Pilzstreifen, Brokkoli und Karotten hinzufügen. Abdecken und 1 Minute köcheln lassen, bis der Brokkoli leuchtend grün ist.
3. 1 Kelle Brühe in eine Tasse geben und die Misopaste mit einer Gabel darin vollständig auflösen. Die Misomischung zurück in die Suppe geben und gut umrühren. Sofort servieren.
4. Misosuppenreste halten sich in einem geschlossenen Behälter im Kühlschrank bis zu 3 Tage.

Hinweis: Nach dem Hinzufügen der aufgelösten Misopaste die Suppe nicht erneut kochen, da hohe Temperaturen die im Miso enthaltenen Enzyme zerstören.

PRO PORTION: 92 Kalorien; 2,8 g Fett; 0,4 g gesättigte Fette; 27,2 % Kalorien aus Fett; 0 mg Cholesterin; 6,5 g Protein; 12,8 g Kohlenhydrate; 5,9 g Zucker; 2,8 g Ballaststoffe; 1167 mg Natrium; 92 mg Kalzium; 1,4 mg Eisen; 13,4 mg Vitamin C; 2.314 µg (2,3 mg) Beta-Carotin; 0,8 mg Vitamin E

Pilz-Perlgraupen-Suppe

ERGIBT CA. 750 MILLILITER (3 PORTIONEN)

Wenn Sie bereits gekochte Perlgraupen vorrätig haben, ist diese Suppe in nur wenigen Minuten fertig. Da sie sehr fettarm ist, hilft sie dem Immunsystem, Krebszellen zu entdecken und zu zerstören. Alle Fette, auch die gesunden, die in Gemüse enthalten sind, sollten auf ein Minimum reduziert werden, um Krebs vorzubeugen oder bessere Krebsüberlebenschancen zu haben.

ZUTATEN

160 ml	Wasser		geviertelt oder 1 Dose (120 g)
4 EL	Perlgraupen		Champions mit Flüssigkeit
500 ml	mit Vitaminen, essenziellen	¼ TL	Knoblauchpulver
	Fettsäuren oder Kalzium	¼ TL	Salz
	angereicherte, ungesüßte	1 Prise	getrockneter Majoran
	Reismilch	1 Prise	getrockneter Salbei
2 EL	Gerstenmehl	1 Prise	getrockneter Thymian
6	frische Pilze (Champignons),	1 Prise	getrockneter Dill

ZUBEREITUNG

1. Wasser und Perlgraupen in einen Stieltopf geben und zum Kochen bringen. Flamme herunterstellen, abdecken und köcheln lassen, bis das gesamte Wasser absorbiert ist (ca. 30 Minuten bei normalen und 10 Minuten bei schnellkochenden Perlgraupen).
2. Reismilch und Gerstenmehl in einen Mixer geben und einige Sekunden auf höchster Stufe mixen. Gekochte Perlgraupen hinzufügen und weitere 10 Sekunden auf höchster Stufe mixen, bis die Graupen grob zerhackt sind. Fügen Sie die Pilze mit Flüssigkeit hinzu und verarbeiten Sie sie kurz, bis sie grob zerhackt sind.
3. Mischung zurück in den Stieltopf geben und Knoblauchpulver, Salz, Majoran, Salbei, Thymian und Dill einrühren. Auf mittlerer Flamme unter häufigem Rühren ca. 5 Minuten köcheln lassen, bis die Suppe heiß und leicht eingedickt ist.
4. Suppenreste halten sich in einem geschlossenen Behälter im Kühlschrank bis zu 3 Tage.

Hinweis: Sie können, wenn vorhanden, auch 200 g vorgekochte Graupen verwenden und sich damit das Kochen der Graupen ersparen.

PRO PORTION: 172 Kalorien; 1,7 g Fett; 0,2 g gesättigte Fette; 8,9 % Kalorien aus Fett; 0 mg Cholesterin; 3,2 g Protein; 36,7 g Kohlenhydrate; 9 g Zucker; 4,1 g Ballaststoffe; 350 mg Natrium; 213 mg Kalzium; 1 mg Eisen; 0,9 mg Vitamin C; 9 µg Beta-Carotin; 1,2 mg Vitamin E

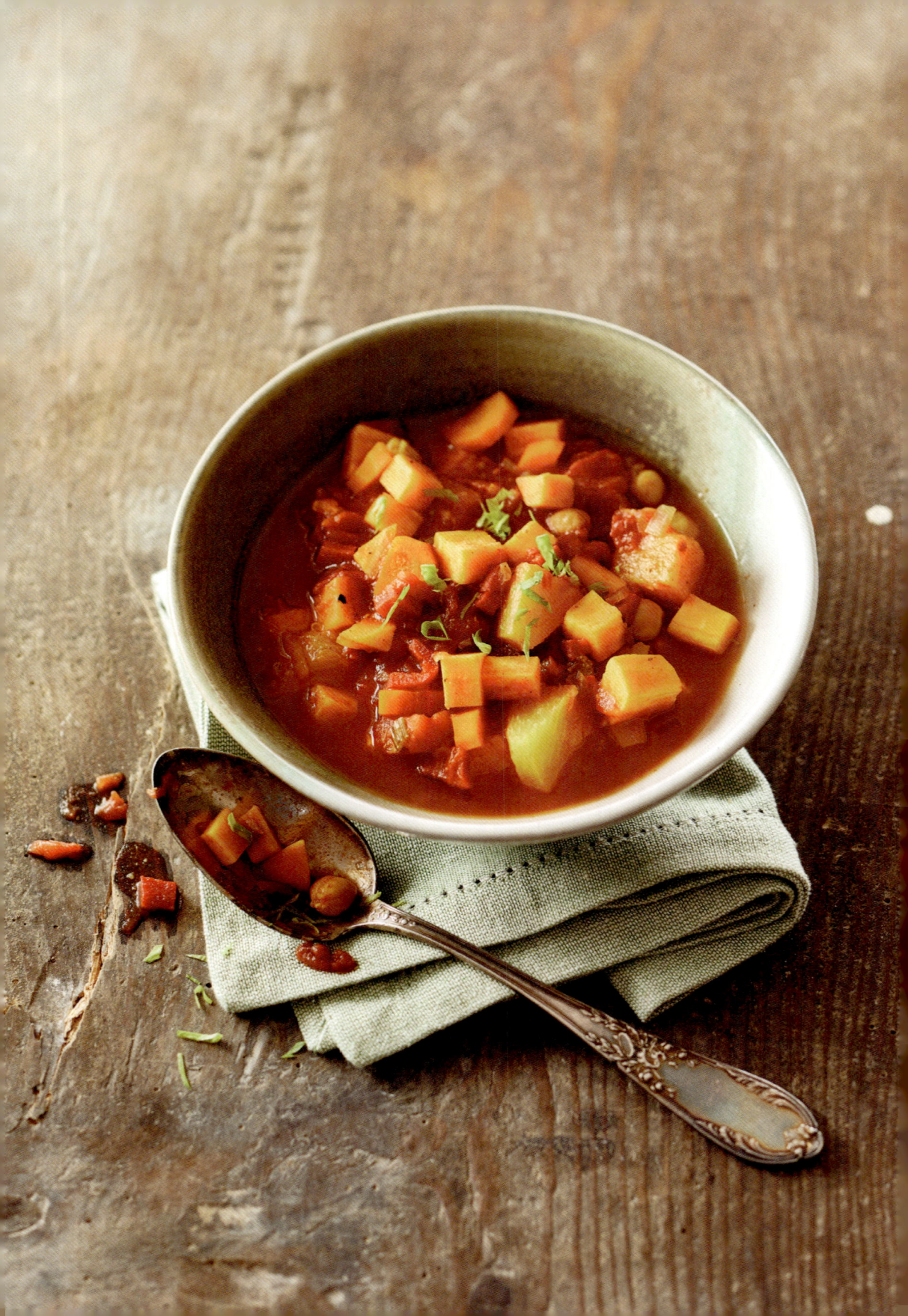

Süßsaurer Gemüseeintopf

ERGIBT CA. 2 LITER (8 PORTIONEN)

Mit diesem farbenfrohen Eintopf gönnen Sie sich gleich eine ganze Reihe krebsbekämpfender Phytochemikalien (Pflanzenbestandteile). Die Tomaten enthalten Lycopen, das sich bei der Prävention und Bekämpfung von Prostatakrebs als wirkungsstark erwiesen hat. Servieren Sie diese Suppe mit Geschmortem Grünkohl (Seite 223) und aromatischem Reis (bspw. Basmati- oder Jasmin-Reis) oder Couscous.

ZUTATEN

125 ml	Wasser oder Gemüsebrühe
1	Zwiebel, gewürfelt
1	Süßkartoffel, geschält (falls gewünscht) und in 1 cm große Würfel geschnitten
1	große Karotte, gewürfelt oder in runde Scheiben oder Halbmonde geschnitten
100 g	Sellerie, in Scheiben geschnitten
1	Dose (400 g) stückige Tomaten mit Saft oder 285 g frische Tomaten, gehackt
270 g	Kichererbsen, selbst gekocht oder aus der Dose, gespült und abgetropft
150 g	geröstete Paprika, gehackt

1 Dose	(225 g) ungesüßte Ananasstücke im eigenen Saft oder 200 g frische Ananas, fein gehackt, mit Saft
125 ml	Kichererbsenkochflüssigkeit, Gemüsebrühe oder Wasser
½	Bund frisches Koriandergrün, fein gehackt
1 EL	Jalapeño-Chilischote, fein gehackt, oder ½ TL Chiliflocken
1 TL	frischer Ingwer, geschält und fein gehackt, oder ¼ TL Ingwerpulver
1 TL	Currypulver
¼ TL	Zimtpulver
¼ TL	Koriander, gemahlen

ZUBEREITUNG

1. Wasser in einem großen Topf erhitzen, Zwiebel, Süßkartoffel, Karotte und Sellerie hineingeben. Auf mittlerer Flamme unter häufigem Rühren ca. 7 Minuten dünsten, bis das Gemüse weich wird.
2. Restliche Zutaten hinzufügen, abdecken, zum Kochen bringen und 15 bis 20 Minuten unter gelegentlichem Rühren köcheln lassen, bis das Gemüse zart ist.
3. Eintopfreste halten sich in einem geschlossenen Behälter im Kühlschrank bis zu 3 Tage.

PRO PORTION: 121 Kalorien; 1,2 g Fett; 0,1 g gesättigte Fette; 9,1 % Kalorien aus Fett; 0 mg Cholesterin; 4,8 g Protein; 24,7 g Kohlenhydrate; 9,9 g Zucker; 4,7 g Ballaststoffe; 145 mg Natrium; 62 mg Kalzium; 2,1 mg Eisen; 53,6 mg Vitamin C; 3.517 µg (3,5 mg) Beta-Carotin; 1,3 mg Vitamin E; 1.435 µg (1,4 mg) Lycopen

Portugiesische Grünkohl-Kartoffel-Suppe

ERGIBT CA. 2 LITER (8 PORTIONEN)

Dieses Rezept verwendet wesentlich weniger scharfe Chilischoten als das Originalrezept, das Sie in traditionellen portugiesischen Kochbüchern finden würden. Wenn Sie es schärfer mögen, verdoppeln Sie die Menge der Chipotle-Chilischoten und werfen Sie noch einige Jalapeños mit in die Suppe. Chipotle-Chilischoten in Adobosoße finden Sie entweder bei den mexikanischen Spezialitäten in Ihrem Supermarkt oder aber zum Bestellen im Internet. Dieses Rezept enthält reichlich Knoblauch, der zerdrückt seine volle krebsbekämpfende Wirkung entfaltet.

ZUTATEN

- 1 l Wasser oder Gemüsebrühe
- 1 Zwiebel, gewürfelt
- 10 Knoblauchzehen, fein gehackt oder zerdrückt
- 1 Chipotle-Chilischote in Adobosoße, entsamt und fein gehackt, oder ⅛ TL Chiliflocken
- 2 mehligkochende Kartoffeln, geschält und gewürfelt
- ½ TL Salz (optional)
- 140 g Grünkohl, entstielt und fein gehackt
- 250 ml stückige Tomaten oder Tomatensoße
- 170 g vegane Würstchen

ZUBEREITUNG

1. 125 ml Wasser in einem großen Topf erhitzen. Zwiebel, Knoblauch und Chilischote hinzufügen und auf hoher Flamme 3 bis 5 Minuten garen, bis die Zwiebel weich ist.
2. Restliche 875 ml Wasser, Kartoffeln und auf Wunsch Salz in den Topf geben. Zum Köcheln bringen, abdecken und unter gelegentlichem Rühren ca. 20 Minuten köcheln lassen, bis die Kartoffeln weich sind und sich leicht mit einem Messer anstechen lassen.
3. Grünkohl und gestückelte Tomaten einrühren. Abdecken und weitere 3 Minuten köcheln lassen, bis der Grünkohl weich ist.
4. Vegane Würstchen in die Suppe bröckeln, umrühren und erhitzen, bis die Suppe dampft und die Würstchenstücke gut durchgewärmt sind.
5. Suppenreste halten sich in einem geschlossenen Behälter im Kühlschrank bis zu 3 Tage.

Hinweis: Dieses Rezept schmeckt auch köstlich, wenn Sie es auf Knoblauch-Kartoffelpüree servieren (Seite 228).

PRO PORTION: 91 Kalorien; 1,5 g Fett; 0,2 g gesättigte Fette; 14,7 % Kalorien aus Fett; 0 mg Cholesterin; 5,8 g Protein; 15,1 g Kohlenhydrate; 2,1 g Zucker; 2,3 g Ballaststoffe; 260 mg Natrium; 62 mg Kalzium; 1,3 mg Eisen; 23 mg Vitamin C; 3.077 µg (3,1 mg) Beta-Carotin; 0,7 mg Vitamin E

Drei-Bohnen-Chili

ERGIBT CA. 2 LITER (8 PORTIONEN)

Dieses bunte Chili ist schon in dreißig Minuten fertig! Es steckt voller Ballaststoffe, die die Immunfunktion ankurbeln und den Körper von überflüssigen zirkulierenden Hormonen und von Karzinogenen befreien und dadurch das Krebsrisiko senken. Servieren Sie dieses Chili auf Naturreis oder mit warmen Tortillas und einem grünen Salat.

ZUTATEN

500 ml	Wasser
1	große Zwiebel, gewürfelt
1 TL	ganze Kreuzkümmelsamen
1	grüne Paprika, gewürfelt
6	Knoblauchzehen, fein gehackt oder zerdrückt
250 ml	stückige Tomaten mit Saft oder Tomatensoße
2 EL	Chilipulver

250 g	schwarze Bohnen, selbst gekocht oder aus der Dose, gespült und abgegossen
250 g	weiße Bohnen, selbst gekocht oder aus der Dose, gespült und abgegossen
250 g	Kidneybohnen, selbst gekocht oder aus der Dose, gespült und abgegossen
375 ml	Bohnenkochflüssigkeit, Gemüsebrühe oder Wasser

ZUBEREITUNG

1. 125 ml Wasser in einem großen Topf erhitzen. Zwiebel und Kreuzkümmelsamen hineingeben und auf hoher Flamme unter ständigem Rühren 3 bis 5 Minuten schmoren, bis die Zwiebel weich ist. Wenn die Zwiebel anhaftet, etwas mehr Wasser hinzufügen.
2. Paprika, Knoblauch und 125 ml Wasser hinzufügen. Flamme auf mittlere Stufe herunterstellen und Gemüse 3 Minuten unter gelegentlichem Rühren garen. Tomaten, Chilipulver und restliche 250 ml Wasser einrühren. Abdecken und 5 Minuten köcheln lassen.
3. Alle Bohnen und die Bohnenkochflüssigkeit zugeben. Halb abdecken und weitere 15 Minuten köcheln lassen.
4. Chilireste halten sich in einem geschlossenen Behälter im Kühlschrank bis zu 3 Tage.

PRO PORTION: 174 Kalorien; 1 g Fett; 0,2 g gesättigte Fette; 5,1 % Kalorien aus Fett; 0 mg Cholesterin; 10,8 g Protein; 32,5 g Kohlenhydrate; 3,7 g Zucker; 8,3 g Ballaststoffe; 395 mg Natrium; 96 mg Kalzium; 3,9 mg Eisen; 16,8 mg Vitamin C; 328 µg Beta-Carotin; 1,3 mg Vitamin E

Tomatensuppe mit weißen Bohnen

ERGIBT 1,5 LITER (6 PORTIONEN)

Diese Tomatensuppe ist kräftiger, sättigender und weniger salzig als die Tomatensuppen, die Sie fertig im Laden kaufen können oder im Restaurant serviert bekommen. Außerdem enthält sie über 5 Gramm Ballaststoffe pro Portion! Für dieses Rezept können Sie verschiedene weiße Bohnenarten verwenden: Kleine weiße Bohnen, Cannellinibohnen und auch weiße Riesenbohnen schmecken gleichermaßen gut darin. Servieren Sie dieses cremige Suppe mit Geschmortem Grünkohl (Seite 223) und frischem Krustenbrot.

ZUTATEN

375 ml	Wasser oder Gemüsebrühe
1	kleine Zwiebel, gewürfelt
125 g	Stangensellerie, gewürfelt
½ TL	Paprikapulver
½ TL	getrocknetes Basilikum
½ TL	getrockneter Thymian
¼ TL	gemahlener schwarzer Pfeffer
1 Dose	(400 g) stückige Tomaten, mit Saft, oder 3 frische Tomaten, gehackt

250 g	weiße Bohnen, selbst gekocht oder aus der Dose, gespült und abgetropft
125 ml	Bohnenkochflüssigkeit, Gemüsebrühe oder Wasser
5–6 EL	Apfelsaftkonzentrat
500 ml	Helle Soße (Seite 205)
¼–½ TL	Salz

ZUBEREITUNG

1. 125 ml Wasser, Zwiebel, Sellerie, Paprikapulver, Basilikum, Thymian und Pfeffer in einen großen Topf geben. 5 Minuten auf mittlerer bis hoher Flamme schmoren, bis die Zwiebel weich ist.
2. Flamme auf mittlere Stufe stellen. Restliche 250 ml Wasser sowie Tomaten mit ihrem Saft einrühren. Bohnen, Bohnenkochflüssigkeit und Apfelsaftkonzentrat hinzufügen. Abdecken und 15 Minuten unter gelegentlichem Umrühren köcheln lassen.
3. Helle Soße einrühren und die Suppe vorsichtig erhitzen, bis sie sehr heiß ist und dampft. Nach Geschmack salzen.
4. Tomatensuppenreste halten sich in einem geschlossenen Behälter im Kühlschrank bis zu 3 Tage.

Hinweis: Wenn Sie sehr cremig-glatte Suppen bevorzugen, pürieren Sie die Suppe vor dem Hinzufügen der Hellen Soße in mehreren Durchgängen im Mixer oder mit dem Pürierstab.

PRO PORTION: 186 Kalorien; 3,4 g Fett; 0,6 g gesättigte Fette; 16,7 % Kalorien aus Fett; 0 mg Cholesterin; 7,8 g Protein; 32,6 g Kohlenhydrate; 8,4 g Zucker; 5,4 g Ballaststoffe; 556 mg Natrium; 85 mg Kalzium; 3,6 mg Eisen; 8,6 mg Vitamin C; 174 µg Beta-Carotin; 1,2 mg Vitamin E

SALATE UND SALATDRESSINGS

Bunter Asia-Salat

Wenn Sie ihn mit Vollkornbrot oder -brötchen servieren, ergibt dieser knackig-frische Salat eine vollwertige Mahlzeit. Er ist so fettarm und antioxidantienreich, dass Sie sich schon gesünder fühlen, wenn Sie all diese krebsbekämpfenden Zutaten in einer Schüssel versammelt sehen.

ZUTATEN

1 Kopf roter Blattsalat

50 g Bohnensprossen, gespült und abgetropft

70 g Zuckerschoten, Enden abgeschnitten und in 1 cm große Stücke geschnitten

1 große Gurke, geschält (falls gewünscht) und in streichholzgroße Stifte geschnitten

1 rote Paprika

2 Karotten, in streichholzgroße Stifte geschnitten

125 ml fettarmes Salatdressing Ihrer Wahl (z. B. Zitrone-Tahini-, Koriander-Limette- oder ein anderes Dressing, optional)

1 EL Balsamicoessig

1 TL Sojasoße

¼ TL Thai-Chilipaste oder andere Chilisoße

250 g weiße Bohnen, selbst gekocht oder aus der Dose, gespült und abgetropft

ZUBEREITUNG

1. Salat waschen, gut trocken schütteln und in mundgerechte Stücke zupfen. Zusammen mit den Bohnensprossen, Zuckerschoten und Gurkenstiften in eine große Salatschüssel geben.
2. Die Paprika in dünne Streifen schneiden. Diese Streifen diagonal dritteln und zum Salat hinzufügen.
3. Auf Wunsch die Karotten 3 bis 4 Minuten in kochendem Wasser blanchieren, damit sie weicher werden. Sofort mit kaltem Wasser abschrecken, damit sie bissfest bleiben, und gut abtropfen lassen. Unter den Salat heben. Auf Wunsch kurz vor dem Servieren das Dressing unterrühren. Salat mit einem Löffel oder Salatbesteck etwas in Richtung Schüsselrand schieben, damit in der Mitte eine Mulde entsteht.
4. Essig, Sojasoße, und Chilipaste in einer mittelgroßen Schüssel verquirlen. Bohnen zugeben und mit der Würzmischung vermischen, bis sie damit überzogen sind. Die Bohnenmischung vor dem Servieren in die Mitte des Salats geben.

PRO PORTION: 94 Kalorien; 1,8 g Fett; 0,3 g gesättigte Fette; 17,1 % Kalorien aus Fett; 0 mg Cholesterin; 6,4 g Protein; 14,8 g Kohlenhydrate; 2,8 g Zucker; 3,9 g Ballaststoffe; 117 mg Natrium; 64 mg Kalzium; 2,3 mg Eisen; 37,7 mg Vitamin C; 2.251 µg (2,3 mg) Beta-Carotin; 0.8 mg Vitamin E

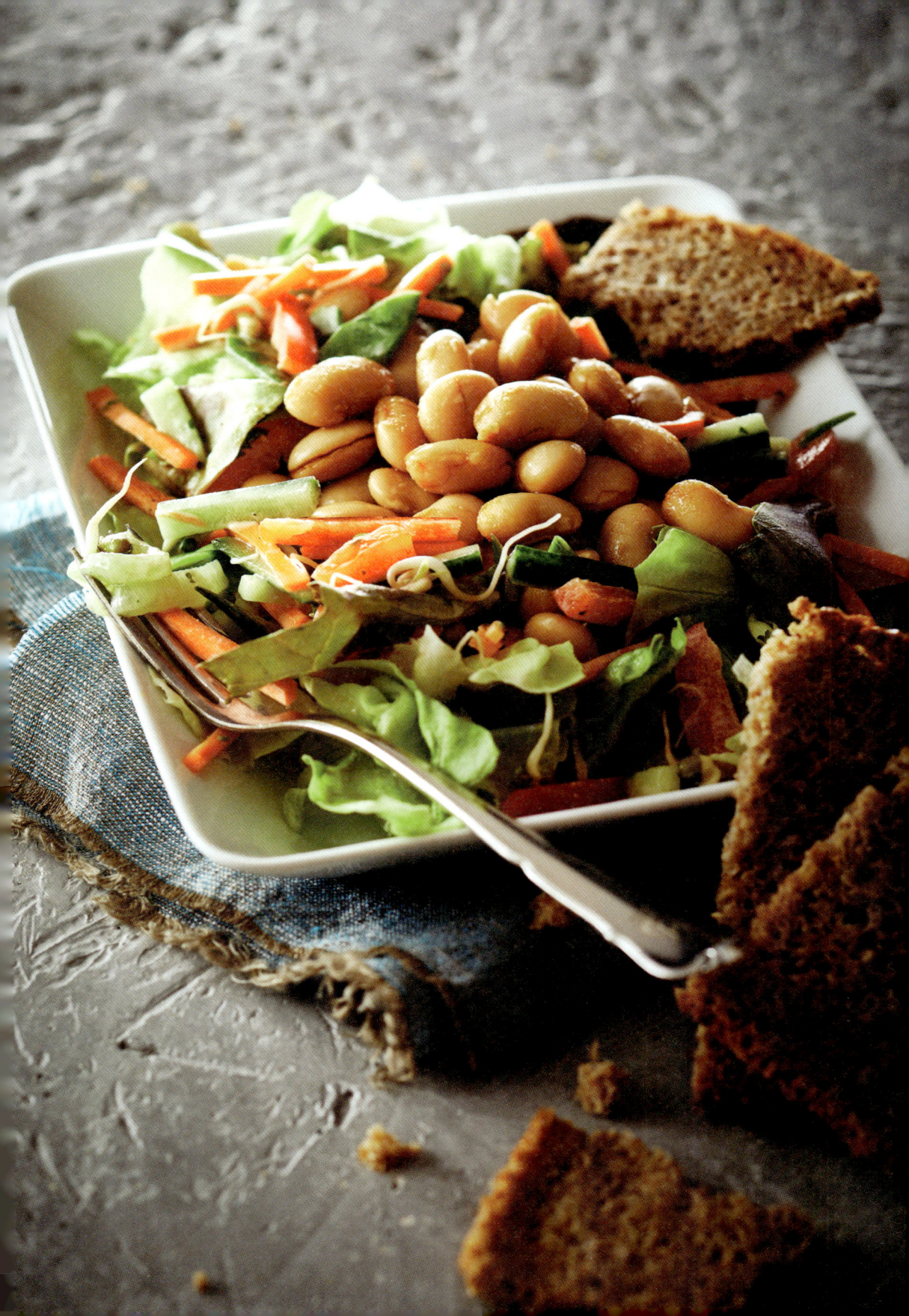

Brokkoli-Salat

Dieser farbenprächtige Salat mit seinem cremigen, süßsauren Dressing ist eine köstliche Art, Brokkoli zu essen, eine der gesündesten Gemüsesorten, die Mutter Natur erschaffen hat. Brokkoli und insbesondere Brokkolisprossen sind eine exzellente Quelle des krebsbekämpfenden Antioxidans Sulforaphan. Garnieren Sie diesen Salat, wenn Sie mögen, zusätzlich mit Brokkolisprossen, um ihn noch reicher an wirkungsvollen krebsbekämpfenden Zutaten zu machen.

ZUTATEN

2	mittlere Brokkoli mit Stielen
100 g	geriebene Karotten
75 g	Rosinen
2–3	Frühlingszwiebeln, in dünne Ringe geschnitten
3 EL	getrocknete Cranberries
60 ml	aromatisierter Reisessig
3 EL	fettfreie oder fettarme vegane Mayonnaise
1 EL	Zucker
¼ TL	gemahlener schwarzer Pfeffer
20–50 g	Brokkolisprossen (optional)

ZUBEREITUNG

1. Brokkolikronen in mundgerechte Röschen schneiden. Brokkolistiele schälen und in mundgerechte Stücke schneiden. In eine Salatschüssel geben und Karotten, Rosinen, Frühlingszwiebeln und Cranberries hinzufügen. Vorsichtig vermischen.
2. Essig, Mayonnaise, Zucker und Pfeffer in einer kleinen Schüssel verquirlen. Über den Salat gießen und vorsichtig vermengen, bis das Dressing gleichmäßig verteilt ist. Vor dem Servieren 30 Minuten ziehen lassen, damit sich die Aromen verbinden und entfalten können.
3. Auf Wunsch jede Portion mit einem Viertel der Brokkolisprossen garnieren.
4. Salatreste halten sich in einem geschlossenen Behälter im Kühlschrank bis zu 3 Tage.

PRO PORTION: 172 Kalorien; 3,1 g Fett; 0,4 g gesättigte Fette; 16,4 % Kalorien aus Fett; 0 mg Cholesterin; 3,5 g Protein; 36,1 g Kohlenhydrate; 26,5 g Zucker; 3,7 g Ballaststoffe; 361 mg Natrium; 62 mg Kalzium; 1,3 mg Eisen; 70 mg Vitamin C; 1.457 µg (1,5 mg Beta-Carotin; 2 mg Vitamin E

Bulgur-Orangen-Salat

Dieser nährstoffreiche Salat vereint alles: Bohnen, Getreide, Gemüse und Obst. Sie können ihn als Beilage servieren oder als eigenständige Mahlzeit genießen. Er ist sehr fettarm, aber wegen seiner ballaststoffreichen Zutaten wunderbar sättigend.

ZUTATEN

200 g	Bulgur
¾ TL	Salz
500 ml	kochendes Wasser
250 g	schwarze Bohnen, selbst gekocht oder aus der Dose, gespült und abgegossen
1	Orange, geschält und klein geschnitten
½	rote Paprika, gewürfelt
2	Frühlingszwiebeln, in dünne Ringe geschnitten
2 EL	aromatisierter Reisessig
1 EL	Orangensaftkonzentrat
½ TL	Kreuzkümmel, gemahlen

ZUBEREITUNG

1. Bulgur in eine große, hitzebeständige Schüssel geben und ½ TL Salz unterrühren. Kochendes Wasser darübergießen und kurz umrühren. Abdecken und 25 Minuten stehen lassen, bis der Bulgur das Wasser absorbiert hat und weich ist. Vollständig abkühlen lassen.
2. Bohnen, Orange, Paprika und Frühlingszwiebeln unter den abgekühlten Bulgur mischen.
3. Essig, Orangensaftkonzentrat, Kreuzkümmel und restlichen ¼ TL Salz in einer kleinen Schüssel verquirlen. Über den Salat geben und vermischen, bis das Dressing gleichmäßig verteilt ist. Salat vor dem Servieren durchziehen lassen, damit sich die Aromen verbinden und voll entfalten können.
4. Dieser Salat schmeckt am nächsten Tag noch besser. Reste halten sich in einem geschlossenen Behälter im Kühlschrank bis zu 3 Tage.

PRO PORTION: 174 Kalorien; 0,7 g Fett; 0,1 g gesättigte Fette; 3,5 % Kalorien aus Fett; 0 mg Cholesterin; 7,5 g Protein; 37 g Kohlenhydrate; 6,9 g Zucker; 8,2 g Ballaststoffe; 473 mg Natrium; 59 mg Kalzium; 2 mg Eisen; 33,9 mg Vitamin C; 258 µg Beta-Carotin; 0,3 mg Vitamin E

Zitrus-Basilikum-Salat

Die Orangen in diesem erfrischenden, leicht säuerlichen Salat steuern einen fruchtigen Geschmack und viel Vitamin C bei. Dieses wirkungsstarke Antioxidans fängt freie Radikale ab, die sonst zur Entstehung von Krebs führen können.

ZUTATEN

1	Orange, geschält und in mundgerechte Stücke geschnitten
1	rote Paprika, gewürfelt
1	Gurke, geschält und in mundgerechte Stücke geschnitten
50 g	Zuckerschoten, halbiert
8	frische Basilikumblätter, in dünne Streifen geschnitten
1 EL	aromatisierter Reisessig
¼ TL	gemahlener schwarzer Pfeffer

ZUBEREITUNG

1. Orange, Paprika, Gurke, Zuckerschoten und Basilikum in eine große Schüssel geben. Essig und Pfeffer darübergeben und vermischen, bis die Gewürze gleichmäßig verteilt sind.

2. Dieser Salat schmeckt am besten, wenn er noch am selben Tag gegessen wird. Wenn Sie ihn im Voraus zubereiten müssen, lassen Sie das Basilikum weg, decken Sie ihn gut ab und stellen Sie ihn bis zu 2 Tage im Kühlschrank kalt. Fügen Sie das Basilikum erst 15 bis 20 Minuten vor dem Servieren hinzu.

PRO PORTION: 45 Kalorien; 0,3 g Fett; 0 g gesättigte Fette; 5,5 % Kalorien aus Fett; 0 mg Cholesterin; 1,7 g Protein; 9,9 g Kohlenhydrate; 6,7 g Zucker; 2,5 g Ballaststoffe; 62 mg Natrium; 34 mg Kalzium; 0,8 mg Eisen; 87 mg Vitamin C; 702 µg Beta-Carotin; 0,6 mg Vitamin E

Einfacher Bohnensalat

Weil er so einfach und schnell gemacht ist und dabei so lecker schmeckt, ist dieser Salat schnell zu einem Klassiker des »Food for Life«-Programms geworden. Außerdem enthält er jede Menge Ballaststoffe, die dem Körper dabei helfen, Karzinogene und überschüssige Hormone loszuwerden und dadurch den allgemeinen Gesundheitszustand zu verbessern.

ZUTATEN

250 g	Kidneybohnen, selbst gekocht oder aus der Dose, gespült und abgetropft
250 g	Pintobohnen, selbst gekocht oder aus der Dose, gespült und abgetropft
250 g	Schwarzaugenbohnen, selbst gekocht oder aus der Dose, gespült und abgetropft
250 g	Limabohnen, selbst gekocht oder aus der Dose, gespült und abgetropft, oder 250 g gekochte grüne Sojabohnen (enthülste Edamame)
200 g	gefrorener Mais, aufgetaut, oder gekochter frischer Mais, gekühlt
1	große rote Paprika, gewürfelt
½	rote Zwiebel, gewürfelt
125 ml	fettarmes oder fettfreies italienisches Salatdressing
1 TL	Salz
1 TL	gemahlener schwarzer Pfeffer

ZUBEREITUNG

1. Alle Zutaten in eine große Schüssel geben und vorsichtig vermischen. Kalt oder mit Raumtemperatur servieren.
2. Salatreste halten sich in einem geschlossenen Behälter im Kühlschrank bis zu 3 Tage.

PRO PORTION: 183 Kalorien; 3 g Fett; 0,5 g gesättigte Fette; 14,6 % Kalorien aus Fett; 0 mg Cholesterin; 9,9 g Protein; 31 g Kohlenhydrate; 2,9 g Zucker; 8 g Ballaststoffe; 539 mg Natrium; 43 mg Kalzium; 2,7 mg Eisen; 36,7 mg Vitamin C; 311 µg Beta-Carotin; 0,8 mg Vitamin E

Fiesta-Salat

Dieser Salat ist ein Fest strahlender Farben und umwerfenden Geschmacks. Sie können ihn auch gern im Voraus zubereiten, da er sich gekühlt gut mehrere Tage hält. Er ist fast fettfrei, was wichtig ist, wenn Sie Ihr Krebsrisiko verringern oder Ihre Krebs-überlebenschancen verbessern möchten.

ZUTATEN

750 g	schwarze Bohnen, selbst gekocht oder aus der Dose, gespült und abgetropft
400 g	Mais, gefroren und aufgetaut
2	große Tomaten, gewürfelt
1	große grüne Paprika, gewürfelt
1	große gelbe oder rote Paprika, gewürfelt
½ Bund	frisches Koriandergrün, fein gehackt (optional)
1	kleine rote Zwiebel, gewürfelt
3 EL	Zitronensaft, frisch gepresst
2 EL	aromatisierter Reisessig
2 EL	Apfelessig
2 TL	Kreuzkümmel, gemahlen
1 TL	Koriander, gemahlen
2	Knoblauchzehen, fein gehackt oder zerdrückt
½ TL	Chiliflocken, oder 1 Prise Cayennepfeffer
½ TL	Salz

ZUBEREITUNG

1. Bohnen, Mais, Tomaten, Paprika, Zwiebel und auf Wunsch Koriandergrün in einer großen Schüssel vermengen.
2. In einer zweiten Schüssel Zitronensaft, Reisessig, Apfelessig, Kreuzkümmel, Koriander, Knoblauch, Chiliflocken und Salz verquirlen. Über den Salat geben und untermengen, bis alles gleichmäßig miteinander vermischt ist.
3. Salatreste halten sich in einem geschlossenen Behälter im Kühlschrank bis zu 3 Tage.

PRO PORTION: 174 Kalorien; 1 g Fett; 0,2 g gesättigte Fette; 5,2 % Kalorien aus Fett; 0 mg Cholesterin; 9,2 g Protein; 34,9 g Kohlenhydrate; 7 g Zucker; 7,7 g Ballaststoffe; 337 mg Natrium; 77 mg Kalzium; 2,9 mg Eisen; 52,5 mg Vitamin C; 503 µg Beta-Carotin; 0,7 mg Vitamin E

Warmer oder kalter Rote-Bete-Salat

ERGIBT 3 PORTIONEN

Das Pigment, das roter Bete ihre dunkelrote Farbe verleiht und diesen Salat so wunderschön aussehen lässt, ist gleichzeitig eine wirkungsstarke krebsbekämpfende Substanz aus der Anthocyan-Familie.

ZUTATEN

3	Rote-Bete-Knollen
1 ½ EL	Zitronensaft, frisch gepresst
1 EL	Apfelessig
1 EL	Apfelsaftkonzentrat
1 TL	Dijonsenf
½ TL	getrockneter Dill

ZUBEREITUNG

1. Rote Bete waschen und schälen. Jede Beteknolle halbieren und jede Hälfte in vier Spalten schneiden. Ein dunkles Geschirrtuch oder Papierküchentücher unter das Schneidebrett legen, damit Ihre Arbeitsfläche keine roten Flecken bekommt.
2. Die rote Bete 15 bis 20 Minuten über kochendem Wasser dünsten, bis sie sich leicht mit einer Gabel anstechen lässt.
3. In einer großen Schüssel Zitronensaft, Essig, Apfelsaftkonzentrat, Senf und Dill verquirlen. Rote-Bete-Spalten zugeben und vermischen. Warm oder kalt servieren.
4. Salatreste halten sich in einem geschlossenen Behälter im Kühlschrank bis zu 3 Tage.

PRO PORTION: 36 Kalorien; 0,2 g Fett; 0 g gesättigte Fette; 4,9 % Kalorien aus Fett; 0 mg Cholesterin; 1 g Protein; 8,4 g Kohlenhydrate; 7 g Zucker; 1,1 g Ballaststoffe; 61 mg Natrium; 15 mg Kalzium; 0,6 mg Eisen; 4 mg Vitamin C; 21 µg Beta-Carotin; 0,1 mg Vitamin E

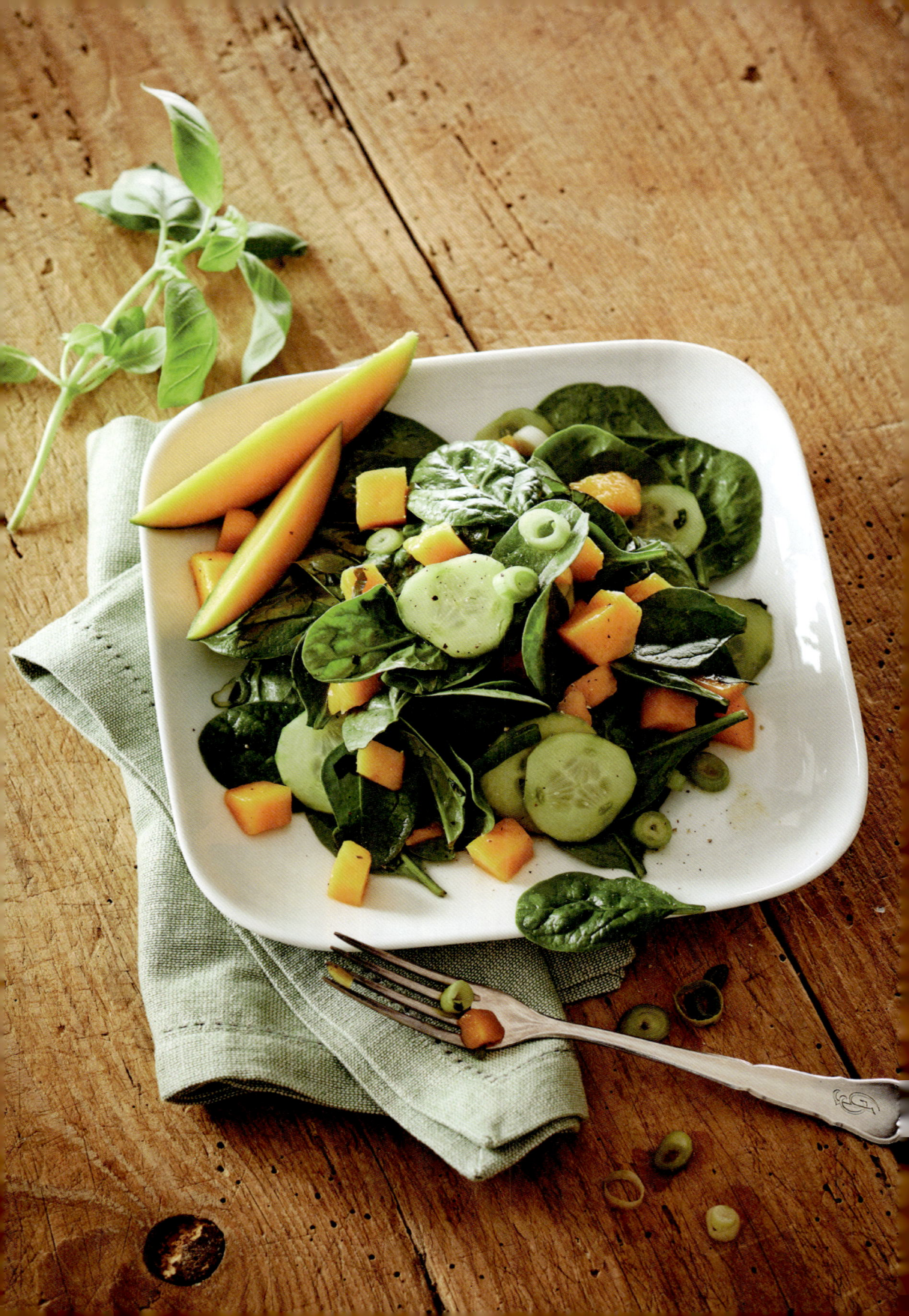

Gurke-Mango-Spinat-Salat

Dank der Mango und des Spinats liefert Ihnen dieser Salat eine gesunde Portion Beta-Carotin und Lutein, die Cousins aus der Carotinoid-Familie und wichtige Antioxidantien sind. Lutein ist nicht nur für seine unterstützende Wirkung beim Bekämpfen und Überleben von Krebs bekannt, sondern auch wichtig für die Gesundheit der Augen.

ZUTATEN

280 g	frischer Spinat
1	Mango, geschält und in mundgerechte Stücke geschnitten (siehe **Seite 151**)
1	große Gurke, geschält und in Scheiben geschnitten
6	Frühlingszwiebeln, in dünne Ringe geschnitten
½ Bund	frische Basilikumblätter, in dünne Streifen geschnitten
125 ml	aromatisierter Reisessig
3 EL	Limettensaft, frisch gepresst
¼ TL	gemahlener schwarzer Pfeffer

ZUBEREITUNG

1. Spinat waschen und in einer Salatschleuder trocken schleudern. Größere Blätter in mundgerechte Stücke zupfen. Spinat in eine große Salatschüssel geben.

2. Mango, Gurke, Frühlingszwiebeln und Basilikum in eine zweite Schüssel geben. Essig und Limettensaft darübergießen und vermengen, bis alles gleichmäßig miteinander vermischt ist. Mango-Mischung auf dem Spinat in der großen Schüssel anrichten und mit schwarzem Pfeffer bestreuen.

3. Den Salat sofort servieren. Wenn Sie ihn im Voraus zubereiten, lassen Sie das Basilikum weg und stellen Sie Spinat und Mangomischung (ohne Dressing) in jeweils separaten geschlossenen Behältern bis zu 2 Tage im Kühlschrank kalt. Fügen Sie das Basilikum erst 15 bis 20 Minuten vor dem Servieren hinzu. Richten Sie dann den Salat an, fügen Sie das Dressing hinzu und servieren Sie ihn sofort.

PRO PORTION: 45 Kalorien; 0,3 g Fett; 0 g gesättigte Fette; 5,5 % Kalorien aus Fett; 0 mg Cholesterin; 1,5 g Protein; 10,9 g Kohlenhydrate; 7,4 g Zucker; 1,7 g Ballaststoffe; 219 mg Natrium; 50 mg Kalzium; 1,3 mg Eisen; 19,1 mg Vitamin C; 2.134 µg (2,1 mg) Beta-Carotin; 1 mg Vitamin E

Linsen-Bulgur-Salat

Der Knoblauch in diesem leicht säuerlichen Salat enthält Allicin, eine wirkungsstarke krebsbekämpfende Substanz, die dem Körper bewiesenermaßen dabei hilft, Karzinogene zu eliminieren und das Wachstum von Krebszellen zu verlangsamen. Wenn Sie diesen Salat mit frischen Pitabrotecken servieren, wird daraus eine vollständige, sättigende und leckere Mahlzeit.

ZUTATEN

1,1 l	Wasser
200 g	getrocknete braune oder grüne Linsen
200 g	Bulgur
1	Gurke, geschält, entsamt und gewürfelt
1	reife Tomate, gewürfelt
3	Frühlingszwiebeln, in dünne Ringe geschnitten
60 ml	Zitronensaft, frisch gepresst
3	Knoblauchzehen, fein gehackt oder zerdrückt
1 TL	Salz

ZUBEREITUNG

1. 600 ml Wasser in einem mittelgroßen Topf zum Kochen bringen. Linsen hineingeben, Flamme herunterstellen, Topf abdecken und 25 bis 30 Minuten köcheln lassen, bis die Linsen weich sind. Ab und zu nachschauen und ggf. etwas mehr Wasser hinzufügen, damit die Linsen nicht ansetzen. Vom Herd nehmen und abkühlen lassen.

2. Die restlichen 500 ml Wasser in einen kleinen Topf geben und zum Kochen bringen. Bulgur einrühren, vom Herd nehmen und abdecken.
Ca. 25 Minuten stehen lassen, bis der Bulgur das Wasser absorbiert hat und weich ist. Abkühlen lassen.

3. Nach dem Abkühlen Linsen und Bulgur zusammen mit Gurke, Tomate, Frühlingszwiebeln, Zitronensaft, Knoblauch und Salz in eine große Schüssel geben und vermischen.

4. Die Aromen dieses Salats entfalten sich am besten, wenn er in Raumtemperatur serviert wird. Reste halten sich in einem geschlossenen Behälter im Kühlschrank bis zu drei Tage.

PRO PORTION: 162 Kalorien; 2,3 g Fett; 0,3 g gesättigte Fette; 12,6 % Kalorien aus Fett; 0 mg Cholesterin; 8,6 g Protein; 29 g Kohlenhydrate; 1,6 g Zucker; 7,6 g Ballaststoffe; 304 mg Natrium; 32 mg Kalzium; 2,9 mg Eisen; 7,1 mg Vitamin C; 115 µg Beta-Carotin; 0,5 mg Vitamin E

Kartoffelsalat

Dies ist eine fettarme Version des beliebten Sommerklassikers. Sie werden das Fett kein bisschen vermissen und dafür umso gesünder schlemmen! Für diesen Salat können Sie jede Kartoffelsorte verwenden.

ZUTATEN

2	Kartoffeln, geschält (wenn gewünscht) und in 1 cm große Würfel geschnitten
1	Schalotte, gewürfelt
60 g	Stangensellerie, gewürfelt
½	kleine rote Paprika, fein gewürfelt
½	Handvoll frische Petersilie, fein gehackt
1 TL	getrockneter Dill
4 EL	fettfreie oder fettarme vegane Mayonnaise
1 EL	aromatisierter Reisessig
1 ½ TL	Senf
⅛ TL	Salz
⅛ TL	gemahlener schwarzer Pfeffer

ZUBEREITUNG

1. Kartoffeln 10 Minuten dämpfen, bis sie sich gerade mit einem Messer anstechen lassen. Nicht zu lange dämpfen. In eine große Schüssel geben. Schalotte, Sellerie, Paprika, Petersilie und Dill hinzufügen.
2. In einer zweiten Schüssel Mayonnaise, Essig, Senf, Salz und Pfeffer verquirlen. Über den Kartoffelsalat geben und untermischen, bis das Dressing gleichmäßig verteilt ist.
3. Kartoffelsalatreste halten sich in einem geschlossenen Behälter im Kühlschrank bis zu 3 Tage.

PRO PORTION: 135 Kalorien; 3,8 g Fett; 0,5 g gesättigte Fette; 25,1 % Kalorien aus Fett; 0 mg Cholesterin; 2,9 g Protein; 23,7 g Kohlenhydrate; 4,7 g Zucker; 3,4 g Ballaststoffe; 289 mg Natrium; 46 mg Kalzium; 2,3 mg Eisen; 36,4 mg Vitamin C; 394 µg Beta-Carotin; 1,1 mg Vitamin E

Würziges grünes Blattgemüse mit Früchten und Pinienkernen

Dieser farbenfrohe Salat ist eine köstliche Mischung verschiedener Aromen. Würziges grünes Blattgemüse wie z. B. Rucola, Brunnenkresse, Radicchio, Endivien, Sareptasenf oder Mizuna finden Sie in den allermeisten Supermärkten, Bioläden und auf Bauernmärkten. Sie können aber auch einfach nach einer Salatmischung Ausschau halten, die mehrere würzig-scharfe Sorten enthält.

ZUTATEN

300 g	würziger Blattsalatmix
1	reife Birne, gewürfelt
1	Mandarine, Kerne entfernt und in Spalten getrennt
2 EL	Balsamicoessig
2 EL	Apfelsaftkonzentrat
¼ TL	Salz
1–2 EL	rohe Pinienkerne
¼ TL	gemahlener schwarzer Pfeffer

ZUBEREITUNG

1. Salatmix waschen und trocken tupfen oder schleudern. Größere Blätter in mundgerechte Stücke zupfen. In eine große Salatschüssel geben und Birnen- und Mandarinenstücke zugeben.
2. Für das Dressing Essig, Apfelsaftkonzentrat und Salz in ein Schraubglas geben. Kurz vor dem Servieren das Schraubglas gut verschließen, kräftig schütteln und das Dressing über den Salat geben. Salat auf einzelnen Tellern anrichten und mit Pinienkernen und Pfeffer garnieren.
3. Diesen Salat am besten sofort servieren. Wenn Sie ihn im Voraus zubereiten müssen, bewahren Sie die Salatmischung und das aufgeschnittene Obst in verschiedenen Behältern bis zu 3 Tage im Kühlschrank auf. Geben Sie das Dressing und die Garnierung erst kurz vor dem Servieren über den Salat.

PRO PORTION: 48 Kalorien; 1,1 g Fett; 0,1 g gesättigte Fette; 21,2 % Kalorien aus Fett; 0 mg Cholesterin; 1,1 g Protein; 9,7 g Kohlenhydrate; 6,3 g Zucker; 1,6 g Ballaststoffe; 110 mg Natrium; 33 mg Kalzium; 0,4 mg Eisen; 12,6 mg Vitamin C; 442 µg Beta-Carotin; 0,6 mg Vitamin E

Bohnensalat nach Südweststaatenart

Mit diesem Salat können Sie übrig gebliebenes gekochtes Getreide in eine leckere Mahlzeit verwandeln. Vegetarische Chilibohnen finden Sie in den meisten Supermärkten. Dieses Rezept enthält pro Portion ca. 7 Gramm Ballaststoffe.

ZUTATEN

200– 400 g	gekochter Naturreis (Seite 208), Bulgur (Seite 181), Hirse, Quinoa oder anderes Vollkorngetreide
250 g	Kidneybohnen, selbst gekocht, oder Chilibohnen aus der Dose, gespült und abgetropft
200 g	Mais, frisch oder gefroren und aufgetaut
1	Schalotte, gewürfelt
125 g	Selleriestange, gewürfelt
1	kleine grüne oder rote Paprika, gewürfelt
½ Bund	frisches Koriandergrün, fein gehackt
1 EL	aromatisierter Reisessig
2	Knoblauchzehen, fein gehackt oder zerdrückt
½ TL	Salz
1	Spritzer scharfe Soße

ZUBEREITUNG

1. Alle Zutaten in eine Schüssel geben und vorsichtig vermischen.
2. 30 Minuten bei Raumtemperatur ziehen lassen, damit sich die Aromen voll entfalten können.
3. Salatreste halten sich in einem geschlossenen Behälter im Kühlschrank bis zu 3 Tage.

PRO PORTION: 175 Kalorien; 1,2 g Fett; 0,2 g gesättigte Fette; 6 % Kalorien aus Fett; 0 mg Cholesterin; 6,8 g Protein; 37 g Kohlenhydrate; 7,1 g Zucker; 6,6 g Ballaststoffe; 895 mg Natrium; 55 mg Kalzium; 1,9 mg Eisen; 24,5 mg Vitamin C; 310 µg Beta-Carotin; 0,8 mg Vitamin E

Spinatsalat mit Zitrusfrüchten

Die Paranüsse verleihen diesem Salat einen knackigen Biss und eine Extraportion Selen, das ebenfalls ein krebsbekämpfendes Antioxidans ist. Schon mit einer Paranuss können Sie Ihren gesamten Tagesbedarf an Selen decken.

ZUTATEN

280 g Spinat, gehackt
1 kleine Dose (280 g) ungesüßte Mandarinen, Clementinen oder Grapefruitspalten, gespült und abgegossen, oder 2 frische Mandarinen oder 1 Grapefruit, geschält und in Spalten getrennt
1 große Handvoll Waldbeeren, Weintrauben oder 10 Erdbeeren, in Scheiben geschnitten
60 ml fettfreie Himbeer-Dressing
1 EL rohe Sonnenblumenkerne
1 EL Paranüsse, gehackt

ZUBEREITUNG

1. Alle Zutaten in eine große Schüssel geben und vorsichtig vermischen.
2. Sofort servieren.

PRO PORTION: 62 Kalorien; 2 g Fett; 0,3 g gesättigte Fette; 29,4 % Kalorien aus Fett; 0 mg Cholesterin; 2,3 g Protein; 10,1 g Kohlenhydrate; 5,4 g Zucker; 2,4 g Ballaststoffe; 61 mg Natrium; 59 mg Kalzium; 1,7 mg Eisen; 36,7 mg Vitamin C; 2.746 µg (2,7 mg) Beta-Carotin; 1,7 mg Vitamin E

Spinatsalat mit Orange, Radicchio und Sesamsamen

Spinat und Radicchio mit süßsäuerlichen Zitrusfrüchten und aromatischen Sesamsamen ergeben eine farbenfrohe und sehr gesunde Mischung. Sesamsamen sind eine fantastische Quelle von leicht absorbierbarem Kalzium und Vitamin E, das für seine antioxidativen Eigenschaften bekannt ist.

ZUTATEN

1 EL	Apfelsaftkonzentrat
1 EL	Orangensaftkonzentrat
1 EL	Balsamicoessig
½ TL	Kartoffelmehl
¼ TL	Salz
280 g	Spinat
2	große Handvoll Radicchioblätter
1	Orange, geschält, ohne Kerne, in Spalten zerteilt und mundgerechte Stücke geschnitten
2–3 EL	ungeschälte rohe Sesamsamen

ZUBEREITUNG

1. Für das Dressing Apfelsaftkonzentrat, Orangensaftkonzentrat, Essig, Mehl und Salz in einer kleinen Schüssel verquirlen. Beiseitestellen.
2. Spinat und Radicchio waschen und trocken tupfen oder schleudern. Größere Blätter in mundgerechte Stücke zupfen. Salat zusammen mit den Orangenstücken in eine Salatschüssel geben.
3. Sesamsamen 2 bis 3 Minuten in einer schweren gusseisernen Pfanne auf mittlerer Flamme unter ständigem Rühren rösten, bis sie aromatisch duften und aufplatzen. Aus der Pfanne nehmen und abkühlen lassen.
4. Kurz vor dem Servieren das Dressing über den Salat geben und vermischen, bis es gleichmäßig verteilt ist. Mit Sesamsamen bestreuen und sofort servieren.

PRO PORTION: 41 Kalorien; 1,3 g Fett; 0,2 g gesättigte Fette; 27,5 % Kalorien aus Fett; 0 mg Cholesterin; 1,6 g Protein; 7 g Kohlenhydrate; 4,2 g Zucker; 1,5 g Ballaststoffe; 101 mg Natrium; 62 mg Kalzium; 1,3 mg Eisen; 21,1 mg Vitamin C; 1.703 µg (1,7 mg) Beta-Carotin; 0,9 mg Vitamin E

»Hoppin' John«-Salat

»Hoppin' John« ist ein Gericht aus Reis und Bohnen, das in den Südstaaten der USA traditionell am 1. Januar serviert wird, damit das neue Jahr viel Glück bringt. Diesen Salat können Sie zu jeder Jahreszeit essen. Er ist köstlich und voller gesunder, krebsbekämpfender Zutaten.

ZUTATEN

320 g	Schwarzaugenbohnen, selbst gekocht oder aus der Dose, gespült und abgetropft
280 g	gekochter Naturreis (Seite 208)
1	Tomate, gewürfelt
100 g	Frühlingszwiebeln, in dünne Ringe geschnitten
50 g	Stangensellerie, in dünne Scheiben geschnitten
1 EL	frische Petersilie, fein gehackt
60 ml	Zitronensaft, frisch gepresst
1 EL	Olivenöl
1–2	Knoblauchzehen, fein gehackt oder zerdrückt
¼ TL	Salz

ZUBEREITUNG

1. Schwarzaugenbohnen, Reis, Tomate, Frühlingszwiebeln, Sellerie und Petersilie in eine große Schüssel geben und vermischen.
2. In einer zweiten Schüssel Zitronensaft, Öl, Knoblauch und Salz verquirlen. Über den Salat geben und vorsichtig vermengen, bis das Dressing gleichmäßig verteilt ist. Bei genügend Zeit den Salat 1 bis 2 Stunden im Kühlschrank kalt stellen, damit sich die Aromen verbinden können.
3. Salatreste halten sich in einem geschlossenen Behälter im Kühlschrank bis zu 3 Tage.

PRO PORTION: 91 Kalorien; 1,9 g Fett; 0,3 g gesättigte Fette; 18,5 % Kalorien aus Fett; 0 mg Cholesterin; 3,7 g Protein; 15,4 g Kohlenhydrate; 1,3 g Zucker; 3,6 g Ballaststoffe; 68 mg Natrium; 20 mg Kalzium; 1,2 mg Eisen; 5,4 mg Vitamin C; 137 µg Beta-Carotin; 0,4 mg Vitamin E

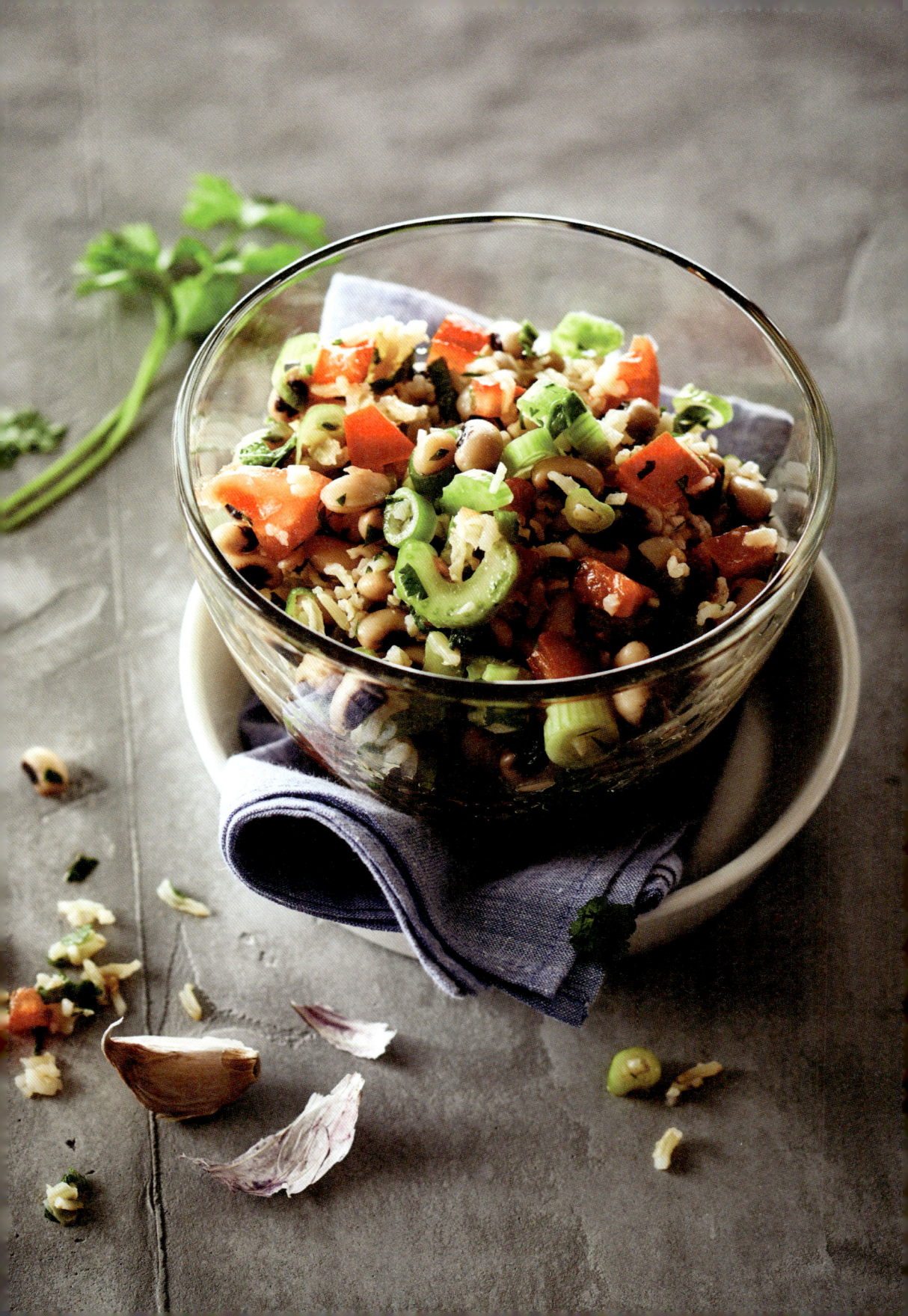

Tomate-Gurke-Basilikum-Salat

ERGIBT 6 PORTIONEN

Dieser Tomatensalat ist sehr reich an Lycopen, einem wirkungsstarken Carotinoid, das eine wichtige Rolle bei der Prävention und dem Überleben von Prostatakrebs hat.

ZUTATEN

4	Tomaten, geviertelt und in Scheiben geschnitten
½	große Gurke, geschält, geviertelt und in Scheiben geschnitten
½	Bund frische Basilikumblätter
3–4 EL	Balsamicoessig
¼ TL	gemahlener schwarzer Pfeffer

ZUBEREITUNG

1. Tomaten- und Gurkenstücke in eine Salatschüssel geben.
2. Basilikumblätter darüberstreuen, mit Essig beträufeln und mit Pfeffer bestreuen.
3. Servieren Sie diesen Salat am besten kurz nach der Zubereitung in Raumtemperatur.

PRO PORTION: 20 Kalorien; 0,2 g Fett; 0 g gesättigte Fette; 10,4 % Kalorien aus Fett; 0 mg Cholesterin; 1 g Protein; 4,3 g Kohlenhydrate; 2,5 g Zucker; 1,3 g Ballaststoffe; 5 mg Natrium; 17 mg Kalzium; 0,4 mg Eisen; 11.8 mg Vitamin C; 487 µg Beta-Carotin; 0,5 mg Vitamin E; 2.110 µg (2,1 mg) Lycopen

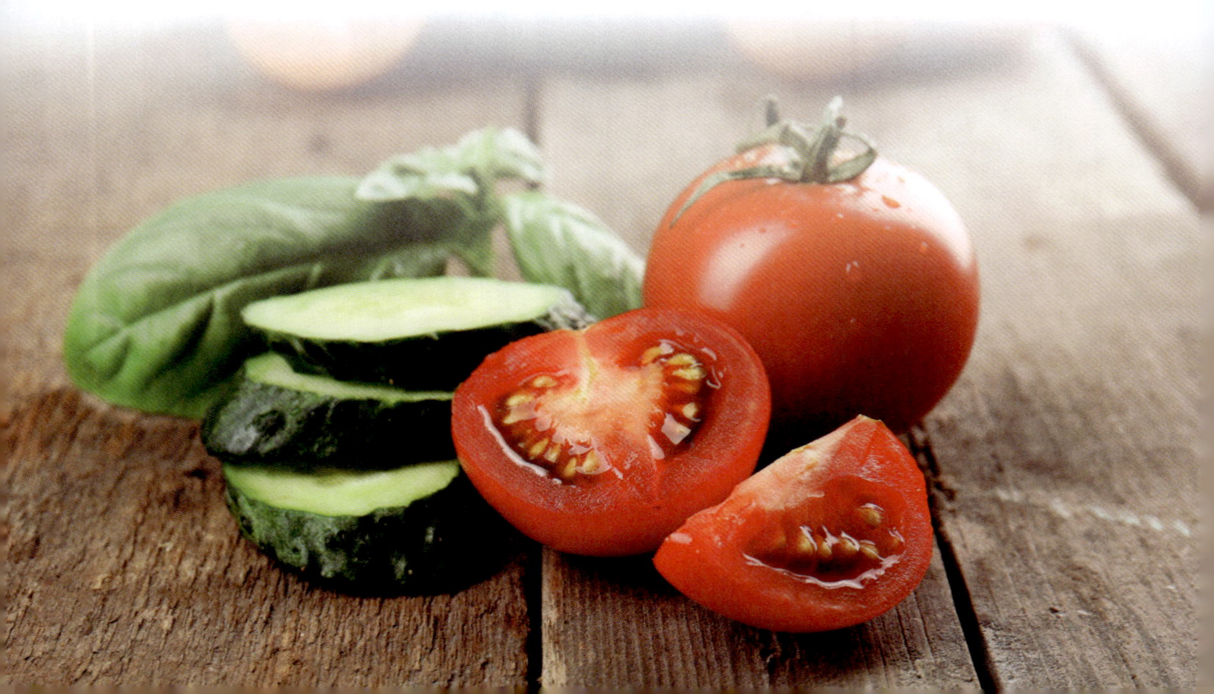

Himbeer-Dressing

Dieses Dressing ist praktisch fettfrei und schmeckt köstlich auf Spinatsalat mit Zitrusfrüchten (Seite 192).

ZUTATEN

- 270 g Himbeeren, frisch oder gefroren, aufgetaut und abgetropft
- 1–2 EL Balsamicoessig
- 1 EL fein gehackte Kräuter, z. B. Thymian oder Rosmarin (optional)
- 2 TL Dijonsenf
- 1–2 TL Ahornsirup
- ¼ TL Salz
- ¼ TL gemahlener schwarzer Pfeffer

ZUBEREITUNG

1. Himbeeren in einer Küchenmaschine oder in einem Mixer pürieren. In eine Schüssel geben und mit den restlichen Zutaten verquirlen. Zunächst nur 1 EL Essig hinzufügen und nach Belieben später mehr unterrühren. Zum Abrunden des Geschmacks je nach Vorliebe mehr Ahornsirup, Salz oder Pfeffer hinzufügen.
2. Dressingreste halten sich in einem geschlossenen Behälter im Kühlschrank bis zu 3 Tage.

PRO PORTION: 22 Kalorien; 0,3 g Fett; 0 g gesättigte Fette; 11,8 % Kalorien aus Fett; 0 mg Cholesterin; 0,5 g Protein; 4,7 g Kohlenhydrate; 2,2 g Zucker; 2,1 g Ballaststoffe; 179 mg Natrium; 10 mg Kalzium; 0,3 mg Eisen; 8,2 mg Vitamin C; 10 µg Beta-Carotin; 0,3 mg Vitamin E

Pikantes Dressing

ERGIBT 125 MILLILITER (8 PORTIONEN)

Dieses Dressing hat mexikanischen Flair. Je nach Art der Salsa, die Sie verwenden, kann es schön scharf werden.

ZUTATEN

60 ml	aromatisierter Reisessig
60 ml	Salsa
1	Knoblauchzehe, zerdrückt

ZUBEREITUNG

1. Alle Zutaten in einer kleinen Schüssel miteinander verquirlen.
2. Dressingreste halten sich in einem geschlossenen Behälter im Kühlschrank bis zu 1 Woche lang.

PRO PORTION: 13 Kalorien; 0 g Fett; 0 g gesättigte Fette; 1 % Kalorien aus Fett; 0 mg Cholesterin; 0,2 g Protein; 3,1 g Kohlenhydrate; 2,6 g Zucker; 0,1 g Ballaststoffe; 167 mg Natrium; 3 mg Kalzium; 0,1 mg Eisen; 0, 3 mg Vitamin C; 14 µg Beta-Carotin; 0,1 mg Vitamin E

Balsamico-Vinaigrette

ERGIBT 60 MILLILITER (4 PORTIONEN)

Der mild-würzige Geschmack von Balsamico passt wunderbar zu jeder Art von grünem Blattsalat.

ZUTATEN

2 EL	Balsamicoessig
2 EL	aromatisierter Reisessig
1 EL	Ketchup
1 TL	Dijonsenf
1	Knoblauchzehe, zerdrückt

1. Alle Zutaten in einer kleinen Schüssel miteinander verquirlen.
2. Vinaigrette-Reste halten sich in einem geschlossenen Behälter im Kühlschrank bis zu 2 Wochen lang.

PRO PORTION: 17 Kalorien; 0,1 g Fett; 0 g gesättigte Fette; 3 % Kalorien aus Fett; 0 mg Cholesterin; 0,2 g Protein; 3,8 g Kohlenhydrate; 3,3 g Zucker; 0,1 g Ballaststoffe; 175 mg Natrium; 4 mg Kalzium; 0,1 mg Eisen; 0,8 mg Vitamin C; 22 µg Beta-Carotin; 0,1 mg Vitamin E

Cremiges Dilldressing

ERGIBT CA. 375 MILLILITER (24 PORTIONEN)

Dieses vollmundige Dressing enthält keinerlei zusätzliches Öl – es ist der Seidentofu, der es so unvergleichlich cremig macht.

ZUTATEN

350 g	fester Seidentofu
2 EL	Zitronensaft, frisch gepresst
3 EL	aromatisierter Reisessig
1 EL	Apfelessig
1 TL	Knoblauchpulver
½ TL	getrockneter Dill
¼ TL	Salz

ZUBEREITUNG

1. Alle Zutaten in eine Küchenmaschine oder in einen Mixer geben und 1 bis 2 Minuten zu einem glatten Dressing pürieren.
2. Dressingreste halten sich in einem geschlossenen Behälter bis zu 1 Woche lang.

PRO PORTION: 12 Kalorien; 0,4 g Fett; 0,1 g gesättigte Fette; 28,8 % Kalorien aus Fett; 0 mg Cholesterin; 1 g Protein; 1,2 g Kohlenhydrate; 0,9 g Zucker; 0 g Ballaststoffe; 60 mg Natrium; 5 mg Kalzium; 0,2 mg Eisen; 0,3 mg Vitamin C; 1 µg Beta-Carotin; 0 mg Vitamin E

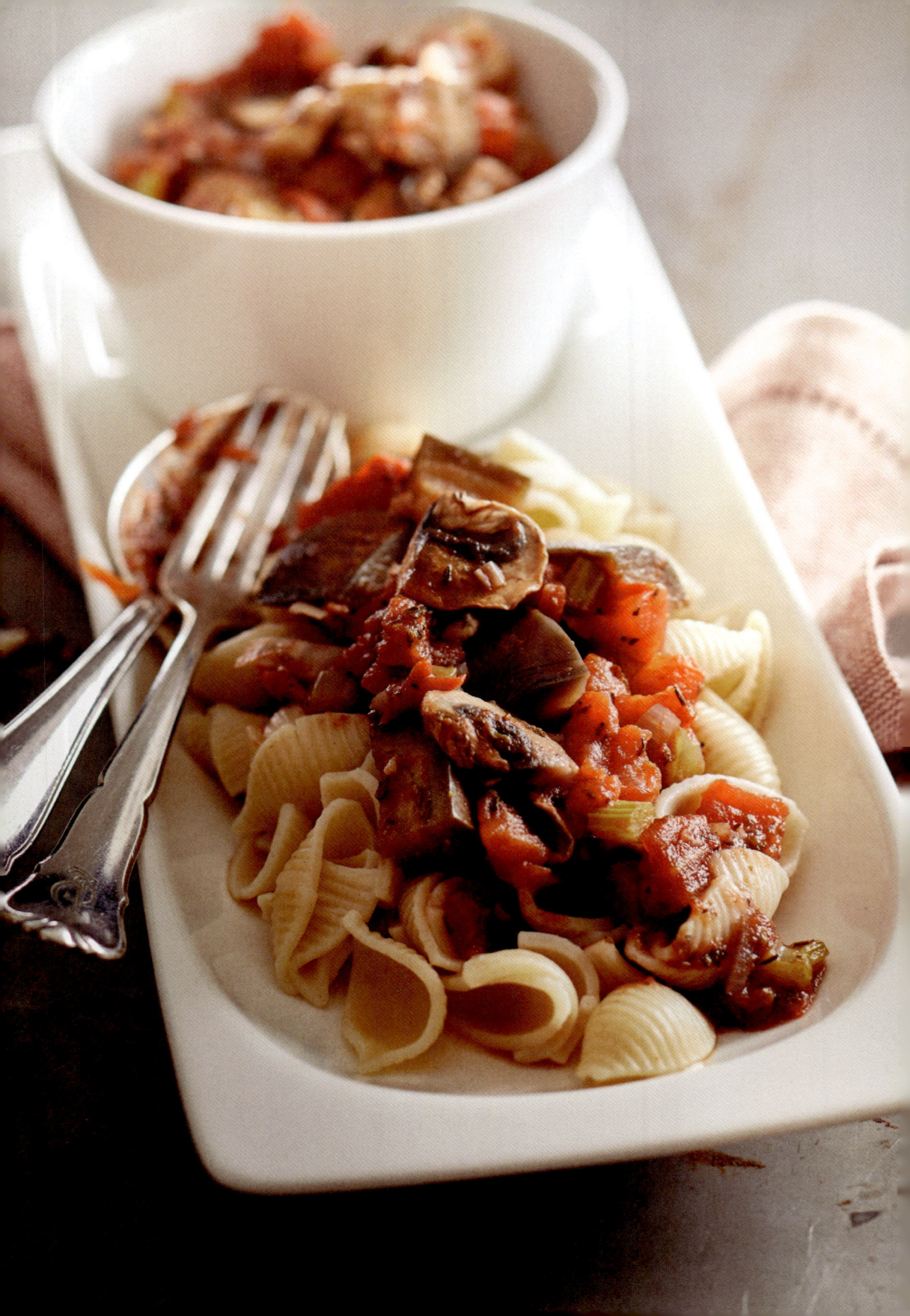

SOSSEN

Pilzsoße

ERGIBT 4 PORTIONEN

Diese Soße schmeckt wunderbar auf Getreide-Blumenkohl-Stampf (Seite 217). Sie können sie aber auch mit jedem anderen Gericht kombinieren, das mit einer köstlichen und nährstoffreichen Soße abgerundet werden soll.

ZUTATEN

60 ml	Wasser
340 g	Pilze (Champignons oder Ihre Lieblingspilzsorte), in Scheiben geschnitten
375 ml	Gemüsebrühe
25 g	Mehl Ihrer Wahl
1–2 EL	Sojasoße (optional)
1 TL	italienische Gewürzmischung
¼ TL	Salz
¼ TL	gemahlener schwarzer Pfeffer

ZUBEREITUNG

1. Wasser in einer beschichteten Pfanne erhitzen. Pilze hinzufügen und unter Rühren dünsten, bis sie weich sind.
2. 250 ml Gemüsebrühe und das Mehl in einen Mixbecher geben, fest verschließen und kräftig schütteln, bis eine glatte Flüssigkeit entsteht.
3. Restliche 125 ml Gemüsebrühe, nach Belieben Sojasoße, italienische Gewürzmischung und etwa die Hälfte der Flüssigkeit aus dem Mixbecher zu den Pilzen geben. Unter häufigem Rühren 3 bis 5 Minuten köcheln lassen.
4. Restliche Flüssigkeit aus dem Mixbecher einrühren und köcheln lassen, bis die Soße eindickt. Mit Salz und Pfeffer nach Geschmack würzen. Schnell warm servieren.
5. Soßenreste halten sich in einem geschlossenen Behälter im Kühlschrank bis zu 3 Tage.

PRO PORTION: 50 Kalorien; 0,4 g Fett; 0,1 g gesättigte Fette; 6,8 % Kalorien aus Fett; 0 mg Cholesterin; 2,2 g Protein; 10,3 g Kohlenhydrate; 1,1 g Zucker; 1,7 g Ballaststoffe; 524 mg Natrium; 13 mg Kalzium; 1,6 mg Eisen; 2,8 mg Vitamin C; 233 µg Beta-Carotin; 0,1 mg Vitamin E; 277 µg Lycopen

Einfache Marinara-Soße

ERGIBT 875 MILLILITER (4 PORTIONEN)

Einfacher geht es nicht! Tomaten, vor allem gekochte, sind sehr reich an Lycopen, das, wie in zahlreichen Tests nachgewiesen wurde, das Prostatakrebsrisiko erheblich reduziert und die Überlebenschancen nach einer Krebsdiagnose verbessert. Servieren Sie diese Soße mit Pasta oder Polenta.

ZUTATEN

2	Dosen (je 400 g) Tomatensoße oder 700 g fein gewürfelte Tomaten
6	frische Basilikumblätter, in dünne Streifen geschnitten
1 TL	getrockneter Oregano
2	Knoblauchzehen, fein gehackt oder zerdrückt

ZUBEREITUNG

1. Alle Zutaten in einen Stieltopf geben. 10 Minuten auf niedriger Flamme köcheln lassen, bis die Soße Blasen bildet.
2. Marinara-Reste halten sich in einem geschlossenen Behälter im Kühlschrank bis zu 3 Tage und eingefroren bis zu 1 Monat lang.

PRO PORTION: 67 Kalorien; 0,5 g Fett; 0.1 g gesättigte Fette; 6,9 % Kalorien aus Fett; 0 mg Cholesterin; 2,8 g Protein; 15,3 g Kohlenhydrate; 8,5 g Zucker; 3,1 g Ballaststoffe; 1040 mg Natrium; 34 mg Kalzium; 2,2 mg Eisen; 14,6 mg Vitamin C; 449 µg Beta-Carotin; 4,2 mg Vitamin E; 30 mg Lycopen

Einfache dunkle Soße

Diese dunkle Soße ist fettarm und schon in ein paar Minuten zubereitet. Servieren Sie sie mit Pflanzlichem Hackbraten (Seite 256), Knoblauch-Kartoffelpüree (Seite 228) und grünen Bohnen als wunderbar traditionelles Gericht.

ZUTATEN

375 ml	Wasser
2 EL	Sojasoße
2 EL	rohe Cashewkerne
4 TL	Kartoffelmehl
1 EL	Zwiebelpulver
½ TL	Knoblauchpulver
½ TL	getrockneter Thymian
⅛ TL	gemahlener schwarzer Pfeffer

ZUBEREITUNG

1. Alle Zutaten in einen Mixer geben und zu einer glatten Soße pürieren. In einen Stieltopf füllen und unter ständigem Rühren köcheln lassen, bis die Soße eindickt.
2. Soßenreste halten sich in einem geschlossenen Behälter im Kühlschrank bis zu 2 Tage.

PRO PORTION: 31 Kalorien; 1,3 g Fett; 0,2 g gesättigte Fette; 37,7 % Kalorien aus Fett; 0 mg Cholesterin; 1,1 g Protein; 4,3 g Kohlenhydrate; 0,7 g Zucker; 0,4 g Ballaststoffe; 307 mg Natrium; 11 mg Kalzium; 0,4 mg Eisen; 0,4 mg Vitamin C; 2 µg Beta-Carotin; 0 mg Vitamin E

Helle Grundsoße

ERGIBT 8 PORTIONEN

*Diese cremige helle Soße ist fettarm und gänzlich cholesterinfrei. Sie eignet sich
fantastisch als Basis für cremige Suppen und aufwendigere Soßen. Pürieren Sie die
einzelnen Zutaten auf höchster Stufe, bis eine völlig glatte Soße entsteht. Das kann
bis zu 2 Minuten dauern. Schmecken Sie die Soße immer ab, um sicherzustellen, dass
sie glatt und cremig genug ist, bevor Sie sie für andere Rezepte weiterverwenden.*

ZUTATEN

- 580 ml Wasser
- 60 g Hirse
- 25 g rohe Cashewkerne
- ½ TL Salz

ZUBEREITUNG

1. 330 ml Wasser und Hirse in einen Stieltopf geben und zum Kochen bringen. Flamme herunterstellen und 55 Minuten unter gelegentlichem
   Rühren köcheln lassen, bis die Hirse weich und das gesamte Wasser
   absorbiert ist.
2. Hirse in einen Mixer geben und restliche 250 ml Wasser, Cashewkerne
   und Salz hinzufügen. Auf höchster Stufe 1 bis 2 Minuten pürieren, bis
   eine cremig-glatte Soße entsteht.
3. Soßenreste halten sich in einem geschlossenen Behälter im Kühlschrank
   bis zu 2 Tage.

PRO PORTION: 55 Kalorien; 2,3 g Fett; 0,4 g gesättigte Fette; 37,3 % Kalorien aus Fett; 0 mg
Cholesterin; 1,6 g Protein; 7,3 g Kohlenhydrate; 0,3 g Zucker; 0,9 g Ballaststoffe; 149 mg Natrium;
3 mg Kalzium; 0,5 mg Eisen; 0 mg Vitamin C; 2 µg Beta-Carotin; 0 mg Vitamin E

Stückige Ratatouille-Soße

ERGIBT 6 PORTIONEN

Diese Soße steckt voll gesundem Gemüse, das sie äußerst ballaststoffreich macht und jede Menge krebsbekämpfende Inhaltsstoffe enthält. Sie schmeckt fantastisch auf Muschelnudeln, Naturreis oder einer anderen Ihrer Lieblingsgetreidearten.

ZUTATEN

1 große Aubergine, mit Schale, in 2 cm große Würfel geschnitten	6 Knoblauchzehen, fein gehackt
125 ml Rotwein oder Gemüsebrühe	230 g Champignons, in Scheiben geschnitten
60–125 ml Wasser	1 Dose (400 g) geröstete oder stückige Tomaten
2 Schalotten, gewürfelt	1 TL italienische Gewürzmischung
2 Selleriestangen, gewürfelt	½ TL getrockneter Thymian
	½ TL gemahlener schwarzer Pfeffer

ZUBEREITUNG

1. Auberginenwürfel 10 Minuten in Salzwasser einweichen. Abgießen, spülen und abtropfen lassen.
2. 60 ml Wein in einer beschichteten Pfanne erhitzen. Schalotten, Sellerie und Knoblauch hineingeben, abdecken und 10 bis 15 Minuten auf mittlerer Flamme unter gelegentlichem Rühren schmoren, bis das Gemüse weich ist. Wenn das Gemüse anzusetzen beginnt, etwas mehr Wein hinzufügen.
3. Wenn die Schalotten und der Sellerie weich sind, Auberginenwürfel und 60 ml Wasser hinzufügen. 8 bis 10 Minuten unter gelegentlichem Umrühren köcheln lassen, bis die Aubergine weich ist. Bei Bedarf mehr Wasser zugießen, damit die Mischung nicht austrocknet.
4. Pilze, Tomaten, italienische Gewürzmischung, Thymian, Pfeffer und restliche 60 ml Wein einrühren und die Soße weitere 5 Minuten köcheln lassen.
5. Ratatouille-Reste halten sich in einem geschlossenen Behälter im Kühlschrank bis zu 4 Tage.

PRO PORTION: 88 Kalorien; 0,6 g Fett; 0,1 g gesättigte Fette; 5,7 % Kalorien aus Fett; 0 mg Cholesterin; 2,7 g Protein; 17,6 g Gesamtkohlenhydrate; 7,4 g Zucker; 4,6 g Ballaststoffe; 106 mg Natrium; 52 mg Kalzium; 1,9 mg Eisen; 11,7 mg Vitamin C; 124 µg Beta-Carotin; 1 mg Vitamin E

GETREIDE-
GRUNDREZEPTE

Naturreis

Naturreis ist ballaststoff- und nährstoffreicher als weißer Reis und hat einen wunderbar nussigen Geschmack. Es gibt viele verschiedene Naturreissorten, die alle einen leicht unterschiedlichen Geschmack und eine etwas unterschiedliche Konsistenz haben. Die Langkornvarianten, die leicht und locker sind, eignen sich besonders für Pilaws. Die Rundkornvarianten sind kompakter und haben einen kernigeren Biss. Sie machen sich gut als Zutat bei Burgern und pflanzlichen Braten. In den letzten Jahren kamen einige neue Arten auf den Markt, die sehr aromatisch und voller Geschmack sind. Zwei davon sind Basmati- und Jasmin-Naturreis. Diese finden Sie in den meisten Supermärkten sowie in Reformhäusern und Naturkostläden.

ZUTATEN

- 220 g   Naturreis, gespült und abgetropft
- 500 ml   kochendes Wasser oder Gemüsebrühe
- ½ TL   Salz

ZUBEREITUNG

1. Reis in einen Topf auf mittlerer Flamme geben und unter ständigem Rühren anrösten, bis er trocken ist und duftet. Vom Herd nehmen und Topf leicht abkühlen lassen.
2. Langsam das kochende Wasser und das Salz einrühren. Abdecken und auf niedriger Flamme ca. 50 Minuten kochen, bis der Reis weich ist.
3. Gekochter Naturreis hält sich in einem geschlossenen Behälter im Kühlschrank bis zu 3 Tage.

PRO PORTION: 115 Kalorien; 0,9 g Fett; 0,2 g gesättigte Fette; 7,3 % Kalorien aus Fett; 0 mg Cholesterin; 2,7 g Protein; 23,7 g Kohlenhydrate; 0,4 g Zucker; 3,4 g Ballaststoffe; 202 mg Natrium; 10 mg Kalzium; 0,4 mg Eisen; 0 mg Vitamin C; 0 µg Beta-Carotin; 0 mg Vitamin E

Naturreis und Gerste

ERGIBT 6 PORTIONEN

Naturreis und Gerste sind gute Quellen löslicher Ballaststoffe. Die Konsistenz dieser beiden Getreidesorten macht sie zu einer unschlagbaren Kombination. Genießen Sie dieses warme Getreidegericht mit frischem Obst als leckeres Frühstück oder servieren Sie es als Beilage zu Suppen und Salaten.

ZUTATEN

100 g	Naturreis
60 g	Graupen (normal, nicht schnell kochende)
500 ml	kochendes Wasser oder Gemüsebrühe
½ TL	Salz

ZUBEREITUNG

1. Reis und Graupen in ein feinmaschiges Sieb geben. Unter kaltem Wasser spülen und abtropfen lassen. In einen Topf auf mittlerer Flamme geben. Anrösten, bis das Getreide trocken ist und nussig duftet. Topf vom Herd nehmen und leicht abkühlen lassen.
2. Kochendes Wasser und Salz einrühren. Auf niedriger Flamme zum Köcheln bringen, abdecken und auf niedriger Flamme ca. 50 Minuten köcheln lassen, bis das Getreide weich ist und das gesamte Wasser absorbiert ist.
3. Reste halten sich in einem geschlossenen Behälter im Kühlschrank bis zu 3 Tage.

PRO PORTION: 131 Kalorien; 0,7 g Fett; 0,1 g gesättigte Fette; 4,9 % Kalorien aus Fett; 0 mg Cholesterin; 3, 4 g Protein; 28 g Kohlenhydrate; 0,5 g Zucker; 5 g Ballaststoffe; 202 mg Natrium; 12 mg Kalzium; 0,7 mg Eisen; 0 mg Vitamin C; 3 µg Beta-Carotin; 0 mg Vitamin E

Polenta-Grundrezept

ERGIBT 4 PORTIONEN

Polenta ist ein köstliches Gericht aus Vollkorngetreide, genauer gesagt aus gelbem Maisgrieß. Polenta gehört zur norditalienischen Küche, passt aber auch gut zu vielen verschiedenen Geschmacksrichtungen. Maisgrieß gibt es fein und grob gemahlen. Für dieses Rezept lassen sich beide Varianten verwenden, nur müssen Sie für gröberen Maisgrieß eine etwas längere Kochzeit einplanen.

ZUTATEN

1 l	Wasser oder Gemüsebrühe
¼ TL	Salz
170 g	Maisgrieß (Polenta)
1 EL	Hefeflocken
2 EL	gerösteter Knoblauch, gehackt (optional; siehe Infokasten)

2 EL frische Kräuter, fein gehackt (z. B. Petersilie, Thymian, Salbei oder Rosmarin; optional)

ZUBEREITUNG

1. Wasser und Salz in einem Topf vermischen und zum Kochen bringen. Maisgrieß langsam mit einem Schneebesen einrühren. 1 bis 2 Minuten weiterrühren, damit sich keine Klümpchen bilden. Flamme auf die niedrigste Stufe stellen, Topf abdecken und ca. 40 Minuten unter häufigem Rühren köcheln lassen.

2. Beim Anheben des Topfdeckels und Umrühren vorsichtig sein, da heiße Polenta Blasen werfen und spritzen kann. Wird die Polenta zu dick, etwas mehr Wasser oder Gemüsebrühe einrühren. Wenn die Flüssigkeit vor dem Einrühren erhitzt wird, gart die Polenta schneller (kalte Flüssigkeiten senken die Temperatur der Polenta und führen zu einer längeren Kochzeit). Die Polenta ist fertig, wenn sie cremig und dick ist und die Körnchen weich sind.

3. Gegen Ende der Kochzeit Hefeflocken und nach Belieben Knoblauch und Kräuter einrühren. Bei Bedarf nachsalzen.

4. Polenta warm direkt aus dem Topf servieren. Alternativ die Polenta in eine Auflaufform oder auf ein mit Backpapier ausgelegtes Backblech streichen und abkühlen lassen. Die abgekühlte Polenta kann in Riegel oder Rauten geschnitten, mit etwas Olivenöl bestrichen und dann im Ofen gebacken oder gegrillt werden, bis sie knusprig ist.

5. Polentareste halten sich in einem geschlossenen Behälter im Kühlschrank bis zu 4 Tage. Beim Aufwärmen weicher Polenta mit dem Schneebesen etwas Gemüsebrühe oder Wasser einrühren.

PRO PORTION: 164 Kalorien; 1 g Fett; 0,1 g gesättigte Fette; 5,2 % Kalorien aus Fett; 0 mg Cholesterin; 5,2 g Protein; 33,6 g Kohlenhydrate; 0,7 g Zucker; 2,7 g Ballaststoffe; 160 mg Natrium; 14 mg Kalzium; 2,1 mg Eisen; 2,5 mg Vitamin C; 133 µg Beta-Carotin; 0,1 mg Vitamin E

Knoblauch rösten: Ofen auf 180 °C vorheizen. 8 ungeschälte Knoblauchzehen in eine kleine flache Auflaufform legen. Knoblauchzehen mit 2 TL Olivenöl einreiben. 1 bis 2 TL Wasser oder Gemüsebrühe darüber sprenkeln und mit etwas Salz bestreuen. Mit einem ofenfesten Deckel oder Aluminiumfolie abdecken und 30 Minuten im Ofen rösten. Der Knoblauch sollte sehr weich und goldbraun sein. Das Fruchtfleisch zum Weiterverwenden aus der Schale drücken.

Bulgur

ERGIBT 6 PORTIONEN

Bulgur hat, ähnlich wie Weizenschrot, einen angenehm nussigen Geschmack. Er ist schnell gar und sehr vielseitig verwendbar. Genießen Sie ihn als warmes Frühstücksgetreide, als Pilaw, Beilage oder Zutat in Suppen oder Salaten. Wenn Sie Bulgur sehr weich und zart mögen, können Sie ihn köcheln lassen. Für eine bissfestere und lockerere Konsistenz brauchen Sie ihn nur in kochendem Wasser einzuweichen.

ZUTATEN

200 g	Bulgur
½ TL	Salz
500 ml	kochendes Wasser

ZUBEREITUNG

1. Für ein weicheres Ergebnis Bulgur und Salz in einem Topf vermischen. Kochendes Wasser einrühren, zum Köcheln bringen, abdecken und auf niedriger Flamme ca. 15 Minuten garen, bis der Bulgur weich und das gesamte Wasser absorbiert ist.
2. Für die bissfestere Variante Bulgur und Salz in einer Schüssel vermischen. Kochendes Wasser einrühren, abdecken und 25 Minuten stehen lassen, bis der Bulgur weich ist. Überschüssiges Wasser abgießen.
3. Bulgurreste halten sich in einem geschlossenen Behälter im Kühlschrank bis zu 3 Tage.

PRO PORTION: 80 Kalorien; 0,3 g Fett; 0,1 g gesättigte Fette; 3,5 % Kalorien aus Fett; 0 mg Cholesterin; 2,9 g Protein; 17,7 g Kohlenhydrate; 0,2 g Zucker; 4,3 g Ballaststoffe; 202 mg Natrium; 10 mg Kalzium; 0,6 mg Eisen; 0 mg Vitamin C; 1 µg Beta-Carotin; 0 mg Vitamin E

Couscous

Couscous ist ein Grundnahrungsmittel der nordafrikanischen Küche, besteht aus vorgegartem und hochwertigem Hartweizengrieß. Es ist im Handumdrehen zubereitet und kann in einer Vielzahl unterschiedlicher Gerichte verwenden werden, wie z.B. Pilaws, Salaten und Suppen. Vollkorn-Couscous ist am nährstoffreichsten. Schauen Sie sich danach am besten in Reformhäusern, Naturkostläden oder Bio-Supermärkten um. Alternativ können Sie Vollkorn-Couscous auch im Internet bestellen.

ZUTATEN

375 ml	kochendes Wasser
190 g	Couscous
½ TL	Salz

ZUBEREITUNG

1. Kochendes Wasser, Couscous und Salz in einen Topf oder eine hitzebeständige Schüssel geben und gut umrühren. Abdecken und 10 bis 15 Minuten ziehen lassen. Vor dem Servieren mit einer Gabel lockern.
2. Couscousreste halten sich in einem geschlossenen Behälter im Kühlschrank bis zu 3 Tage.

PRO PORTION: 113 Kalorien; 0,2 g Fett; 0 g gesättigte Fette; 1,5 % Kalorien aus Fett; 0 mg Cholesterin; 3,8 g Protein; 23,2 g Kohlenhydrate; 0,6 g Zucker; 1,5 g Ballaststoffe; 201 mg Natrium; 9 mg Kalzium; 0,3 mg Eisen; 0 mg Vitamin C; 1 µg Beta-Carotin; 0 mg Vitamin E

Getreide rösten: Das Rösten von Getreide vor dem Kochen verleiht diesem ein wunderbares Aroma, ohne dass zusätzliche Gewürze zum Einsatz kommen. Jede Art von Getreide, sei es Naturreis, Couscous, Hirse oder Quinoa, kann vor dem Kochen geröstet werden. Geben Sie das Getreide einfach in einen trockenen Topf auf mittlerer Flamme und rösten Sie es unter ständigem Rühren ca. 5 Minuten, bis es eine leicht dunkle Farbe annimmt. Nehmen Sie den Topf vom Herd, lassen Sie ihn leicht abkühlen und fügen Sie dann je nach verwendetem Getreide die dafür benötigte Wassermenge hinzu (siehe Tabelle 4 auf Seite 15 für Wassermengen und Kochzeit für verschiedene Getreidearten). Bringen Sie das Wasser zum Kochen, stellen Sie die Flamme niedrig und garen Sie es, bis das gesamte Wasser absorbiert ist (die Kochzeit hängt von der Getreideart ab).

GETREIDEGERICHTE

Naturreis-Pilaw

Dieses köstlich-aromatische Pilaw kann als Beilage serviert oder als Füllung verwendet werden. Naturreis ist eine ausgezeichnete Quelle von Ballaststoffen, Vitaminen und Mineralien. Die meisten Nährstoffe im Naturreis verstecken sich in der Reiskleie. Bei der Weiterverarbeitung von Naturreis wird die Kleie entfernt und der Reis dadurch weiß. Dadurch verliert er fast seinen gesamten Nährwert und auch seine gesundheitsfördernden Eigenschaften.

ZUTATEN

60 ml	Wasser
230 g	Pilze, gewürfelt
1	Zwiebel, gewürfelt
2	Knoblauchzehen, fein gehackt oder zerdrückt
½ TL	getrockneter Thymian
125 ml	trockener Weißwein oder Gemüsebrühe

220 g	langkörniger Naturreis (vorzugsweise Basmati oder Jasmin)
500– 750 ml	kochendes Wasser oder Gemüsebrühe
½ TL	Salz
¼ TL	gemahlener schwarzer Pfeffer

ZUBEREITUNG

1. 60 ml Wasser in einem großen Topf erhitzen. Pilze, Zwiebel und Knoblauch hineingeben. Auf mittlerer Flamme 5 bis 10 Minuten unter Rühren dünsten, bis die Pilze und die Zwiebel weich sind.
2. Thymian hinzufügen und weitere 2 bis 3 Minuten garen. 2 EL Wein einrühren.
3. Reis und 480 ml kochendes Wasser einrühren. Restlichen Wein sowie Salz und Pfeffer hinzufügen. Gut umrühren, abdecken und auf niedriger Flamme ca. 60 Minuten köcheln lassen, bis der Reis weich und das gesamte Wasser absorbiert ist. Ab und zu nachsehen, ob noch genug Wasser im Topf ist. Ggf. etwas Wasser hinzufügen, damit der Reis nicht ansetzt.
4. Pilawreste halten sich in einem geschlossenen Behälter im Kühlschrank bis zu 3 Tage.

PRO PORTION: 216 Kalorien; 1,6 g Fett; 0,3 g gesättigte Fette; 6,8 % Kalorien aus Fett; 0 mg Cholesterin; 5,3 g Protein; 40,9 g Kohlenhydrate; 2 g Zucker; 6,4 g Ballaststoffe; 306 mg Natrium; 32 mg Kalzium; 1,7 mg Eisen; 3,3 mg Vitamin C; 3 µg Beta-Carotin; 0,1 mg Vitamin E

Naturreis mit schwarzen Bohnen

ERGIBT 8 PORTIONEN

Sofrito, die Hauptkomponente dieses Gerichts, enthält viele Zutaten, die antioxi-dantienreich und krebsbekämpfend sind.

ZUTATEN

SOFRITO

60 ml	Wasser
1	rote Paprika, gewürfelt
1	grüne Paprika, gewürfelt
½	Zwiebel, gewürfelt
3	Knoblauchzehen, fein gehackt oder zerdrückt
1 TL	Kurkumapulver
1 TL	Kreuzkümmel, gemahlen
½ TL	Salz

REIS UND SCHWARZE BOHNEN

750 ml	Wasser
500 ml	Gemüsebrühe
880 g	Naturreis
650 g	schwarze Bohnen, selbst gekocht oder aus der Dose, gespült und abgetropft
2 EL	frisches Koriandergrün, gehackt (optional)

ZUBEREITUNG

1. Für das Sofrito Wasser in einem Topf erhitzen. Paprika, Zwiebel und Knob-lauch zugeben und unter Rühren 5 Minuten dünsten. Wenn die Mischung ansetzt, mehr Wasser einrühren. Kurkuma, Kreuzkümmel und Salz hinzufü-gen. Umrühren und weitere 5 Minuten auf mittlerer Flamme dünsten.
2. Für den Reis Wasser und Gemüsebrühe in einem großen Topf zum Kochen bringen. Reis einrühren, Flamme niedrig stellen, abdecken und 35 Minu-ten kochen, bis der Reis weich und die gesamte Flüssigkeit absorbiert ist.
3. Bohnen und Sofrito-Mischung unter den Reis rühren und auf niedriger Flamme unter ständigem Rühren 10 Minuten gut durchwärmen. Nach Belieben gehacktes Koriandergrün unterheben und servieren.
4. Reste halten sich in einem geschlossenen Behälter im Kühlschrank bis zu 3 Tage.

PRO PORTION: 446 Kalorien; 3,3 g Fett; 0,7 g gesättigte Fette; 6,7 % Kalorien aus Fett; 0 mg Cholesterin; 14,2 g Protein; 90,4 g Kohlenhydrate; 5,3 g Zucker; 16,5 g Ballaststoffe; 415 mg Natrium; 59 mg Kalzium; 3,1 mg Eisen; 36 mg Vitamin C; 492 µg Beta-Carotin; 0,5 mg Vitamin E

Chinesischer pfannengebratener Bulgur

Mungbohnen sind eine ergiebige Quelle von Protein und den Vitaminen A, B, C und E. Schon eine Tasse Mungbohnen enthält 3 Gramm Protein und dabei 0 Gramm Fett. Da Sprossen mitunter von Bakterien befallen sein können, ist es wichtig, sie vor dem Verzehr gründlich zu waschen. Servieren Sie dieses farbenfrohe und knackige Pilaw zusammen mit Pfannengeschmorten Portobello-Pilzen (Seite 269). Für etwas Abwechslung können Sie den Bulgur auch durch 500 g gekochten Naturreis ersetzen.

ZUTATEN

200 g	Bulgur
½ TL	Salz
500 ml	kochendes Wasser
60 ml	Gemüsebrühe oder Wasser
50 g	Stangensellerie, in dünne Scheiben geschnitten
½	rote Paprika, gewürfelt
1	Frühlingszwiebel, in dünne Ringe geschnitten
2	Knoblauchzehen, fein gehackt oder zerdrückt

1 TL	frischer Ingwer, geschält und fein gehackt
70 g	frische Bohnensprossen, gehackt
1	Glas (175 g) Wasserkastanien, abgetropft und in Scheiben geschnitten
3–4 EL	Sojasoße
¼ TL	gemahlener schwarzer Pfeffer

ZUBEREITUNG

1. Bulgur und Salz in einen Topf oder in eine hitzebeständige Schüssel geben. Kochendes Wasser zugeben und umrühren. Abdecken und 25 Minuten ziehen lassen, bis der Bulgur weich und das gesamte Wasser absorbiert ist. Der Bulgur sollte weich, aber nicht matschig sein. Mit einer Gabel lockern, abdecken und beiseitestellen.
2. Gemüsebrühe in einer beschichteten Pfanne auf mittlerer Flamme erhitzen. Sellerie, Paprika, Frühlingszwiebeln, Knoblauch und Ingwer hineingeben. 3 Minuten unter Rühren dünsten, bis das Gemüse weich zu werden beginnt. Mehr Gemüsebrühe oder Wasser hinzufügen, damit nichts ansetzt.
3. Den Bulgur in mehreren Durchgängen einrühren.
4. Bohnensprossen und Wasserkastanien unterheben. Sojasoße und Pfeffer hinzufügen und vorsichtig umrühren. Auf mittlerer Flamme ca. 3 Minuten braten und dabei mit einem Pfannenwender umrühren, bis alles gut durchgewärmt ist. Sofort servieren.
5. Reste halten sich in einem geschlossenen Behälter im Kühlschrank bis zu 3 Tage.

PRO PORTION: 200 Kalorien; 2,9 g Fett; 0,4 g gesättigte Fette; 13,1 % Kalorien aus Fett; 0 mg Cholesterin; 10,4 g Protein; 38,8 g Kohlenhydrate; 3,5 g Zucker; 8,5 g Ballaststoffe; 1072 mg Natrium; 64 mg Kalzium; 2,3 mg Eisen; 43 mg Vitamin C; 551 µg Beta-Carotin; 0,6 mg Vitamin E

Getreide-Blumenkohl-Stampf

Dieses Rezept ist eine äußerst raffinierte Art, Blumenkohl, einen der Stars aus der Kreuz-blütlerfamilie, in ein Gericht zu schmuggeln. Kreuzblütlergemüse enthält einzigartige krebsbekämpfende Phytochemikalien, sogenannte Isothiocyanate. Servieren Sie dieses Gericht, wenn Sie mögen, mit unserer cremigen Pilzsoße (Seite 202).

ZUTATEN

60 ml	Gemüsebrühe oder Wasser
1	große Zwiebel, gewürfelt
400 g	Quinoa oder Couscous, oder 300 g Hirse
550 g	Blumenkohl, gehackt
½ TL	Meersalz
	Genügend Wasser zum Kochen des Getreides (siehe Tabelle 4, Seite 18)

ZUBEREITUNG

1. 2 EL der Gemüsebrühe in einem großen Topf erhitzen. Zwiebel hineinge-ben und 3 Minuten unter Rühren dünsten. Bei Bedarf mehr Gemüse-brühe hinzufügen, damit die Zwiebel nicht ansetzt.

2. Getreide zugeben und 5 Minuten unter Rühren rösten. Blumenkohl, Salz und Wasser einrühren. Abdecken und gemäß den Kochzeitangaben in Tabelle 4 (Seite 18) kochen, bis das Getreide weich ist und das gesamte Wasser absorbiert hat.

3. Wenn das Getreide weich ist, die Mischung mit einem Kartoffelstampfer zerdrücken. Bei Bedarf etwa mehr Wasser oder Gemüsebrühe hinzufü-gen, um den Stampf cremiger zu machen.

4. Reste halten sich in einem geschlossenen Behälter im Kühlschrank bis zu 3 Tage.

PRO PORTION: 207 Kalorien; 2,3 g Fett; 0,4 g gesättigte Fette; 9,8 % Kalorien aus Fett; 0 mg Cholesterin; 6,6 g Protein; 40,3 g Kohlenhydrate; 1,9 g Zucker; 5,8 g Ballaststoffe; 192 mg Natrium; 18 mg Kalzium; 1,8 mg Eisen; 16,1 mg Vitamin C; 35 µg Beta-Carotin; 0,1 mg Vitamin E

Reis-Karotten-Pilaw

Die Ananas in diesem Rezept bringt nicht nur fruchtige Süße in dieses Gericht, sondern auch Vitamin C und Mangan. Ananas enthält darüber hinaus ein Enzym namens Bromelain, das die Verdauung unterstützt, da es Proteine aufspaltet. Dieses Gericht schmeckt sowohl warm wie auch kalt herrlich, also bereiten Sie gleich mehr davon zu, damit Sie es auf beide Weisen probieren können. Der Reis wird hier wie Pasta gekocht, also in reichlich Wasser. Sie müssen den Reis deshalb beim Kochen kosten, um herauszufinden, ob er schon gar ist. Basmati- oder Jasmin-Naturreis finden Sie in Naturkostläden und Bio-Supermärkten.

ZUTATEN

- 1 l   kochendes Wasser
- 200 g Basmati- oder Jasmin-Naturreis
- 270 g Karotten, in streichholzgroße Stifte geschnitten
- 190 g frische Ananas, fein gewürfelt, oder ungesüßt aus der Dose (225 g), abgetropft und fein gewürfelt
- 2 EL   gesalzene Erdnüsse, ohne Öl geröstet, grob gehackt
- 1 EL   Zitronensaft, frisch gepresst
- ½ TL   frischer Ingwer, geschält und gerieben
- 1 TL   Salz

ZUBEREITUNG

1. Kochendes Wasser und Reis in einen Topf geben. Flamme niedrig stellen, abdecken und 25 bis 35 Minuten kochen, bis der Reis weich, aber bissfest ist. In ein Sieb geben und überschüssiges Wasser abgießen und abtropfen lassen. (Bei Bedarf das Sieb in eine Schüssel hängen, um das Kochwasser aufzufangen und später zum Kochen von Suppen oder Bohnen zu verwenden).
2. Während der Reis kocht, die Karottenstifte 3 Minuten dünsten, bis sie weicher, aber noch knackig sind. Zusammen mit dem gekochten Reis, Ananas, Erdnüssen, Zitronensaft und Ingwer in eine Schüssel geben und vermengen.
3. Nach Geschmack salzen und erneut umrühren. Warm oder kalt servieren.
4. Pilawreste halten sich in einem geschlossenen Behälter im Kühlschrank bis zu 2 Tage.

PRO PORTION: 242 Kalorien; 3,8 g Fett; 0,6 g gesättigte Fette; 14,2 % Kalorien aus Fett; 0 mg Cholesterin, 5,7 g Protein; 47,2 g Kohlenhydrate; 8,3 g Zucker; 7,7 g Ballaststoffe; 668 mg Natrium; 42 mg Kalzium; 1,1 mg Eisen; 6,4 mg Vitamin C; 4.690 µg (4,7 mg) Beta-Carotin; 1 mg Vitamin E

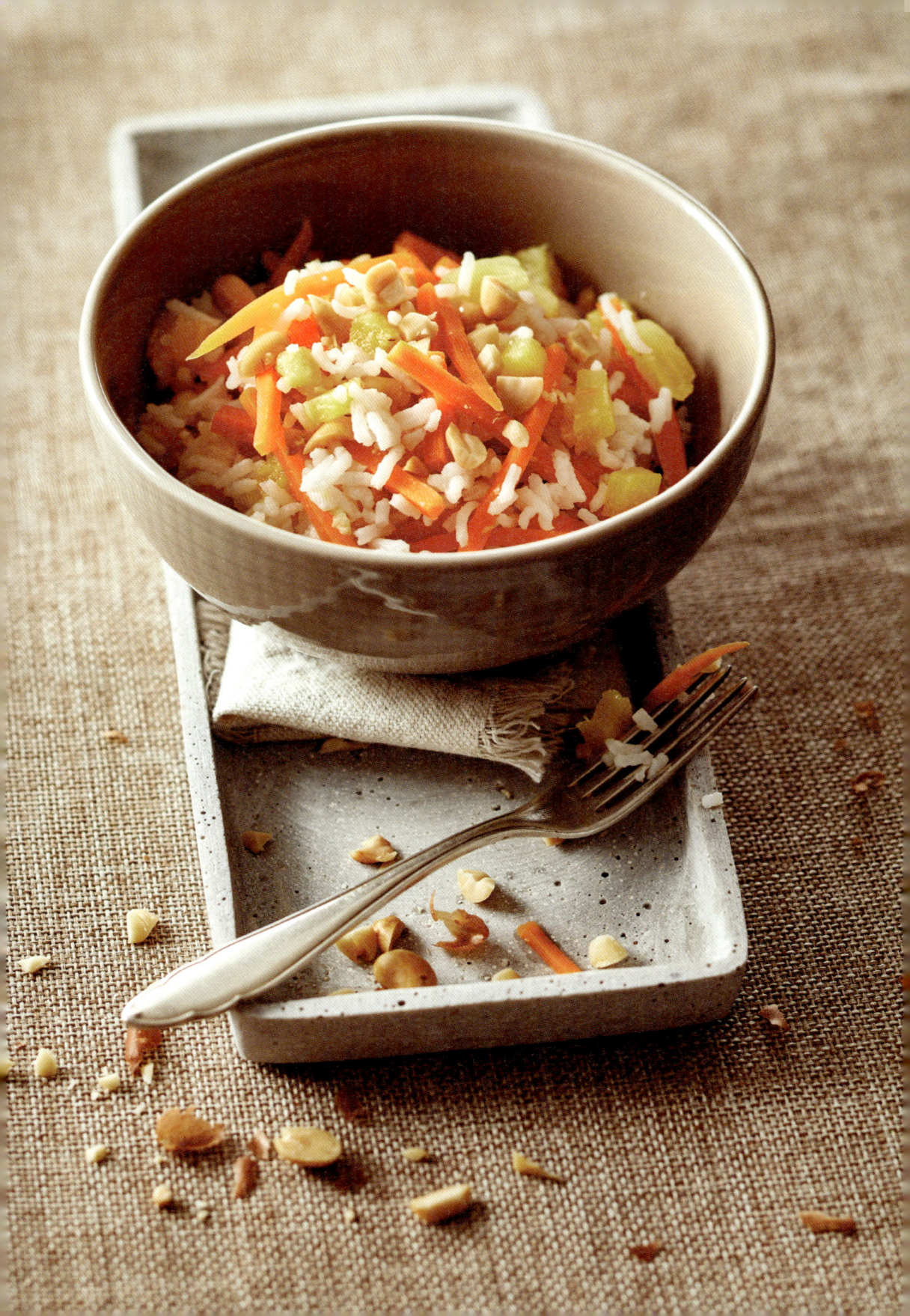

Tex-Mex-Bulgur-Pilaw

Dieses farbenfrohe Bulgur-Pilaw hat mexikanische und texanische Einflüsse. Die rote Paprika steuert jede Menge Geschmack und eine gesunde Portion Beta-Carotin und Vitamin C bei. Servieren Sie dieses Pilaw mit Drei-Bohnen-Chili (Seite 175) und einem knackigen Salat.

ZUTATEN

200 g	Bulgur
½ TL	Salz
500 ml	kochendes Wasser
60 ml	Gemüsebrühe oder Wasser
2 EL	Sojasoße
1 TL	Chilipulver
½ TL	Kreuzkümmel, gemahlen

½	rote Paprika, gewürfelt
70 g	frische oder gefrorene Erbsen
80 g	frische oder gefrorene Maiskörner
1	Frühlingszwiebel, in dünne Ringe geschnitten

ZUBEREITUNG

1. Bulgur und Salz in einen Topf oder eine hitzebeständige Schüssel geben. Kochendes Wasser einrühren. Abdecken und ca. 25 Minuten ziehen lassen, bis der Bulgur weich und das gesamte Wasser absorbiert ist. Der Bulgur sollte noch bissfest und nicht matschig sein. Mit einer Gabel auflockern.
2. Gemüsebrühe in einer beschichteten Pfanne auf mittlerer Flamme erhitzen. Bulgur, Sojasoße, Chilipulver und Kreuzkümmel hinzufügen. Weiter braten und vorsichtig mit einem Pfannenwender umrühren, bis die Mischung sehr heiß ist und dampft.
3. Vorsichtig Paprika, Erbsen, Mais und Frühlingszwiebel unterheben. Flamme niedrig stellen, abdecken und weitere 3 bis 5 Minuten auf dem Herd lassen, bis das Pilaw gut durchgewärmt ist. Warm oder in Raumtemperatur servieren.
4. Tex-Mex-Pilawreste halten sich in einem geschlossenen Behälter im Kühlschrank bis zu 3 Tage.

PRO PORTION: 162 Kalorien; 0,9 g Fett; 0,1 g gesättigte Fette; 4,7 % Kalorien aus Fett; 0 mg Cholesterin, 6,5 g Protein; 35,4 g Kohlenhydrate; 3,4 g Zucker; 8,1 g Ballaststoffe; 841 mg Natrium; 29 mg Kalzium; 1,7 mg Eisen; 34,7 mg Vitamin C; 781 µg Beta-Carotin; 0,6 mg Vitamin E

GEMÜSE-BEILAGEN

Unwiderstehlicher asiatischer Krautsalat

Dieser Salat ist ein Regenbogen aus fantastischen Farben, und sein erfrischendes Ingwerdressing wird Sie zu mehr als nur einem weiteren Bissen verführen. Der Weißkohl in diesem Rezept hat zahlreiche nährstoffliche Vorteile und eine Gruppe krebsbekämpfender Inhaltsstoffe namens Indole im Gepäck, die Brustkrebszellen abwehren können.

ZUTATEN

200 g	Weißkohl, fein gehobelt
200 g	Rotkohl, fein gehobelt
1	Karotte, geraspelt oder in streichholzgroße Stifte geschnitten
50 g	Stangensellerie, in dünne Scheiben geschnitten
1	Schalotte, fein gewürfelt
½ Bund	frisches Koriandergrün, fein gehackt

2 EL	Erdnüsse, ohne Öl geröstet
2 EL	rohe Sesamsamen
60 ml	aromatisierter Reisessig
2 EL	Apfelsaftkonzentrat
1 EL	Sojasoße
1 EL	frischer Ingwer, geschält und fein gehackt
1	Knoblauchzehe, fein gehackt oder zerdrückt
¼ TL	gemahlener schwarzer Pfeffer

ZUBEREITUNG

1. Für den Salat Weißkohl, Rotkohl, Karotte, Sellerie, Schalotte, Koriander und Erdnüsse in einer großen Schüssel vermischen.
2. Sesamsamen in einer schweren gusseisernen Pfanne auf hoher Flamme ca. 2 Minuten unter ständigem Rühren rösten, bis sie aufplatzen und duften. Abkühlen lassen und in einer Küchenmaschine zermahlen. Über den Salat geben.
3. Für das Dressing Essig, Apfelsaftkonzentrat, Sojasoße, Ingwer, Knoblauch und Pfeffer in einer kleinen Schüssel verquirlen. Kurz vor dem Servieren über den Salat geben und untermischen, bis es gleichmäßig verteilt ist.
4. Diesen Salat am besten sofort servieren. Wenn Sie den Salat im Voraus zubereiten wollen, bewahren Sie das vorgeschnittene Gemüse bis zu 1 Tag lang in einem geschlossenen Behälter im Kühlschrank auf und geben Sie das Dressing erst kurz vor dem Servieren darüber.

PRO PORTION: 87 Kalorien; 3,4 g Fett; 0,5 g gesättigte Fette; 35,1 % Kalorien aus Fett; 0 mg Cholesterin; 2,6 g Protein; 13,6 g Kohlenhydrate; 8,4 g Zucker; 2,5 g Ballaststoffe; 362 mg Natrium; 41 mg Kalzium; 0,9 mg Eisen; 23,2 mg Vitamin C; 841 mg Beta-Carotin; 0,4 mg Vitamin E

Geschmorter Grünkohl

ERGIBT 3 PORTIONEN

Grünkohl ist eine gute Kalziumquelle und enthält gleich mehrere Phytochemikalien, die wirksam gegen Krebs sind. Es gibt viele verschiedene Arten von Grünkohl, die jeweils einen ganz eigenen Geschmack und eine eigene Konsistenz haben. Am häufigsten finden Sie krausen Grünkohl im Laden, der einfacher erhältlich ist als z. B. Palmkohl oder sibirischer Grünkohl (auch »Russischer Roter« genannt). Diese Sorten gibt es oft in Naturkostläden oder zur Saison auf Bauernmärkten. Für einen etwas anderen Geschmack und ein typisches Südstaatengericht können Sie den Grünkohl durch Blattkohl ersetzen.

ZUTATEN

1	großes Bund Grünkohl (etwa 500 g)
60 ml	Wasser oder Gemüsebrühe
3–4	Knoblauchzehen, fein gehackt oder in dünne Scheiben geschnitten
2 EL	Sojasoße oder ½ TL Salz

ZUBEREITUNG

1. Grünkohl gründlich waschen und harte Stiele entfernen. Die Blätter in kleine Stücke schneiden oder reißen. Beiseitestellen.
2. Wasser in einer großen Pfanne erhitzen. Knoblauch hinzufügen und auf mittlerer bis hoher Flamme ca. 1 Minute lang dünsten, bis er weich wird. Nicht braun werden lassen.
3. Flamme auf mittlere Stufe herunterstellen und den Grünkohl einrühren. Mit Sojasoße (falls verwendet) beträufeln. Abdecken und 3 bis 5 Minuten unter regelmäßigem Rühren schmoren. Nach und nach je 1 EL Wasser hinzufügen, falls der Grünkohl ansetzt. Der Grünkohl ist gar, wenn die Blätter leuchtend grün und weich sind. Beim Verwenden von Salz statt Sojasoße den Grünkohl auf einen großen Teller geben, mit Salz bestreuen und vermischen. Sofort servieren.
4. Grünkohlreste halten sich in einem geschlossenen Behälter im Kühlschrank bis zu 2 Tage.

PRO PORTION: 40 Kalorien; 0,5 g Fett; 0,1 g gesättigte Fette; 10,1 % Kalorien aus Fett; 0 mg Cholesterin; 2,8 g Protein; 7,9 g Kohlenhydrate; 1,2 g Zucker; 2,3 g Ballaststoffe; 633 mg Natrium; 84 mg Kalzium; 1,2 mg Eisen; 44,6 mg Vitamin C; 8.700 µg (8,7 mg) Beta-Carotin; 0,9 mg Vitamin E

Brokkoli oder Blumenkohl mit Sesamsalz

Brokkoli ist dann perfekt, wenn er intensiv grün leuchtet und einen zarten Biss hat. Nehmen Sie ihn genau dann vom Herd und servieren Sie ihn sofort. Auch Blumenkohl ist dann auf den Punkt gekocht, wenn er einen zarten Biss hat. Brokkoli und Blumenkohl schmecken mit Sesamsalz einfach köstlich. Ungeschälte Sesamsamen (manchmal auch »braune Sesamsamen« genannt) finden Sie in Reformhäusern, Bio-Supermärkten und Naturkostläden. Auch wenn Sesamsamen fettreich sind und nur in Maßen gegessen werden sollten, sind sie eine vorzügliche Quelle von Kalzium und Ballaststoffen.

ZUTATEN

1 EL	rohe ungeschälte Sesamsamen
⅛ TL	Salz
1 Kopf	Brokkoli oder Blumenkohl

ZUBEREITUNG

1. Für das Sesamsalz die Sesamsamen in einer schweren gusseisernen Pfanne auf mittlerer Flamme ca. 5 Minuten unter ständigem Rühren rösten, bis sie aufplatzen und leicht braun werden. In eine Küchenmaschine oder in einen kleinen Mixer geben. Salz hinzufügen und beides zu einem Pulver zermahlen.
2. Brokkoli oder Blumenkohl in mundgerechte Röschen schneiden. Es sollten ungefähr 400 g sein. Brokkoli-Stiel schälen und in mundgerechte Stücke schneiden. Über kochendem Wasser dämpfen oder in der Mikrowelle bisszart garen. In eine große dekorative Schüssel geben und mit dem Sesamsalz bestreuen. Vorsichtig vermischen, damit das Salz gleichmäßig verteilt ist. Sofort servieren.
3. Brokkoli- oder Blumenkohlreste halten sich in einem geschlossenen Behälter im Kühlschrank bis zu 2 Tage.

Variation: Verwenden Sie statt ungeschälter Sesamsamen Leinsamen oder schwarze Sesamsamen. Die Leinsamen vor dem Zermahlen nicht rösten.

PRO PORTION: 41 Kalorien; 1,2 g Fett; 0,2 g gesättigte Fette; 26,3 % Kalorien aus Fett; 0 mg Cholesterin; 3,5 g Protein; 6 g Kohlenhydrate; 1,7 g Zucker; 3,4 g Ballaststoffe; 85 mg Natrium; 56 mg Kalzium; 1 mg Eisen; 40,8 mg Vitamin C; 674 µg Beta-Carotin; 1,4 mg Vitamin E

Kohlblätter mit Mandeln

Kohlblätter sind eine exzellente Quelle von leicht absorbierbarem Kalzium und wie auch die anderen Mitglieder der Kreuzblütlerfamilie (Brokkoli, Rosenkohl, Blumenkohl, Grünkohl und Kohlrüben) besonders hilfreich dabei, überschüssiges Östrogen aus dem Körper von Frauen zu transportieren und das Krebsrisiko zu verringern.

ZUTATEN

3 EL	Mandelsplitter
1	großes Bund Kohlblätter (ca. 500 g), gewaschen
1 EL	Reisessig
1	kleine Knoblauchzehe, fein gehackt oder zerdrückt

ZUBEREITUNG

1. Die Mandeln in einer kleinen Pfanne ohne Öl auf mittlerer Flamme 1 bis 2 Minuten rösten, bis sie eine goldene Farbe annehmen. Aus der Pfanne nehmen und beiseitestellen.
2. Zum Entfernen der Blätter vom Stiel folgendermaßen vorgehen: Den Stiel in der nicht dominanten Hand gut fest halten und mit der anderen Hand das weiche Blatt unten umfassen und in einem raschen Zug nach oben vom Stiel abstreifen.
3. 5 der abgestreiften Kohlblätter übereinander auf ein Schneidebrett legen, wie eine Zigarre aufrollen und quer in dünne Streifen schneiden. Die restlichen Blätter auf dieselbe Weise schneiden.
4. Wasser 5 cm hoch in einen großen Topf geben und auf hoher Flamme zum Kochen bringen. Kohlblätter hineingeben, abdecken und 4 Minuten dünsten. Kohlblätter herausnehmen, abtropfen lassen und in eine Schüssel legen.
5. Knoblauch und Essig in einer kleinen Schüssel verquirlen. Essigmix kurz vor dem Servieren über die Kohlblätter geben und geröstete Mandeln darüberstreuen. Warm servieren.

PRO PORTION: 44 Kalorien; 2,5 g Fett; 0,2 g gesättigte Fette; 51,7 % Kalorien aus Fett; 0 mg Cholesterin; 2,4 g Protein; 4,3 g Kohlenhydrate; 1,2 g Zucker; 2,4 g Ballaststoffe; 11 mg Natrium; 103 mg Kalzium; 1 mg Eisen; 11,9 mg Vitamin C; 3.124 µg (3,1 mg) Beta-Carotin; 1,7 mg Vitamin E

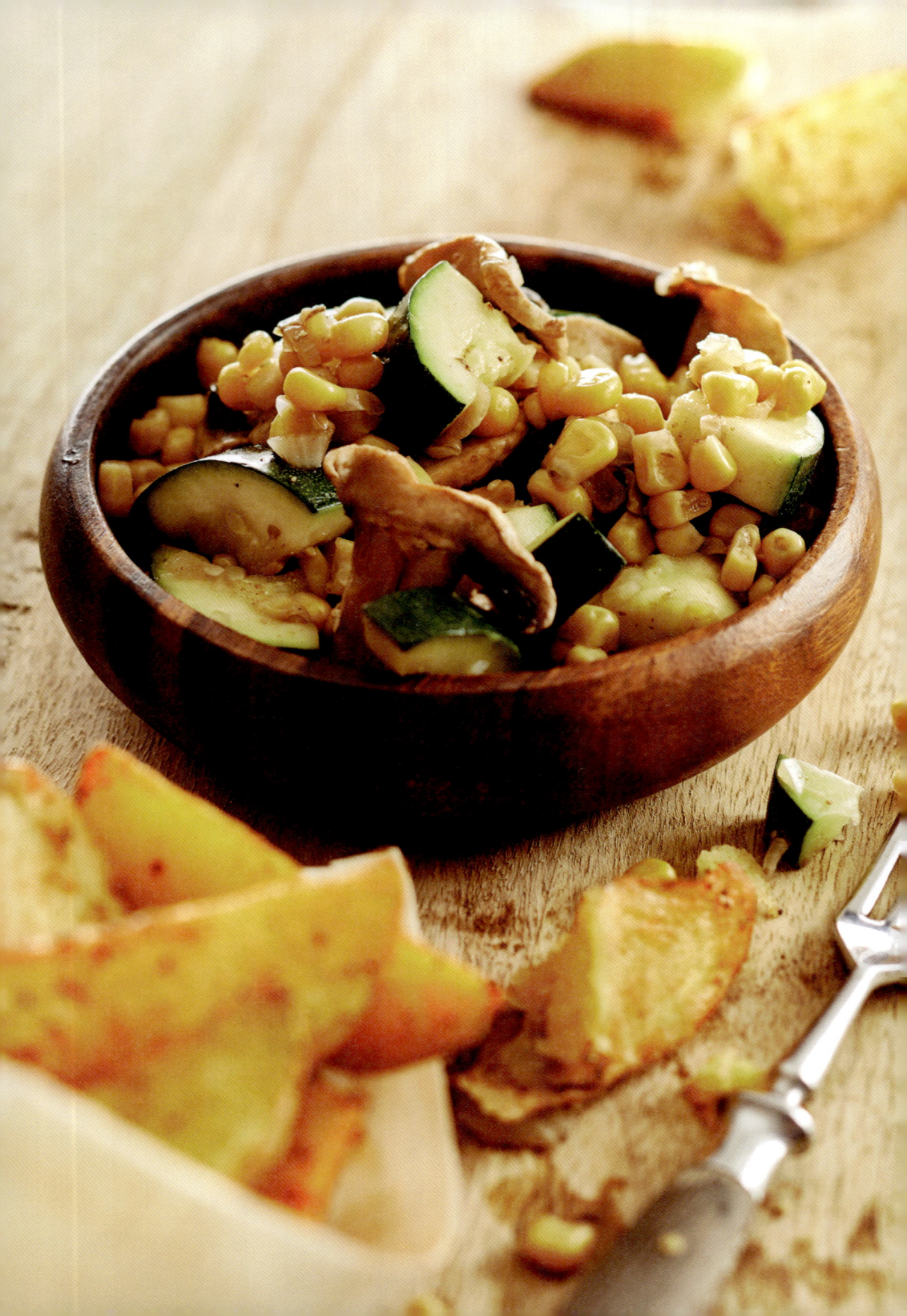

Calabacitas

Dieses Rezept stammt von einem Burrito-Laden in Ithaca im US-Bundesstaat New York. Die Zucchini liefert diesem Gericht neben dem Geschmack auch noch Folat und die Vitamine A und C. Manchmal werden die Calabacitas in Burrito-Läden zusätzlich mit Limabohnen zubereitet. Dieses Gericht ist die perfekte Beilage für Tostadas, Tacos oder Burritos, schmeckt aber auch als Gemüse zu vielen anderen Gerichten oder z. B. als Topping von Backkartoffeln.

ZUTATEN

1	kleine gelbe Zwiebel, fein gehackt
2 EL	Wasser
2	kleine Zucchini, längs geviertelt und in lange Scheiben geschnitten
230 g	Pilze, in Scheiben geschnitten
½ TL	Kreuzkümmel, gemahlen
½ TL	Chilipulver
300 g	Maiskörner, gefroren
¼ TL	Salz
¼ TL	gemahlener schwarzer Pfeffer

ZUBEREITUNG

1. 1 EL Wasser in einem Topf erhitzen und Zwiebel hineingeben. Unter Rühren schmoren, bis die Flüssigkeit verdunstet ist. Zucchini, Pilze und den zweiten EL Wasser hinzufügen. Kreuzkümmel und Chilipulver einrühren und 5 Minuten schmoren, bis die Pilze weich sind.

2. Maiskörner einrühren und weitere 2 Minuten schmoren, bis alles gut durchgewärmt ist. Nach Geschmack mit Salz und Pfeffer würzen. Sofort servieren.

3. Calabacitas-Reste halten sich in einem geschlossenen Behälter im Kühlschrank bis zu 3 Tage.

PRO PORTION: 75 Kalorien; 0,7 g Fett; 0,1 g gesättigte Fette; 8,8 % Kalorien aus Fett; 0 mg Cholesterin; 3 g Protein; 17,3 g Kohlenhydrate; 3,6 g Zucker; 3,3 g Ballaststoffe; 154 mg Natrium; 18 mg Kalzium; 1,4 mg Eisen; 6,9 mg Vitamin C; 320 µg Beta-Carotin; 0,2 mg Vitamin E

Knoblauch-Kartoffelpüree

Knoblauch ist eine raffinierte Strategie, mehr Geschmack in Kartoffelpüree zu bringen, ohne dabei zusätzliches Fett hinzuzufügen. Darüber hinaus ist Knoblauch reich an Selen, einer wirkungsstarken krebsbekämpfenden Substanz.

ZUTATEN

5	ganze Knoblauchzehen, geschält
2	große mehligkochende Kartoffeln, geschält und in 1 cm große Würfel geschnitten
125 ml	Wasser
60– 125 ml	mit Vitaminen, essenziellen Fettsäuren oder Kalzium angereicherte Soja- oder andere Pflanzenmilch
½ TL	Salz

ZUBEREITUNG

1. Knoblauch in einen Topf geben. Kartoffelwürfel darübergeben. Wasser hinzufügen und auf mittlerer Flamme zum Köcheln bringen. Flamme niedrig stellen, abdecken und 25 Minuten kochen, bis die Kartoffeln weich sind und sich leicht mit einem Messer einstechen lassen. Ab und zu nachsehen und ggf. mehr Wasser (je immer nur 1 EL) hinzufügen, falls der Topfinhalt zu trocken wird.
2. Weiche Kartoffeln und Knoblauch mit einem Kartoffelstampfer oder einer Gabel fein zerdrücken. Genug Sojamilch einrühren, damit das Püree cremig wird. Nach Geschmack salzen.
3. Kartoffelpüree-Reste halten sich in einem geschlossenen Behälter im Kühlschrank bis zu 2 Tage.

PRO PORTION: 143 Kalorien; 0,4 g Fett; 0,1 g gesättigte Fette; 2,6 % Kalorien aus Fett; 0 mg Cholesterin; 3,3 g Protein; 32,3 g Kohlenhydrate; 1,2 g Zucker; 3,3 g Ballaststoffe; 312 mg Natrium; 38 mg Kalzium; 0,7 mg Eisen; 12,3 mg Vitamin C; 3 µg Beta-Carotin; 0,2 mg Vitamin E

Gegrillte Kochbananen

ERGIBT 4 PORTIONEN

Kochbananen zählen zwar eigentlich als Obst, werden aber in der Regel ähnlich wie Kartoffeln zubereitet. Sie können sie mit jedem Reifegrad verwenden. Kochbananen enthalten Folat, einen Inhaltsstoff, der eine wichtige Rolle bei der Krebsprävention spielt.

ZUTATEN

4 Kochbananen (grün, gelb oder mit dunklen Flecken)

ZUBEREITUNG

1. Ofen auf 180 °C vorheizen oder Ofengrill auf mittlere Stufe stellen. Die Enden der Kochbananen abschneiden und jede Banane mit der Schale diagonal in ca. 5 cm große Stücke schneiden. Kochbananen ca. 10 Minuten backen oder grillen, bis die Schale dunkel bis angekohlt und das Fruchtfleisch weich ist. Sofort mit Schale servieren. (Schale vor dem Essen entfernen!)
2. Übrig gebliebene Kochbananenstücke halten sich in einem geschlossenen Behälter im Kühlschrank bis zu 2 Tage.

PRO PORTION: 278 Kalorien; 0,4 g Fett; 0,2 g gesättigte Fette; 1,4 % Kalorien aus Fett; 0 mg Cholesterin; 1,9 g Protein; 74,8 g Kohlenhydrate; 13,4 g Zucker; 5,5 g Ballaststoffe; 12 mg Natrium; 5 mg Kalzium; 1,4 mg Eisen; 26,2 mg Vitamin C; 886 µg Beta-Carotin; 0,3 mg Vitamin E

Kartoffel-Pastinaken-Püree

Dieses Kartoffelpüree ist einfach himmlisch und dabei fast gänzlich fettfrei. Der Knoblauch in diesem Rezept verleiht dem Gericht einen intensiveren Geschmack und liefert viele gesundheitliche Vorteile. Knoblauch enthält gleich zwei medizinische Wirkstoffe – Allicin und Diallylsulfid –, die das Immunsystem stärken und Krebs abwehren können.

ZUTATEN

- 3 ganze Knoblauchzehen, geschält
- 1 Pastinake, geschält und in 2 cm große Stücke geschnitten
- 2 große mehligkochende Kartoffeln, geschält und in 1 cm große Stücke geschnitten
- 180 ml Wasser
- 125 ml mit Vitaminen, essenziellen Fettsäuren oder Kalzium angereicherte Soja- oder andere Pflanzenmilch
- ½ TL Salz
- ⅛ TL gemahlener schwarzer Pfeffer

ZUBEREITUNG

1. Knoblauch in einen Topf geben. Pastinakenstücke darüberlegen. Darauf die Kartoffelstücke geben. Wasser hinzufügen und auf mittlerer Flamme zum Köcheln bringen. Flamme niedrig stellen und ca. 25 Minuten kochen, bis die Pastinaken und die Kartoffeln weich sind und sich leicht mit einem Messer einstechen lassen. Ab und zu nachsehen und ggf. mehr Wasser (je 1 EL) hinzufügen, falls der Topf zu trocken wird.
2. Mit einem Kartoffelstampfer oder einer Gabel fein zerdrücken. Genug Sojamilch einrühren, damit das Püree cremig wird. Nach Geschmack Salz und Pfeffer zufügen.
3. Kartoffel-Pastinaken-Püreereste halten sich in einem geschlossenen Behälter im Kühlschrank bis zu 2 Tage.

PRO PORTION: 161 Kalorien; 0,6 g Fett; 0,1 g gesättigte Fette; 3,4 % Kalorien aus Fett; 0 mg Cholesterin; 4,1 g Protein; 36,1 g Kohlenhydrate; 3 g Zucker; 4,3 g Ballaststoffe; 328 mg Natrium; 63 mg Kalzium; 0,9 mg Eisen; 15,1 mg Vitamin C; 3 µg Beta-Carotin; 0,3 mg Vitamin E

Kohlrüben-Kartoffel-Püree

Falls Sie noch nie ein Gericht mit Kohlrüben gekocht haben sollten, ist dieses Rezept ein perfekter Einstieg: Es ist einfach und köstlich. Kohlrüben, die zusammen mit Brokkoli, Rosenkohl, Blumenkohl, Radieschen und Rüben zu den Mitgliedern der Kreuzblütlerfamilie gehören, sind äußerst reich an Vitamin C. Sie enthalten außerdem auch beachtliche Mengen krebsbekämpfender Inhaltsstoffe.

ZUTATEN

1	Kohlrübe, geschält und in 1 cm große Würfel geschnitten
2	mehligkochende Kartoffeln, geschält und in 1 cm große Stücke geschnitten
250 ml	Wasser
125–	
250 ml	mit Vitaminen, essenziellen Fettsäuren oder Kalzium angereicherte Soja- oder andere Pflanzenmilch
¼–½ TL	Salz
	Frisch gemahlener schwarzer Pfeffer

ZUBEREITUNG

1. Kohlrübenstücke in einen Topf geben. Kartoffelwürfel darüberlegen. Wasser hinzufügen und auf mittlerer Flamme zum Köcheln bringen. Flamme niedrig stellen, abdecken und 25 Minuten kochen, bis die Kohlrübe und die Kartoffeln weich sind und sich leicht mit einem Messer einstechen lassen. Ab und zu nachsehen und ggf. mehr Wasser (je 1 EL) hinzufügen, falls der Topfinhalt zu trocken wird.

2. Mit einem Kartoffelstampfer oder einer Gabel fein zerdrücken. Genug Sojamilch einrühren, damit das Püree cremig wird. Nach Geschmack mit Salz und Pfeffer würzen.

3. Kohlrüben-Kartoffel-Püreereste halten sich in einem geschlossenen Behälter im Kühlschrank bis zu 2 Tage.

PRO PORTION: 123 Kalorien; 0,8 g Fett; 0,1 g gesättigte Fette; 5,7 % Kalorien aus Fett; 0 mg Cholesterin; 3,7 g Protein; 26,7 g Kohlenhydrate; 3,2 g Zucker; 3,7 g Ballaststoffe; 187 mg Natrium; 87 mg Kalzium; 1 mg Eisen; 23,2 mg Vitamin C; 3 µg Beta-Carotin; 0,7 mg Vitamin E

Temperamentvolle Yamswurzeln und Kohlblätter

Chilipaste, Zitronensaft und Knoblauch verleihen diesem Gericht ordentlich Pfiff und machen es zu einer wahren Freude, nährstoffreiches Gemüse wie Yams und Kohlblätter zu essen. Die Kohlblätter enthalten viel gesundes Kalzium, Folat und B-Vitamine.

ZUTATEN

1 großes Bund Kohlblätter (ca. 500 g), gründlich gewaschen

60 ml Wasser oder Gemüsebrühe

1 Zwiebel, in dünne Ringe geschnitten

2 große Knoblauchzehen, fein gehackt

2 kleine Yamswurzeln oder Süßkartoffeln, geschält (auf Wunsch) und in mundgerechte Stücke geschnitten

1 EL vegetarische Worcestershiresoße

½ TL Thailändische Chilipaste

¼ TL Salz

¼ TL gemahlener schwarzer Pfeffer

1 EL Zitronensaft, frisch gepresst

ZUBEREITUNG

1. Zum Entfernen der Blätter den Stiel in der nicht dominanten Hand gut festhalten und mit der anderen Hand das weiche Blatt unten umfassen und in raschem Zug nach oben vom Stiel streifen.
2. 5 Kohlblätter übereinander auf ein Schneidebrett legen. Wie eine Zigarre aufrollen und quer in dünne Streifen schneiden. Die restlichen Blätter auf dieselbe Weise schneiden.
3. Wasser in einer tiefen Pfanne erhitzen. Zwiebel und Knoblauch hineingeben und ca. 10 Minuten dünsten, bis die Zwiebel weich ist. Yamswurzel zugeben, umrühren und genügend Wasser hinzufügen, bis die Stücke ganz damit bedeckt sind. Abdecken und 5 bis 10 Minuten köcheln lassen, bis die Yamswurzelstücke sich leicht mit einer Gabel anstechen lassen. Deckel abnehmen und offen so lange köcheln lassen, bis die Hälfte des Wassers verdunstet ist.
4. Kohlblätter, Worcestershiresoße und Chilipaste einrühren. Unter Rühren garen, bis die Kohlblätter weich sind. Nach Geschmack mit Salz und Pfeffer würzen. Zitronensaft kurz vor dem Servieren über das Gericht träufeln.
5. Reste halten sich in einem geschlossenen Behälter im Kühlschrank bis zu 3 Tage.

PRO PORTION: 77 Kalorien; 0,5 g Fett; 0,1 g gesättigte Fette; 5,5 % Kalorien aus Fett; 0 mg Cholesterin; 3,3 g Protein; 16,9 g Kohlenhydrate; 6,3 g Zucker; 4,4 g Ballaststoffe; 83 mg Natrium; 164 mg Kalzium; 1,7 mg Eisen; 28,6 mg Vitamin C; 9.064 µg (9,1 mg) Beta-Carotin; 1,2 mg Vitamin E

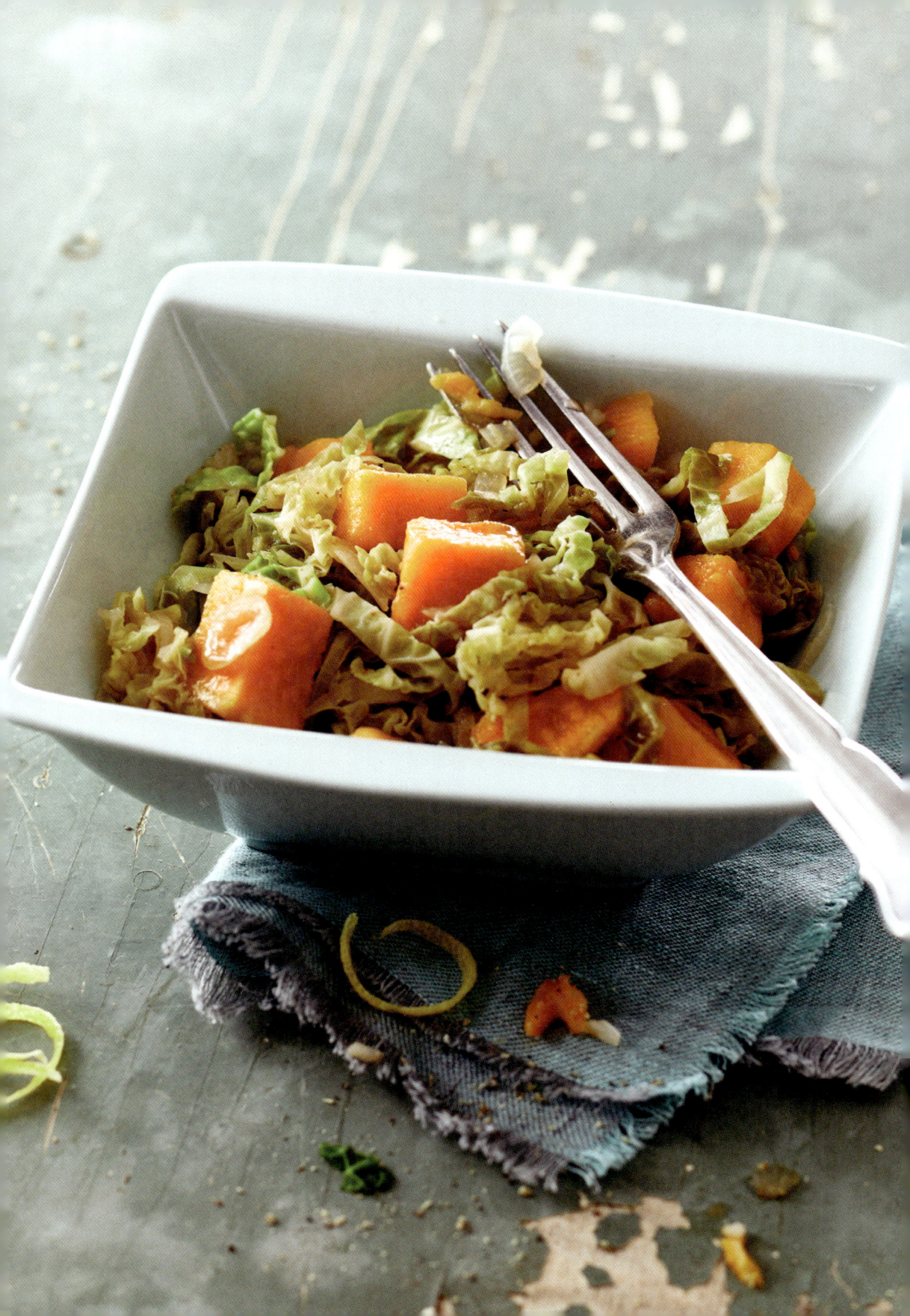

Spaghettikürbis mit Tomatensoße

Gekochter Spaghettikürbis hat ein fadenähnliches Fruchtfleisch, das tatsächlich aussieht wie Spaghetti, aber wesentlich ballaststoffreicher ist und darüber hinaus noch krebsbekämpfende Substanzen enthält.

ZUTATEN

1	großer Spaghettikürbis
500 ml	fettfreie Tomatensoße
2 EL	frisches Basilikum, gehackt
2 EL	Hefeflocken oder veganer Parmesan (optional)
	Radieschen, in dünne Scheiben geschnitten (optional)

ZUBEREITUNG

1. Ofen auf 180 °C vorheizen. Den Kürbis gründlich waschen und vorsichtig an 5 verschiedenen Stellen mit einer Gabel einstechen. Auf ein Backblech legen und 30 bis 40 Minuten backen, bis sich der Kürbis leicht mit einem Messer anstechen lässt. Aus dem Ofen nehmen und abkühlen lassen. Ofen nicht ausstellen.

2. Den abgekühlten Kürbis längs halbieren und die Samen mit einem Löffel entfernen. Das spaghettiartige Fruchtfleisch mit einer Gabel herauslösen und in eine ca. 23 × 23 cm große Auflaufform geben. Tomatensoße darüber löffeln und gleichmäßig verteilen. Leicht mit Aluminiumfolie abdecken und 20 bis 30 Minuten backen, bis der Kürbis gut durchgewärmt ist.

3. Mit Basilikum und Hefeflocken bestreuen. Nach Belieben mit Radieschenscheiben garnieren.

4. Reste halten sich in einem geschlossenen Behälter im Kühlschrank bis zu 2 Tage.

PRO PORTION: 48 Kalorien; 0,3 g Fett; 0,1 g gesättigte Fette; 4,6 % Kalorien aus Fett; 0 mg Cholesterin; 0,9 g Protein; 11,7 g Kohlenhydrate; 8,4 g Zucker; 1,6 g Ballaststoffe; 274 mg Natrium; 25 mg Kalzium; 0,5 mg Eisen; 6 mg Vitamin C; 205 µg Beta-Carotin; 0,4 mg Vitamin E

Scharfe schwarze Bohnen und Tomaten

Dies ist ein weiteres sehr fettarmes und sättigendes Gericht. Servieren Sie es auf Naturreis oder Couscous, löffeln Sie es mit gebackenen Tortilla-Chips oder füllen Sie eine Tortilla damit.

ZUTATEN

60 ml	Gemüsebrühe
½	kleine Zwiebel, gewürfelt
2	Knoblauchzehen, fein gehackt oder zerdrückt
½ TL	Kreuzkümmel, gemahlen
½ TL	Chiliflocken
¼ TL	Chilipulver
500 g	schwarze Bohnen, selbst gekocht oder aus der Dose, gespült und abgetropft
2	Dosen (je 400 g) gewürfelte Tomaten, abgegossen, oder 4 bis 5 große frische Tomaten, gewürfelt
2 EL	grüne Chilischoten, frisch oder aus dem Glas, fein gehackt
1 EL	frisches Koriandergrün oder Petersilie, fein gehackt

ZUBEREITUNG

1. Die Gemüsebrühe in einer beschichteten Pfanne auf mittlerer Flamme erhitzen. Zwiebel und Knoblauch hineingeben und 10 Minuten weich dünsten.
2. Kreuzkümmel, Chiliflocken und Chilipulver zugeben und 2 Minuten unter Rühren schmoren.
3. Schwarze Bohnen, Tomaten und grüne Chilischoten einrühren. Flamme herunterstellen und unter gelegentlichem Umrühren ca. 20 Minuten köcheln lassen, bis die Mischung leicht eindickt.
4. Koriandergrün unterheben und servieren.
5. Reste halten sich in einem geschlossenen Behälter im Kühlschrank bis zu 2 Tage.

PRO PORTION: 254 Kalorien; 1,3 g Fett; 0,3 g gesättigte Fette; 4,5 % Kalorien aus Fett; 0 mg Cholesterin; 14,7 g Protein; 49 g Kohlenhydrate; 10,6 g Zucker; 11,6 g Ballaststoffe; 902 mg Natrium; 177 mg Kalzium; 5,9 mg Eisen; 23,1 mg Vitamin C; 269 µg Beta-Carotin; 1,8 mg Vitamin E

Ofengeröstetes Gemüse

Das Rösten von Gemüse mit einer aromatischen Gewürzmischung ist eine einfache Möglichkeit, mit sehr wenig zusätzlichem Fett nicht nur ein schmackhaftes Gericht zu genießen, sondern auch reichlich gesunde Nähr- und Ballaststoffe aufzunehmen. Servieren Sie das geröstete Gemüse als Beilage oder als Bestandteil eines Hauptgerichts auf Ihrem Lieblingsgetreide, oder verwenden Sie es mit einer Salsa als Tortillafüllung.

ZUTATEN

GEMÜSEMISCHUNG

70 g	Brokkoliröschen
100 g	Zwiebel, gewürfelt
150 g	Paprika, gewürfelt
140 g	grüne oder gelbe Zucchini, gewürfelt
90 g	Aubergine, gewürfelt
1–3	Knoblauchzehen, fein gehackt oder zerdrückt
5 EL	italienische, mexikanische oder indische Gewürzmischung (siehe **Seite 239**)
250 g	Kichererbsen oder schwarze Bohnen, selbst gekocht oder aus der Dose, gespült und abgetropft

WURZELGEMÜSEMISCHUNG

150 g	Karotten, grob gehackt
140 g	Süßkartoffel oder neue Kartoffeln, grob gewürfelt
140 g	Butternusskürbis oder anderer Winterkürbis, geschält und gewürfelt
150 g	Pastinake oder Kohlrübe, geschält und gewürfelt
100 g	Zwiebel, gehackt
1–3	Knoblauchzehen, fein gehackt oder zerdrückt
5 EL	italienische, mexikanische oder indische Gewürzmischung (siehe Seite 239)
250 g	Kichererbsen oder schwarze Bohnen, selbst gekocht oder aus der Dose, gespült und abgetropft

1. Ofen auf 200 °C vorheizen. Ein Backblech leicht mit Backspray einsprühen oder mit Backpapier auslegen.
2. Eine der Gemüsemischungen auswählen und in eine große Schüssel geben. Bevorzugte Gewürzmischung auswählen und mit dem Gemüse vermischen, bis das Gemüse gleichmäßig damit überzogen ist. Gemüse auf das Backblech geben und in einer Schicht ausbreiten.
3. 10 Minuten im Ofen rösten. Aus dem Ofen nehmen und das Gemüse leicht mit Backspray einsprühen. Gemüse wenden und weitere 5 bis 10 Minuten im Ofen rösten, bis es weich ist. Das Wurzelgemüse kann bis zu 30 Minuten mehr benötigen.
4. Bohnen einrühren und ofenfrisch servieren.
5. Röstgemüsereste halten sich in einem geschlossenen Behälter im Kühlschrank bis zu 2 Tage.

PRO PORTION (GEMÜSEMISCHUNG MIT ITALIENISCHER WÜRZMISCHUNG): 133 Kalorien; 1,8 g Fett; 0,2 g gesättigte Fette; 12,2 % Kalorien aus Fett; 0 mg Cholesterin; 6,8 g Protein; 24,7 g Kohlenhydrate; 3,8 g Zucker; 6 g Ballaststoffe; 206 mg Natrium; 67 mg Kalzium; 2,7 mg Eisen; 36,3 mg Vitamin C; 458 µg Beta-Carotin; 0,8 mg Vitamin E

PRO PORTION (WURZELGEMÜSEMISCHUNG MIT ITALIENISCHER GEWÜRZMISCHUNG): 168 Kalorien; 1,9 g Fett; 0,2 g gesättigtes Fett; 10 % Kalorien aus Fett; 0 mg Cholesterin; 6,9 g Protein; 33,1 g Kohlenhydrate; 6,6 g Zucker; 7,2 g Ballaststoffe; 227 mg Natrium; 90 mg Kalzium; 2,8 mg Eisen; 19 mg Vitamin C; 5.646 µg (5,7 mg) Beta-Carotin; 1,3 mg Vitamin E

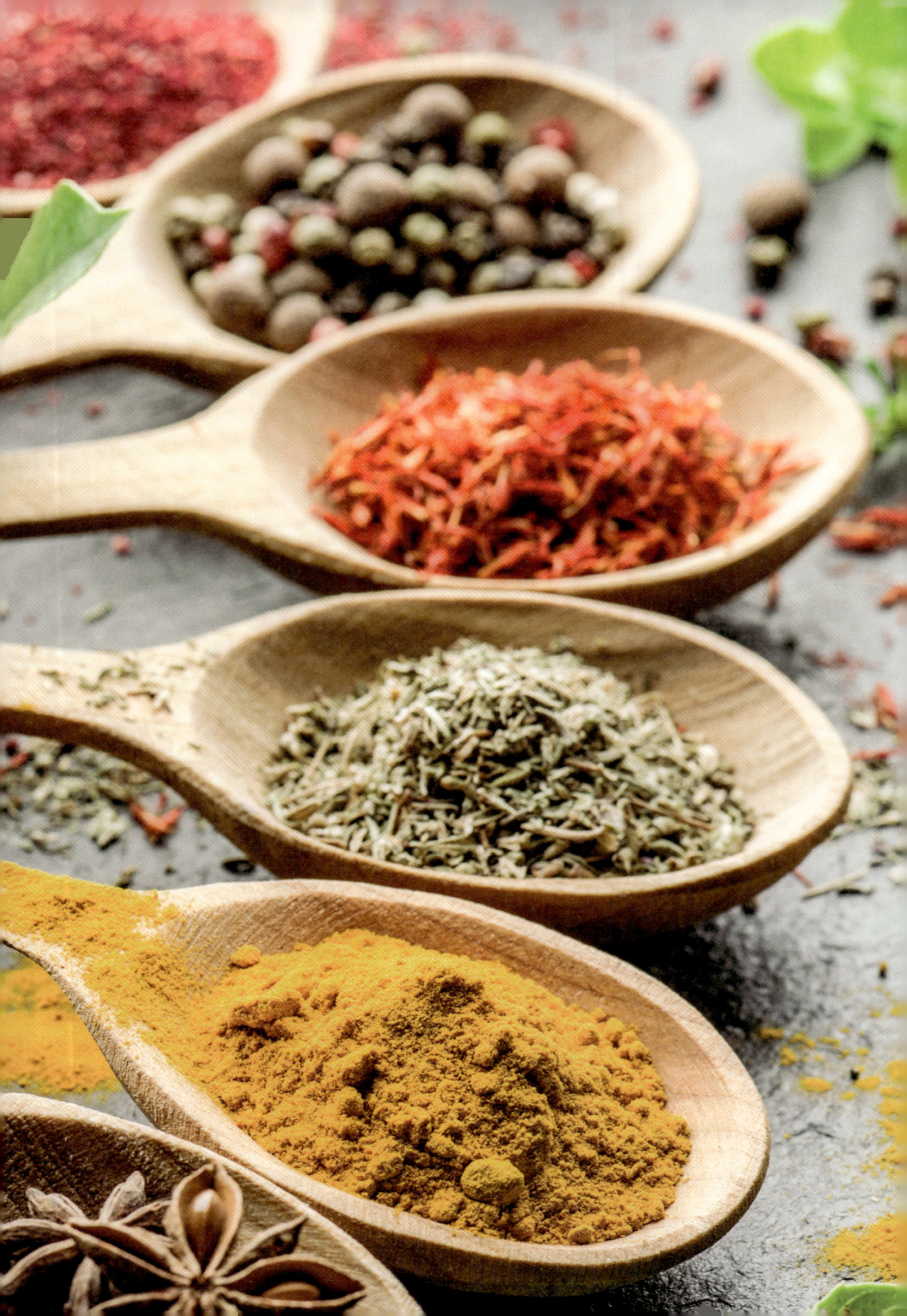

Italienische Gewürzmischung

ERGIBT CA. 5 ESSLÖFFEL

3 EL frische Petersilie, gehackt	1 TL getrockneter Oregano
2 TL getrocknetes Basilikum	¼ TL Salz
2 TL getrockneter Rosmarin	¼ TL gemahlener schwarzer Pfeffer

ZUBEREITUNG

Alle Zutaten in einer kleinen Schüssel vermischen.

Mexikanische Gewürzmischung

ERGIBT CA. 5 ESSLÖFFEL

3 EL frisches Koriandergrün, fein gehackt	1 TL getrockneter Rosmarin
2 TL Kreuzkümmel, gemahlen	¼ TL Salz
1 TL getrocknetes Basilikum	¼ TL gemahlener schwarzer Pfeffer

ZUBEREITUNG

Alle Zutaten in einer kleinen Schüssel vermischen.

Indische Gewürzmischung

ERGIBT CA. 5 ESSLÖFFEL

3 EL frisches Koriandergrün, fein gehackt	1 TL Garam Masala
1 TL Currypulver	¼ TL Salz
	¼ TL gemahlener schwarzer Pfeffer

ZUBEREITUNG

Alle Zutaten in einer kleinen Schüssel vermischen.

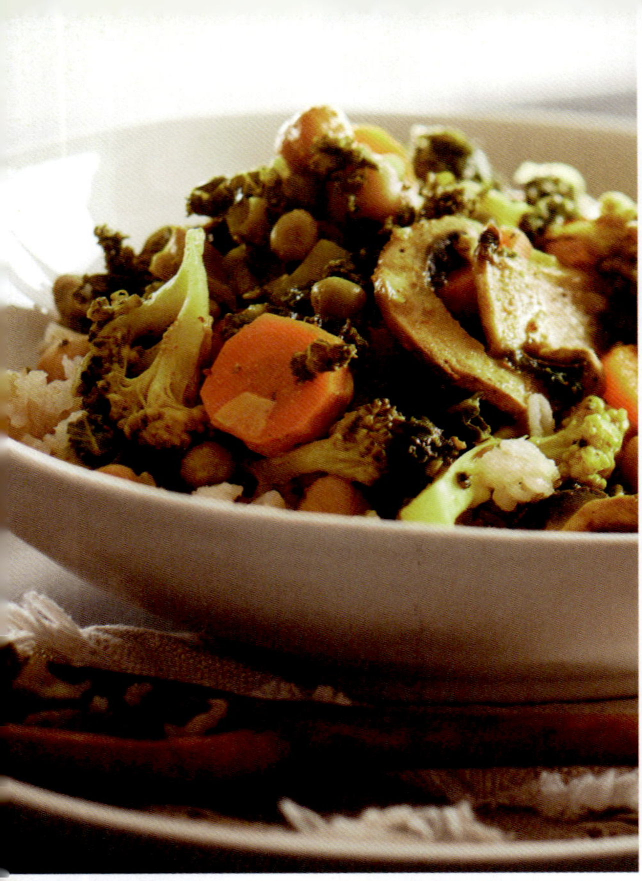

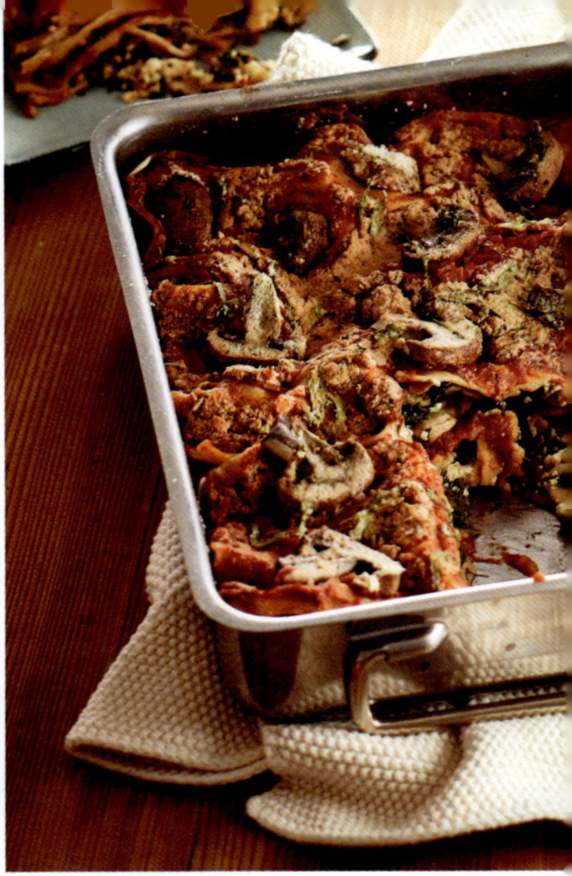

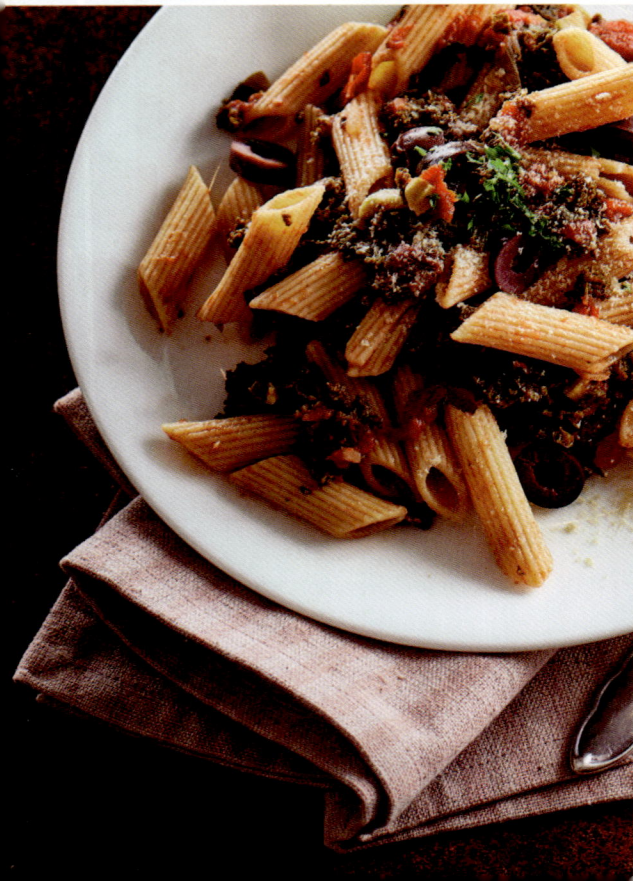
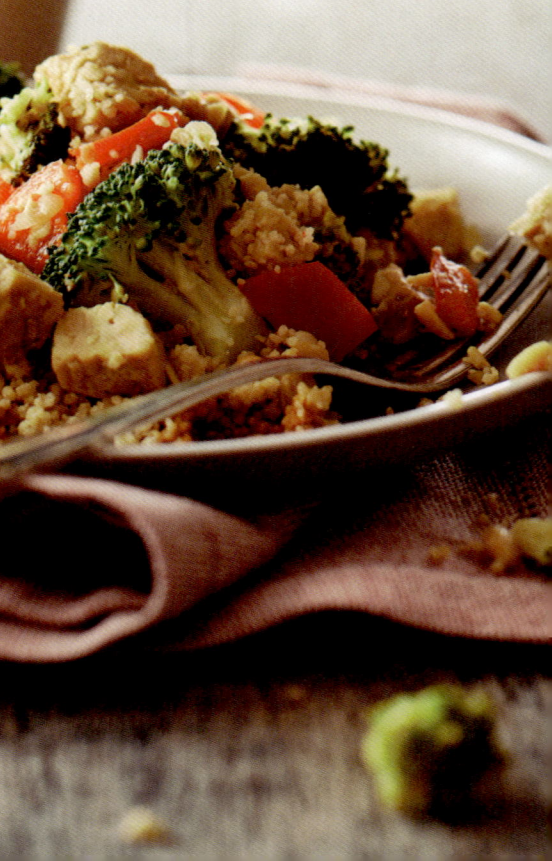

HAUPTGERICHTE

Gebackener Tofu

Wenn Tofu in einer Marinade gebacken wird, entstehen dabei wunderbare Geschmacks-kompositionen. Genießen Sie gebackenen Tofu als Finger Food, Snack oder Zutat für Salate und andere Gerichte. Verwenden Sie am besten festen oder sehr festen Tofu, und stellen Sie sicher, dass er frisch ist (Haltbarkeitsdatum auf der Verpackung prüfen).

ZUTATEN

450 g	fester, fettreduzierter Tofu (siehe Hinweis unten)
1 EL	Sojasoße
2 EL	Wasser oder salzfreie Gemüsebrühe
2 TL	brauner Reissirup oder ein anderes flüssiges Süßungsmittel
2 TL	Balsamicoessig
2 TL	Knoblauch, fein gehackt
1½ TL	frischer Ingwer, geschält und gerieben
¼ TL	gemahlener schwarzer Pfeffer

ZUBEREITUNG

1. Ofen auf 200 °C vorheizen. Tofublock in 4 gleich große Scheiben schnei-den und diese nebeneinander in eine Auflaufform legen.
2. In einer kleinen Schüssel Sojasoße, Wasser, Sirup, Essig, Knoblauch, Ing-wer und Pfeffer verquirlen. Über den Tofu geben und gleichmäßig vertei-len. 30 Minuten ohne Abdeckung im Ofen backen.
3. Reste halten sich in einem geschlossenen Behälter im Kühlschrank bis zu 3 Tage.

PRO SCHEIBE: 155 Kalorien; 8,4 g Fett; 1,2 g gesättigte Fette; 48,9 % Kalorien aus Fett; 0 mg Cholesterin; 15,5 g Protein; 7,8 g Kohlenhydrate; 2,7 g Zucker; 0,6 g Ballaststoffe; 474 mg Natrium; 260 mg Kalzium; 2,8 mg Eisen; 1 mg Vitamin C; 9 µg Beta-Carotin; 0 mg Vitamin E

Tofu fester machen: Manche Tofumarken, die als fest bezeichnet werden, sind eigentlich noch recht weich. Sie können diese fester machen, indem Sie sie auspressen. Legen Sie ein sauberes Geschirrtuch in eine große Auflaufform. Schneiden Sie den Tofu in 4 Scheiben und legen Sie diese nebeneinander in die Form. Bedecken Sie die Scheiben mit einem zweiten sauberen Geschirrtuch und legen Sie ein Schneidebrett darauf. Beschweren Sie dieses mit mehreren schweren Gegenstände, wie bspw. Konserven-dosen oder Schüsseln. Pressen Sie den Tofu so mindestens 30 Minuten aus, bevor Sie ihn weiterverwenden. Alternativ können Sie den Tofu nach dem Schneiden einfrieren. Gefrorener Tofu kann direkt verwendet werden. Pressen Sie ihn aber vor dem Zugeben zu einem Rezept erst vorsichtig mit den Handflächen aus, um überschüssige Flüssigkeit herauszudrücken.

Brokkoli à la King

In diesem Rezept werden Brokkoli und Pilze in einer cremigen Soße mit gerösteten Mandeln auf Reis oder Pasta serviert. Brokkoli steckt randvoll mit Sulforaphan, das eine starke krebsbekämpfende Wirkung hat.

ZUTATEN

90 g	Hirse	2 EL	trockener Sherry oder
550 ml	Wasser		Gemüsebrühe
25 g	rohe Cashewkerne	¼ TL	ganze Selleriesamen
35 g	blanchierte Mandeln	¼ TL	gemahlener schwarzer Pfeffer
80 ml	Gemüsebrühe oder Wasser	200 g	Brokkoliröschen, gehackt
1 EL	Sojasoße	½–1 TL	Salz
1	Zwiebel, gewürfelt	600 g	Vollkornpasta oder 800 g
320 g	Pilze, in Scheiben geschnitten		Naturreis, gekocht
½ TL	getrockneter Thymian		(Seite 208), warm gehalten

ZUBEREITUNG

1. Hirse und 300 ml Wasser in einen Topf geben und zum Kochen bringen. Flamme niedrig stellen, abdecken und unter gelegentlichem Rühren ca. 55 Minuten köcheln lassen, bis die Hirse weich und das gesamte Wasser absorbiert ist.
2. Gekochte Hirse in einen Mixer geben. Cashewkerne und restliche 250 ml Wasser hinzufügen. 1 bis 2 Minuten glatt pürieren und beiseitestellen.
3. Ofen auf 180 °C vorheizen.
4. Mandeln nebeneinander auf ein mit Backpapier ausgelegtes Backblech legen und ca. 12 Minuten im Ofen rösten, bis sie leicht gebräunt sind und duften. Abkühlen lassen. Per Hand grob hacken oder in einer Küchenmaschine grob häckseln. Beiseitestellen.
5. Gemüsebrühe und Sojasoße in einen großen Topf geben. Zwiebel hinzufügen und auf mittlerer Flamme ca. 5 Minuten dünsten, bis die Zwiebel weich ist. Flamme auf mittlere Stufe stellen und Pilze, Sherry, Thymian, Selleriesamen und Pfeffer einrühren. Abdecken und 5 Minuten unter gelegentlichem Rühren köcheln lassen, bis die Pilze weich sind. Bei Bedarf weitere 1 bis 2 EL Sherry oder Gemüsebrühe einrühren, damit nichts ansetzt.
6. Hirsemischung, Brokkoli und Mandeln einrühren. Abdecken und auf mittlerer Flamme ca. 5 Minuten köcheln lassen, bis der Brokkoli weich, aber bissfest ist. Nach Geschmack salzen. Auf warmer Pasta servieren.
7. Reste halten sich in einem geschlossenen Behälter im Kühlschrank bis zu 3 Tage.

PRO PORTION: 196 Kalorien; 5,1 g Fett; 0,7 g gesättigte Fette; 23,5 % Kalorien aus Fett; 0 mg Cholesterin; 8,1 g Protein; 31,7 g Kohlenhydrate; 2,2 g Zucker; 5,1 g Ballaststoffe; 306 mg Natrium; 42 mg Kalzium; 2,3 mg Eisen; 14,6 mg Vitamin C; 219 µg Beta-Carotin; 1,8 mg Vitamin E

Gemüse-Kokos-Curry

Das in der Zutatenliste angegebene Gemüse ist ein Vorschlag. Sie können für dieses Curry gern auch jedes andere Gemüse verwenden, das Sie gerade da haben oder besonders lieben, z.B. Blumenkohl, Kürbis oder Süßkartoffel. Dieses Gericht ist nicht nur köstlich, sondern auch sehr praktisch, um allerlei Gemüse zu verwenden, das Sie zu Hause haben und aufbrauchen wollen, egal ob frisch oder gefroren. Wenn Sie mit Kokosmilch kochen möchten, denken Sie daran, dass diese einen hohen Fettgehalt hat und nur sparsam verwendet werden sollte. Für denselben süßen, nussigen Geschmack mit weniger Fettgehalt können Sie es mit fettreduzierter Kokosmilch probieren. Servieren Sie dieses Gericht mit Reis oder Ihrem Lieblingsvollkorngetreide.

ZUTATEN

60 ml	Gemüsebrühe oder Wasser
3	große Karotten, in Scheiben geschnitten oder gewürfelt
1	große Zwiebel, gewürfelt
4	Knoblauchzehen, fein gehackt oder zerdrückt
1½ EL	Currypulver
1 TL	Kreuzkümmel, gemahlen
½ TL	Kurkumapulver
1 Prise	Cayennepfeffer
100 g	Grünkohl, entstielt und gehackt
150 g	Brokkoliröschen, frisch oder gefroren
1	Kartoffel, geschält (auf Wunsch) und gewürfelt
270 g	Kichererbsen, selbst gekocht oder aus der Dose, gespült und abgetropft
150 g	Erbsen, frisch oder gefroren
8	Pilze, in Scheiben geschnitten
250 ml	fettreduzierte Kokosmilch plus 1 TL Kokosnussextrakt, oder 250 ml ungesüßte Sojamilch
600 g	Naturreis, gekocht (Seite 208), warm gehalten
3 EL	salzarme Sojasoße

ZUBEREITUNG

1. Gemüsebrühe in einem großen Topf erhitzen. Karotten, Zwiebel und Knoblauch hineingeben und auf mittlerer bis hoher Flamme 10 bis 15 Minuten dünsten, bis die Zwiebel glasig ist. Currypulver, Kreuzkümmel, Kurkuma und Cayennepfeffer einrühren. 2 bis 4 Minuten unter häufigem Rühren schmoren.

2. Grünkohl, Brokkoli, Kartoffel, Kichererbsen, grüne Erbsen, Pilze und Kokosmilch hinzufügen. Abdecken und Flamme auf mittlere bis niedrige Stufe stellen. Unter gelegentlichem Rühren 10 bis 20 Minuten köcheln lassen, bis die Kartoffel sich leicht mit einer Gabel einstechen lässt. Auf warmem Reis servieren. Kurz vor dem Servieren mit Sojasoße beträufeln.

3. Curryreste halten sich in einem geschlossenen Behälter im Kühlschrank bis zu 3 Tage.

PRO PORTION: 320 Kalorien; 5,2 g Fett; 2,5 g gesättigte Fette; 14,7 % Kalorien aus Fett; 0 mg Cholesterin; 12,3 g Protein; 59,3 g Kohlenhydrate; 5,9 g Zucker; 12,3 g Ballaststoffe; 407 mg Natrium; 115 mg Kalzium; 4,7 mg Eisen; 37,7 mg Vitamin C; 6.312 µg (6,3 mg) Beta-Carotin; 1,7 mg Vitamin E

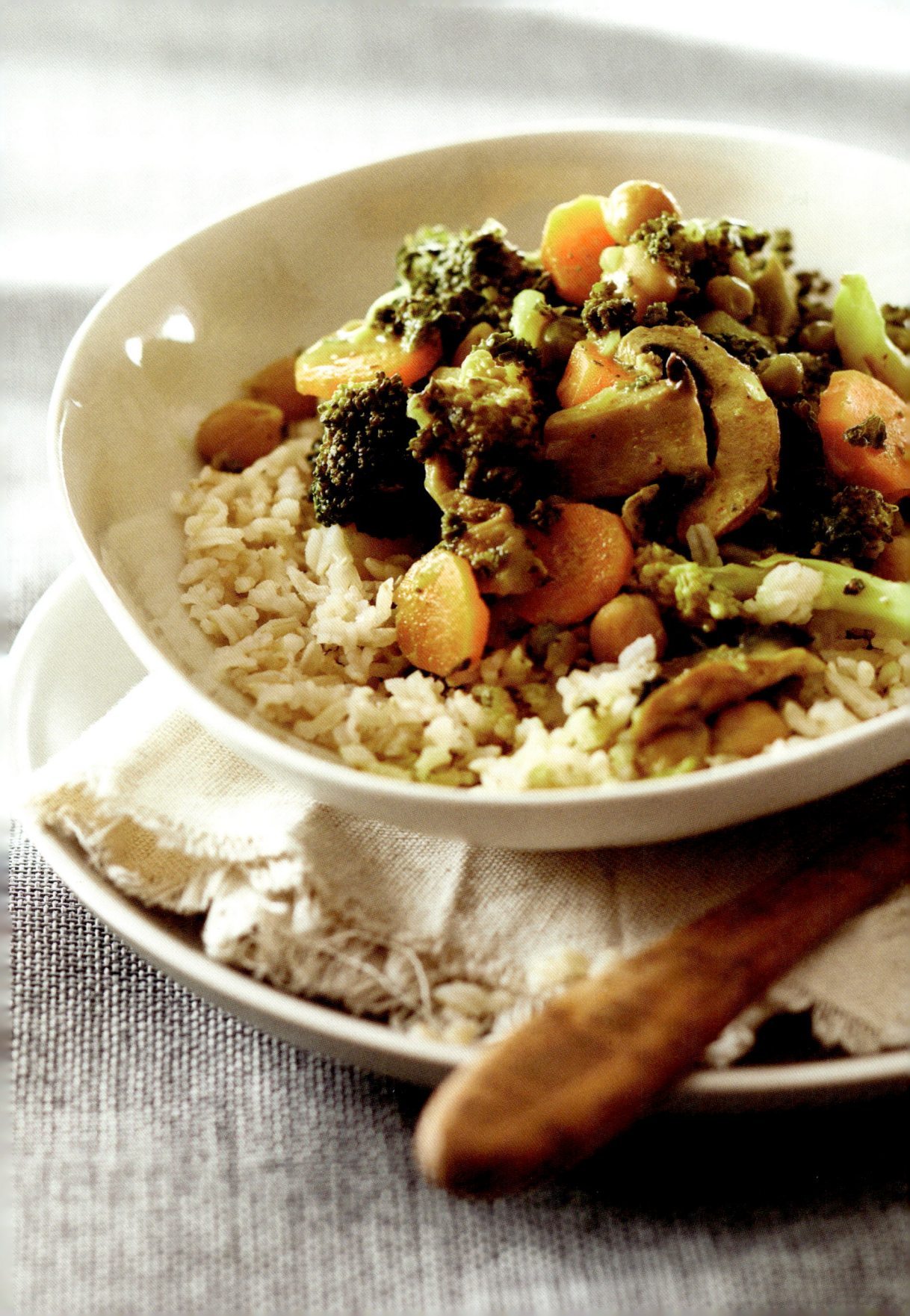

Buchweizenpasta mit Seitan

Dieses Rezept enthält Sobanudeln, eine japanische Buchweizenpasta. Buchweizen ist eine hervorragende Quelle von Rutin, einem Bioflavonoid, das erstaunlich wirkungsvoll freie Radikale eliminieren kann, die für viele Krebsarten verantwortlich sind. Sobanudeln finden Sie in Asialäden, aber auch in Naturkostgeschäften und in den Spezialitätenabteilungen vieler Supermärkte. Alternativ können Sie auch Vollkornfadennudeln oder -spaghetti für dieses Gericht verwenden.

ZUTATEN

340 g	Sobanudeln
435 ml	Gemüsebrühe oder Wasser
1	Zwiebel, in dünne Scheiben geschnitten
250 g	frische Pilze, in Scheiben geschnitten
1	rote Paprika, in Streifen geschnitten
1	gelbe Paprika, in Streifen geschnitten

230 g	Seitan, in Scheiben geschnitten
2 EL	Mehl (jede Art)
2 TL	Sojasoße
1 TL	Knoblauch, gehackt, oder ½ TL Knoblauchpulver
¼ TL	gemahlener schwarzer Pfeffer Salz
½	Handvoll frische Petersilie, gehackt

ZUBEREITUNG

1. Sobanudeln in einem großen Topf mit kochenden Wasser ca. 8 Minuten oder je nach Zeitangabe auf der Packung weich, aber bissfest kochen. Abgießen und mit kaltem Wasser abschrecken, damit die Nudeln nicht aneinanderkleben. Beiseitestellen.
2. 60 ml Tasse Gemüsebrühe in einer großen Pfanne erhitzen. Zwiebel hineingeben und unter Rühren ca. 10 Minuten dünsten, bis die Zwiebel glasig ist. Pilze und Paprika hinzufügen. Abdecken und 5 bis 10 Minuten garen, bis die Pilze und die Paprika weich sind. Seitan einrühren. Falls der Inhalt der Pfanne zu trocken wird, eine kleine Menge Wasser einrühren.
3. Mehl und restliche Gemüsebrühe verquirlen, bis eine glatte Flüssigkeit entsteht. Unter Rühren zusammen mit Sojasoße, Knoblauch, Pfeffer und Salz nach Geschmack in die Pfanne zum Gemüse-Seitan-Mix geben. Auf mittlerer Flamme unter Rühren köcheln lassen, bis die Mischung eindickt.
4. Seitan-Mischung über die Sobanudeln geben. Mit Petersilie garnieren und servieren.
5. Reste halten sich in einem geschlossenen Behälter im Kühlschrank 2 bis 3 Tage.

Hinweis: Die meisten Sobanudel-Marken enthalten Natrium. Versuchen Sie, eine natrium-arme Marke zu finden, oder verwenden Sie beim Kochen der Nudeln kein Salz.

PRO PORTION: 263 Kalorien; 1,3 g Fett; 0,2 g gesättigte Fette; 4,4 % Kalorien aus Fett; 0 mg Cholesterin; 17,6 g Protein; 49,5 g Kohlenhydrate; 4,9 g Zucker; 5,6 g Ballaststoffe; 796 mg Natrium; 53 mg Kalzium; 3,1 mg Eisen; 67 mg Vitamin C; 751 µg Beta-Carotin; 0,9 mg Vitamin E

Einfache Gemüsepfanne

ERGIBT 4 PORTIONEN

Nie war es so einfach, ein schnelles Abendessen zuzubereiten! Tiefkühlgemüse wird zwar oft nicht als Gourmetspeise angesehen, enthält aber genauso viele Nährstoffe wie frisches Gemüse, wenn nicht sogar noch mehr, da es dann eingefroren wird, wenn es besonders reif und frisch ist.

ZUTATEN

1	Tüte (450 g) Tiefkühl-Pfannengemüse
300 g	Bohnen (Ihre Lieblingssorte), selbst gekocht oder aus der Dose, gespült und abgetropft
60 ml	fettarme Woksoße
400 g	gekochter Couscous (Seite 212), Naturreis (Seite 208) oder anderes Vollkorngetreide, warm gehalten

ZUBEREITUNG

1. Das Gemüse in einer beschichteten Pfanne auf mittlerer bis hoher Flamme mit 2 bis 3 EL Wasser erhitzen. Wenn das Gemüse aufgetaut, aber noch nicht völlig gegart ist, die Bohnen und die Woksoße hinzufügen. Auf mittlerer Flamme braten, bis das Gemüse bisszart ist.
2. Auf warmem Couscous oder anderem Vollkorngetreide Ihrer Wahl servieren.
3. Reste halten sich in einem geschlossenen Behälter im Kühlschrank bis zu 3 Tage.

PRO PORTION: 299 Kalorien; 1,5 g Fett; 0,3 g gesättigte Fette; 4,6 % Kalorien aus Fett; 0 mg Cholesterin; 14,4 g Protein; 57,1 g Kohlenhydrate; 4,9 g Zucker; 10,9 g Ballaststoffe; 1067 mg Natrium; 103 mg Kalzium; 4,2 mg Eisen; 3,5 mg Vitamin C; 2.291 µg (2,3 mg) Beta-Carotin; 1,3 mg Vitamin E

Auberginen-Lasagne

In dieser Lasagne ersetzen zarte Auberginenscheiben die Pastaplatten und machen dieses Gericht zu einer leckeren Ballaststoffbombe. Dieses Rezept enthält viele wunderbare Geschmacksaromen und gesunde Kräuter und Gewürze wie bspw. Oregano, ein wirkungsstarkes Antioxidans. Diese Lasagne können Sie auch im Voraus zubereiten und erst kurz vor dem Servieren backen. Sie schmeckt hervorragend mit Polenta, aber auch mit Sauerteigbrot und einem grünen Salat.

ZUTATEN

1	große Aubergine, ungeschält
875 ml	Marinara-Soße aus dem Glas oder Einfache Marinara-Soße (Seite 203)
375 ml	Wasser
1	große Zwiebel, gewürfelt
1,8 kg	frischer Spinat, gehackt, oder 2 Packungen gehackter Tiefkühlspinat (je ca. 280 g), aufgetaut
2 TL	getrocknetes Basilikum
1 TL	getrockneter Oregano
½ TL	Salz
½ TL	Knoblauchpulver
¼ TL	Muskatnuss, gerieben
3 EL	Vollkornweizenmehl
1 TL	Sojasoße (optional)
3	Knoblauchzehen, fein gehackt oder zerdrückt
320 g	Pilze, in Scheiben geschnitten
1 TL	getrockneter Thymian
¼ TL	gemahlener schwarzer Pfeffer

ZUBEREITUNG

1. Ofen auf 190 °C vorheizen. Ein tiefes Backblech leicht mit Backspray einsprühen.
2. Die Auberginen in ca. 0,5 cm dicke Scheiben schneiden, sodass etwa 12 Scheiben herauskommen. Die Scheiben nebeneinander auf das Backblech legen. 20 Minuten backen, Scheiben wenden und weitere 15 Minuten backen. Die Aubergine sollte weich sein und sich leicht mit einem Messer einstechen lassen. Aus dem Ofen nehmen und die Ofentemperatur auf 175 °C herunterstellen.

3. Die Hälfte der Marinara-Soße in eine 23 cm lange Auflaufform geben, gleichmäßig verstreichen und die Hälfte der Auberginenscheiben darauf schichten.

4. 125 ml Wasser in einer großen Pfanne erhitzen. Zwiebel hineingeben und auf hoher Flamme schmoren, bis alle Flüssigkeit verdunstet ist. Weitere 60 ml Wasser hinzufügen und umrühren, damit die Zwiebel nicht ansetzt. Weiter unter Rühren schmoren, bis die gesamte Flüssigkeit verdunstet ist. Diesen Schritt weitere 2 Male wiederholen.

5. Flamme auf mittlere Stufe herunterstellen und Spinat, Basilikum, Oregano, Salz, Knoblauchpulver und Muskat einrühren. 3 Minuten unter häufigem Rühren garen, bis der Spinat heiß ist. Mehl einrühren und weitere 2 Minuten köcheln lassen. Die Hälfte der Spinatmischung gleichmäßig über den Auberginenscheiben verteilen.

6. Die restlichen 60 ml Wasser zusammen mit der Sojasoße (optional) in einer großen beschichteten Pfanne erhitzen. Knoblauch hineingeben und unter Rühren 1 Minute dünsten. Pilze, Thymian und Pfeffer zugeben. 5 Minuten auf mittlerer Flamme unter häufigem Rühren schmoren, bis die Pilze weich sind. Die Pilzmischung vorsichtig gleichmäßig auf der Spinatschicht verteilen.

7. Die restlichen Auberginenscheiben auf die Pilzmischung schichten. Den restlichen Spinatmix darüber verteilen. Restliche Marinara-Soße über die Lasagne gießen.

8. Ohne Abdeckung ca. 40 Minuten im Ofen backen, bis die Lasagne gut durchgewärmt ist.

9. Lasagnereste halten sich in einem geschlossenen Behälter im Kühlschrank bis zu 3 Tage.

PRO PORTION: 107 Kalorien; 1 g Fett; 0,2 g gesättigte Fette; 8 % Kalorien aus Fett; 0 mg Cholesterin; 5,4 g Protein; 23,6 g Kohlenhydrate; 8,5 g Zucker; 6,8 g Ballaststoffe; 715 mg Natrium; 110 mg Kalzium; 3,1 mg Eisen; 11,8 mg Vitamin C; 3.645 µg (3,6 mg) Beta-Carotin; 4,2 mg Vitamin E

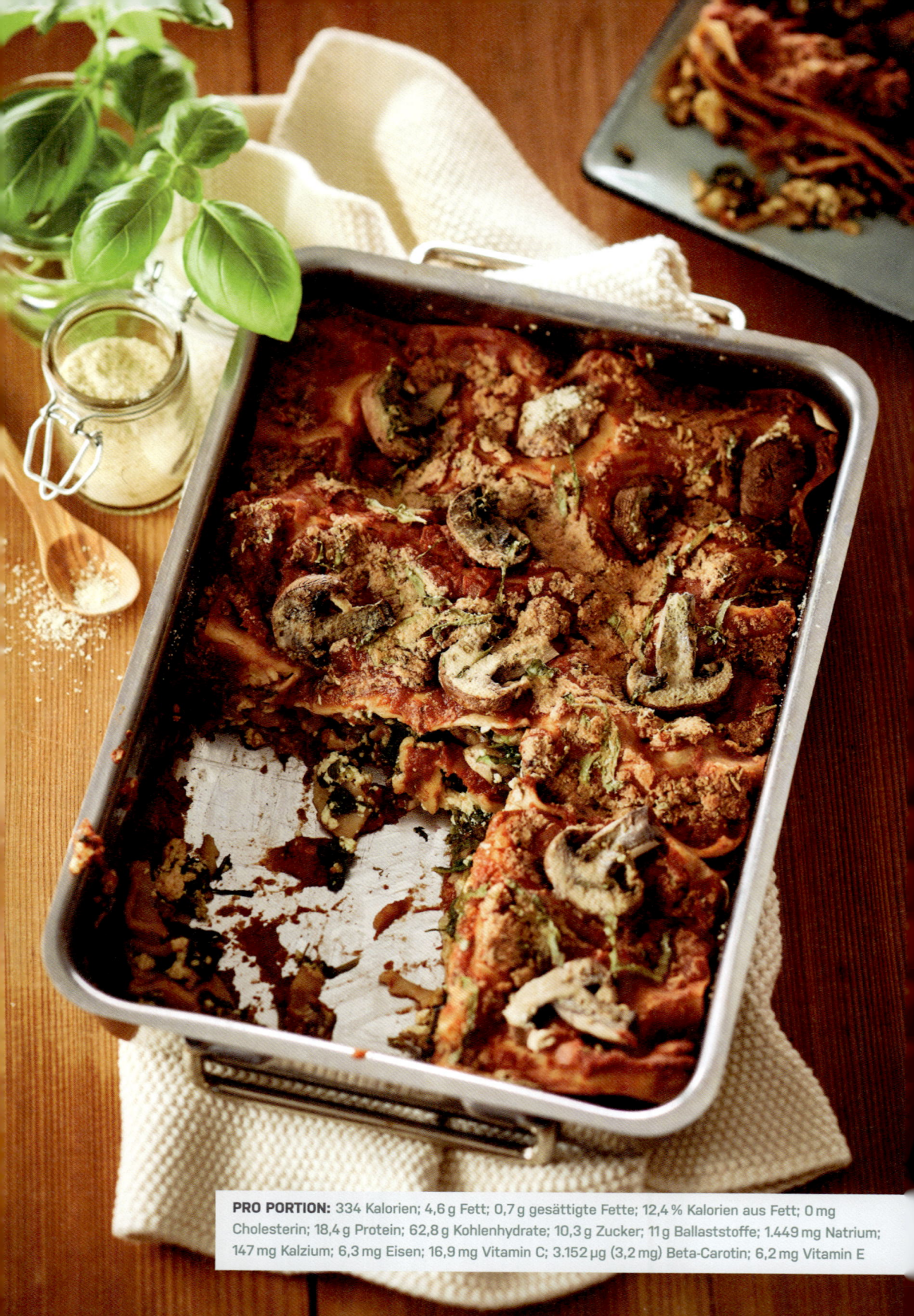

PRO PORTION: 334 Kalorien; 4,6 g Fett; 0,7 g gesättigte Fette; 12,4 % Kalorien aus Fett; 0 mg Cholesterin; 18,4 g Protein; 62,8 g Kohlenhydrate; 10,3 g Zucker; 11 g Ballaststoffe; 1.449 mg Natrium; 147 mg Kalzium; 6,3 mg Eisen; 16,9 mg Vitamin C; 3.152 µg (3,2 mg) Beta-Carotin; 6,2 mg Vitamin E

Lasagne für Faule

ERGIBT 8 PORTIONEN

Die Zeiten komplizierter, fettreicher und zeitaufwendiger Lasagnen gehören der Vergangenheit an. Diese Variante verwendet fertige Pastaplatten und lässt sich daher besonders einfach zubereiten. Mit dieser cholesterin- und fettarmen Lasagne, die voller gesunder Ballaststoffe und krebsbekämpfender Nährstoffe steckt, können Sie sich richtig verwöhnen. Bestreuen Sie sie für noch mehr B-Vitamine und eine angenehme käseähnliche Note gern noch mit reichlich Hefeflocken.

ZUTATEN

1,4 kg	frischer Spinat, gründlich gewaschen und gehackt, oder 1 Tüte (450 g) gehackter Tiefkühlspinat, aufgetaut
450 g	fettreduzierter fester Tofu, zerkrümelt
4	Knoblauchzehen, fein gehackt oder zerdrückt
1 TL	Salz
2	große Dosen (je 800 g) Tomatensoße
450 g	Vollkorn-Lasagneplatten
10	kleine feste Champignons, in Scheiben geschnitten, oder 3 große Handvoll gehacktes Gemüse Ihrer Wahl
10	frische Basilikumblätter, in dünne Streifen geschnitten, oder 1 TL getrocknetes Basilikum
1 TL	getrockneter Oregano
10 g	veganer Parmesankäse oder Hefeflocken

ZUBEREITUNG

1. Ofen auf 160 °C vorheizen. Spinat, Tofu, Knoblauch und Salz in einer großen Schüssel vermischen.
2. 125 ml Tomatensoße auf den Boden einer ca. 23 × 33 cm großen Auflaufform verteilen. Eine Schicht Lasagneplatten leicht überlappend auf die Soße legen. Die Hälfte der Spinat-Tofu-Mischung darauf verteilen und glatt streichen. Eine weitere Schicht Lasagneplatten darüberlegen. Genug Tomatensoße auf die Platten geben, damit diese davon bedeckt sind. Eine Schicht Pilzscheiben darauf verteilen. Die Hälfte des Basilkums und des Oreganos gleichmäßig auf den Pilzen verteilen. Weitere Schichten aus Lasagneplatten, Spinat-Tofu-Mischung, nochmals Lasagneplatten, Tomatensoße, Pilzen und dem restlichen Basilikum und Oregano hinzufügen, bis der obere Rand der Auflaufform erreicht ist. Gleichmäßig veganen Parmesan über die Lasagne streuen.
3. Straff mit Aluminiumfolie abdecken und 1 Stunde im Ofen backen. Folie abnehmen und mit einem Messer in die Mitte der Lasagne bis zum Boden durchstechen, um zu prüfen, ob die Lasagneplatten gar sind. Vor dem Servieren 15 Minuten abkühlen lassen.
4. Lasagnereste halten sich in einem geschlossenen Behälter im Kühlschrank bis zu 3 Tage.

Deftige Zucchini mit Pintobohnen

Gemüse, Reis und Bohnen machen diesen amerikanischen Klassiker zu einer willkommenen Belohnung nach einem harten Arbeitstag. Das Rezept enthält 12 Gramm Ballaststoffe und weniger als 2 Gramm Fett. Servieren Sie es mit einem Salat und frischen Obstspalten.

ZUTATEN

60–125 ml Gemüsebrühe, je nach Bedarf

1 kleine Zwiebel, gewürfelt

2 TL Jalapeño-Chilischoten, entsamt und fein gehackt

2 Knoblauchzehen, fein gehackt oder zerdrückt

140 g kleine gelbe Zucchini, in 1 cm dicke Scheiben geschnitten

140 g kleine grüne Zucchini, in 1 cm dicke Scheiben geschnitten

280 g Pintobohnen, selbst gekocht oder aus der Dose, gespült und abgetropft

1 Dose (400 g) stückige Tomaten mit Saft, oder 3 frische Tomaten, gehackt, plus 125 ml Tomatensaft, Wasser oder Gemüsebrühe

85 g Maiskörner, frisch oder gefroren

3 frische Thymianzweige

400 g gekochter Naturreis (Seite 208), Couscous (**Seite 212**) oder Pasta, warm gehalten

ZUBEREITUNG

1. 60 ml Gemüsebrühe in einer großen Pfanne auf mittlerer Flamme erhitzen. Zwiebel, Chilischoten und Knoblauch hineingeben und ca. 2 Minuten unter Rühren dünsten.
2. Zucchini einrühren und 2 Minuten anbraten. Bohnen, Tomaten mit Saft, Mais und Thymianzweige hinzufügen. Flamme herunterstellen, abdecken und 10 Minuten köcheln lassen.
3. Thymianzweige aus der Pfanne nehmen und wegwerfen. Zucchini-Bohnen-Mischung auf warmem Reis servieren.
4. Reste halten sich in einem geschlossenen Behälter im Kühlschrank bis zu 3 Tage.

PRO PORTION: 268 Kalorien; 1,9 g Fett; 0,3 g gesättigte Fette; 6,4 % Kalorien aus Fett; 0 mg Cholesterin; 11,6 g Protein; 53,6 g Gesamtkohlenhydrate; 5,6 g Zucker; 11,9 g Ballaststoffe; 323 mg Natrium; 91 mg Kalzium; 3,4 mg Eisen; 14,9 mg Vitamin C; 270 µg Beta-Carotin; 1,6 mg Vitamin E

Pilze Stroganoff auf Fettuccine

ERGIBT 6 PORTIONEN

Dieser herzhafte Klassiker wird mit Seitan zubereitet, einer fettfreien, proteinreichen Fleisch-
alternative, die aus Weizen hergestellt wird. Seitan wird auch als »Weizenfleisch« bezeichnet, da
es den Geschmack und die Konsistenz von Fleisch in fast unheimlicher Weise nachbilden kann.
Sie finden Seitan in den Kühlregalen von Bio-Supermärkten und vielen Naturkostgeschäften.

ZUTATEN

375 ml	plus 2 EL Wasser	½ TL	gemahlener schwarzer Pfeffer
1	kleine Zwiebel, gewürfelt	25 g	rohe Cashewkerne
450 g	kleine feste Champignons, in Scheiben geschnitten	300 g	weiße Bohnen, selbst gekocht oder aus der Dose, gespült und abgetropft
6–8	Knoblauchzehen, fein gehackt		
230 g	Seitan, in Streifen geschnitten	125 ml	Bohnenkochflüssigkeit, Wasser oder Gemüsebrühe
150 g	rote Paprika, geröstet und klein geschnitten	2 EL	Rotwein- oder Balsamicoessig
3 EL	ungesalzenes Tomatenmark	2 TL	Sojasoße
2 TL	Paprikapulver	340 g	Fettuccine

ZUBEREITUNG

1. 125 ml Wasser in einer großen beschichteten Pfanne erhitzen. Zwiebel hineingeben und auf hoher Flamme ca. 5 Minuten glasig dünsten.
2. Flamme auf mittlere Stufe herunterstellen. Pilze, Knoblauch und 2 EL Wasser einrühren. Abdecken und unter gelegentlichem Rühren ca. 5 Minuten dünsten.
3. Seitanstreifen, Paprika, Tomatenmark, Paprikapulver und Pfeffer zugeben. Umrühren, abdecken und auf mittlerer bis niedriger Flamme 5 Minuten schmoren.
4. Cashewkerne und restliche 250 ml Wasser in einen Mixer geben. Auf hoher Stufe ca. 2 Minuten seidig glatt pürieren. Bohnen und Bohnenkochflüssigkeit hinzufügen und 1 Minute auf hoher Stufe erneut glatt pürieren. In die Pfanne mit den Pilzen gießen. Essig und Sojasoße einrühren. Vorsichtig erhitzen und dabei nach Bedarf wiederholt 1 EL Wasser einrühren, bis die gewünschte Konsistenz erreicht ist.
5. Fettuccine in kochendem Wasser al dente kochen. Abgießen und mit kaltem Wasser abschrecken. Auf Tellern anrichten, Pilze Stroganoff darüber geben und sofort servieren.
6. Reste halten in einem geschlossenen Behälter im Kühlschrank bis zu 2 Tage.

PRO PORTION: 403 Kalorien; 4,5 g Fett; 0,8 g gesättigte Fette; 10 % Kalorien aus Fett; 0 mg Cholesterin; 23,4 g Protein; 68,9 g Kohlenhydrate; 4,5 g Zucker; 8,9 g Ballaststoffe; 322 mg Natrium; 90 mg Kalzium; 6,5 mg Eisen; 44,3 mg Vitamin C; 789 µg Beta-Carotin; 1,6 mg Vitamin E

Penne mit Grünkohl, Tomaten und Oliven

Der Grünkohl liefert dieser farbenfrohen Kombination eine Extraportion leicht absorbierbares Kalzium sowie Isothiocyanate, die eine starke krebsbekämpfende Wirkung haben.

ZUTATEN

60 ml	Gemüsebrühe oder Wasser
1	Zwiebel, gewürfelt
180 g	Grünkohl, gehackt
2	Dosen (je 400 g) feuergeröstete Tomaten, gehackt, mit Saft, oder 5 bis 6 frische Tomaten, gehackt, plus 125 ml Wasser oder Gemüsebrühe
80 g	Kalamata-Oliven, entsteint, in Scheiben geschnitten
1 EL	frische Petersilie, gehackt
230 g	Vollkorn-Penne
10 g	veganer Parmesan oder Hefeflocken (optional)

ZUBEREITUNG

1. Gemüsebrühe in einem großen Topf erhitzen. Zwiebel hineingeben und auf mittlerer Flamme 3 Minuten unter Rühren dünsten. Grünkohl und Tomaten mit Saft einrühren. Zum Kochen bringen, Flamme herunterstellen, abdecken und 20 Minuten köcheln lassen. Oliven und Petersilie einrühren und 5 weitere Minuten köcheln lassen.

2. Während der Grünkohl gart, einen großen Topf Wasser zum Kochen bringen und die Penne al dente kochen. Abgießen und in eine große Schüssel geben. Grünkohlmischung zugeben und vorsichtig unterheben. Auf Wunsch mit veganem Parmesan oder Hefeflocken bestreuen und sofort servieren.

3. Reste halten sich in einem geschlossenen Behälter im Kühlschrank bis zu 3 Tage.

PRO PORTION: 281 Kalorien; 3,3 g Fett; 0,5 g gesättigte Fette; 10,5 % Kalorien aus Fett; 0 mg Cholesterin; 12 g Protein; 57,6 g Kohlenhydrate; 8,3 g Zucker; 8,7 g Ballaststoffe; 497 mg Natrium; 166 mg Kalzium; 5 mg Eisen; 53,9 mg Vitamin C; 6.796 µg (6,8 mg) Beta-Carotin; 2,9 mg Vitamin E

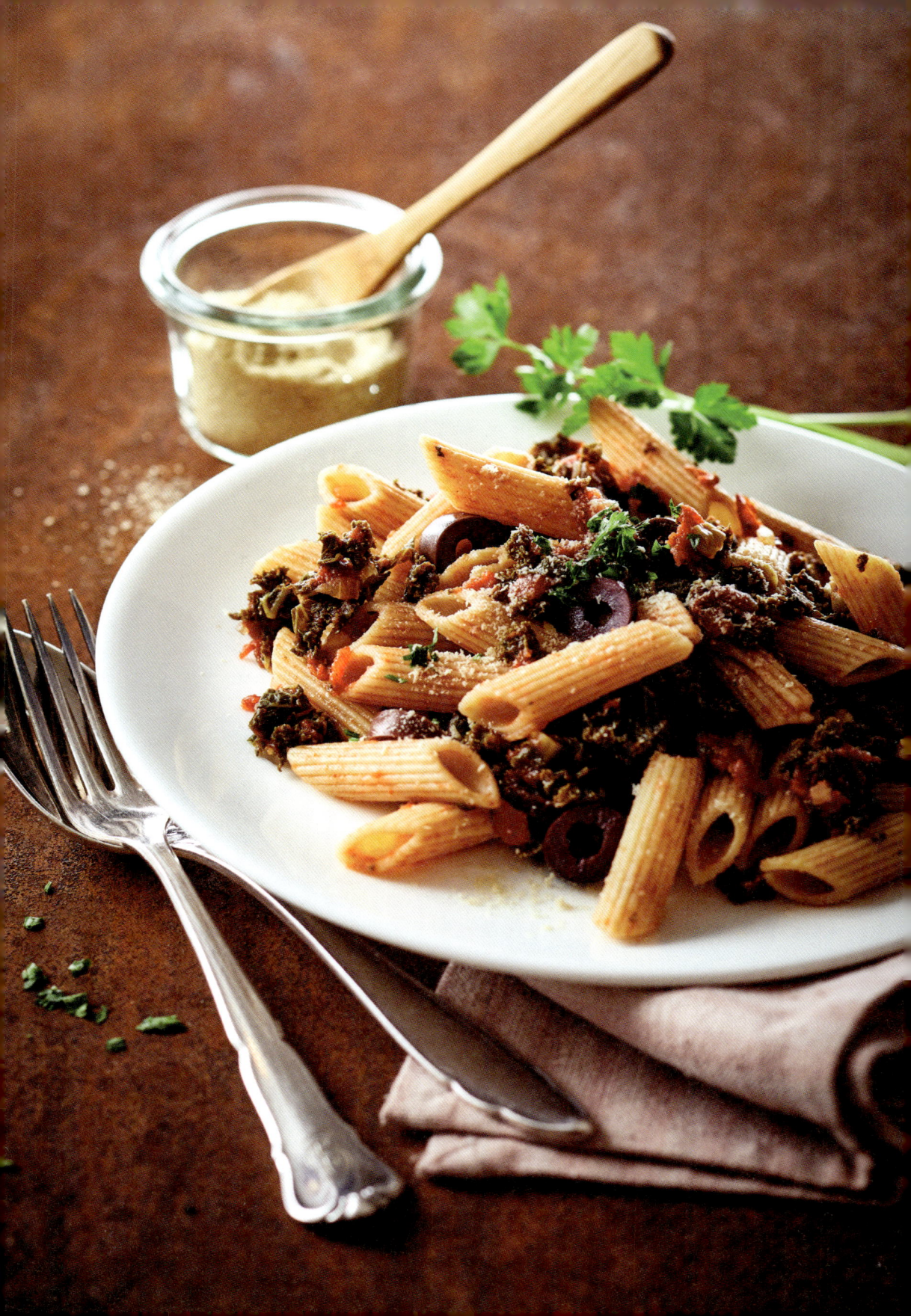

Pflanzlicher Hackbraten

ERGIBT 1 BRATEN (12 PORTIONEN)

Wenn Sie diesen fantastischen Braten mit Knoblauch-Kartoffelpüree (Seite 228) und Pilzsoße (Seite 202) kombinieren, verwöhnen Sie sich und Ihre Gäste mit einem herzhaften Schlemmermahl, das alle lieben werden. Mit einer Küchenmaschine können Sie Semmel- bzw. Vollkornbrotbrösel leicht selbst herstellen (oder Sie kaufen fertige aus dem Laden) und auch Walnüsse und Gemüse schnell und einfach klein häckseln. Die Tomatensoße in diesem Rezept sorgt für viel gesundes Vitamin C und Lycopen.

ZUTATEN

400 g	vegane Burger, zerkrümelt, oder 400 g gekochter Bulgur **(Seite 211)**
100 g	Semmelbrösel, vorzugsweise Vollkorn (2 bis 3 Scheiben Brot)
100 g	Haferflocken
250 ml	Tomatensoße oder stückige Tomaten
1	kleine Zwiebel, fein gehackt
2	Selleriestangen, fein gehackt
1	Karotte, fein gehackt
½	grüne Paprika, fein gehackt
3 EL	Walnüsse, fein gehackt
3 EL	salzarme Sojasoße
2 TL	Dijon-Senf
½ TL	getrockneter Thymian
½ TL	getrockneter Salbei
¼ TL	gemahlener schwarzer Pfeffer
125 ml	Ketchup oder Barbecue-Soße (optional)

ZUBEREITUNG

1. Ofen auf 180 °C vorheizen. Eine 13 × 23 cm große Auflauf- oder Kastenform leicht mit Backspray einsprühen.
2. Burgerkrümel, Semmelbrösel, Haferflocken, Tomatensoße, Zwiebel, Sellerie, Karotte, Paprika, Walnüsse, Sojasoße, Senf, Thymian, Salbei und Pfeffer in einer großen Schüssel mit einem Löffel oder den Händen gut vermischen.
3. In die leicht gefettete Form pressen. Nach Belieben das Ketchup darüberstreichen und 60 Minuten im Ofen backen. Vor dem Anschneiden 10 Minuten abkühlen lassen.
4. Zum Aufbewahren von Resten übrig gebliebenen Braten aus der Form lösen und vollständig abkühlen lassen. Bratenreste halten sich in einem geschlossenen Behälter im Kühlschrank bis zu 3 Tage.

PRO PORTION: 104 Kalorien; 2,6 g Fett; 0,3 g gesättigte Fette; 22 % Kalorien aus Fett; 0 mg Cholesterin; 8,2 g Protein; 13,9 g Kohlenhydrate; 2,7 g Zucker; 2,5 g Ballaststoffe; 418 mg Natrium; 37 mg Kalzium; 1,7 mg Eisen; 5,9 mg Vitamin C; 463 µg Beta-Carotin; 0,6 mg Vitamin E; 3.094 µg (3,1 mg) Lycopen

Kartoffel-Blumenkohl-Curry (Alu Gobi)

ERGIBT 6 PORTIONEN

Kurkuma und andere indische Gewürze rücken wegen ihrer krebsbekämpfenden Eigen-schaften immer mehr in den Fokus der Aufmerksamkeit. Wenn Sie diese Gewürze mit krebsbekämpfenden Gemüsesorten kombinieren, können Sie sich auf eine richtig gesunde Mahlzeit freuen. Wenn Sie es schärfer mögen, geben Sie einfach etwas mehr Cayennepfeffer hinzu.

ZUTATEN

250 ml	Wasser, nach Bedarf	½ TL	gemahlener Koriander
1	Zwiebel, gewürfelt oder in dünne Scheiben geschnitten	¼ TL	Ingwerpulver
		¼ TL	Zimtpulver
400–		⅛–¼ TL	Cayennepfeffer
520 g	Blumenkohlröschen	1 Dose	(400 g) stückige Tomaten,
2	Kartoffeln, geschält (optional) und gewürfelt		mit Saft, oder 3 frische Tomaten, gehackt
½ TL	ganze Kreuzkümmelsamen	2 EL	Apfelsaftkonzentrat
½ TL	Kurkumapulver	½ TL	Salz

ZUBEREITUNG

1. 60 ml Wasser in einem großen Topf erhitzen. Zwiebel hineingeben und auf mittlerer Flamme unter Rühren 3 Minuten dünsten, bis die Zwiebel weich wird. Die Flamme niedrig stellen und Blumenkohl und Kartoffeln hinzufü-gen. Unter häufigem Rühren 5 Minuten garen. Nach und nach in mehreren Schritten je ca. 60 ml Wasser zugießen, damit nichts ansetzt.

2. Kreuzkümmelsamen, Kurkuma, Koriander, Ingwer, Zimt und Cayennepfeffer in einer kleinen Pfanne ca. 2 Minuten unter ständigem Rühren rösten. Zusammen mit den Tomaten und ihrem Saft, Apfelsaftkonzentrat und Salz zur Blumenkohlmischung geben und umrühren. Abdecken und 20 Minuten köcheln lassen, bis das Gemüse weich ist.

3. Curryreste halten sich in einem geschlossenen Behälter im Kühlschrank bis zu 3 Tage.

Variation: Für ein süßeres Curry 1 Handvoll Sultaninen zusammen mit den Tomaten zugeben.

PRO PORTION: 91 Kalorien; 0,4 g Fett; 0,1 g gesättigte Fette; 4,1 % Kalorien aus Fett; 0 mg Cholesterin; 2,7 g Protein; 20,9 g Kohlenhydrate; 5,6 g Zucker; 3,9 g Ballaststoffe; 302 mg Natrium; 53 mg Kalzium; 2,3 mg Eisen; 30 mg Vitamin C; 66 μg Beta-Carotin; 0,6 mg Vitamin E

Quinoa-Pilaw

Quinoa bringt köstliche Abwechslung in Ihren Speiseplan und enthält mehr Protein als alle andere Getreidearten.

ZUTATEN

60–125 ml Wasser

1 gelbe oder rote Zwiebel, gehackt

60 g Stangensellerie, gehackt

70 g Karotte, gehackt

1 EL Knoblauch, fein gehackt

420 g Quinoa, gespült und abgetropft

2 TL Kreuzkümmel, gemahlen

1 TL getrockneter Oregano

750 ml kochendes Wasser oder Gemüsebrühe

1 TL Salz (nur wenn kochendes Wasser oder salzfreie Gemüsebrühe verwendet wird)

½ Handvoll frisches Koriandergrün, fein gehackt, oder Petersilie (optional)

ZUBEREITUNG

1. 60 ml Wasser in einem großen Topf erhitzen. Zwiebel, Sellerie, Karotte und Knoblauch hineingeben und unter Rühren ca. 10 Minuten dünsten, bis die Zwiebel weich und glasig ist.

2. Quinoa, Kreuzkümmel und Oregano hinzufügen und unter Rühren 3 Minuten rösten. Kochendes Wasser und (falls verwendet) Salz zugeben. Flamme herunterstellen, Topf abdecken und ca. 20 Minuten köcheln lassen, bis die gesamte Flüssigkeit absorbiert und die Quinoa gar bzw. »aufgeblüht« ist. Quinoa während des Kochens nicht umrühren und sicherstellen, dass der Deckel gut schließt, damit der Dampf nicht entweichen kann.

3. Vom Herd nehmen und 5 bis 10 Minuten ziehen lassen. Nach Belieben Koriandergrün unterheben, mit einer Gabel lockern und servieren.

4. Pilawreste halten sich in einem geschlossenen Behälter im Kühlschrank bis zu 3 Tage.

Variation: Statt Kreuzkümmel und Oregano 1 TL getrockneten Thymian, Rosmarin und/oder Salbei verwenden.

PRO PORTION: 172 Kalorien; 2,6 g Fett; 0,3 g gesättigte Fette; 13,8 % Kalorien aus Fett; 0 mg Cholesterin; 6 g Protein; 32 g Kohlenhydrate; 3,6 g Zucker; 3,1 g Ballaststoffe; 318 mg Natrium; 45 mg Kalzium; 4,4 mg Eisen; 1,7 mg Vitamin C; 647 µg Beta-Carotin; 0,8 mg Vitamin E

Rote-Bohnen-Auflauf

ERGIBT 4 PORTIONEN

*Dieser einfache Auflauf ist sehr ballaststoffreich und hilft Ihrem Körper dabei, über-
schüssige Hormone, Giftstoffe und Karzinogene loszuwerden. Schon eine Portion enthält
volle 8 Gramm Ballaststoffe und bringt Sie Ihren täglichen 40 Gramm einen großen
Schritt näher.*

ZUTATEN

600 g	gekochter Langkorn-Naturreis (**Seite 208**)
500 g	rote Bohnen, selbst gekocht oder aus der Dose, gespült und abgetropft
100 g	rote Zwiebel, gewürfelt
125 g	Selleriestangen, gewürfelt
2 EL	frische Petersilie, fein gehackt
1 TL	Salz
1	Knoblauchzehe, fein gehackt oder zerdrückt
½ TL	gemahlener schwarzer Pfeffer
1	Spritzer scharfe Soße

ZUBEREITUNG

1. Ofen auf 180 °C vorheizen. Eine ca. 13 × 23 cm große Auflaufform leicht mit Backspray einsprühen.
2. Alle Zutaten in die Form geben, gut vermischen und glatt drücken. Ohne Abdeckung 20 Minuten im Ofen backen, bis die Masse gut durchgewärmt ist.
3. Auflaufreste halten sich in einem geschlossenen Behälter im Kühlschrank bis zu 3 Tage.

PRO PORTION: 344 Kalorien; 1,2 g Fett; 0,3 g gesättigte Fette; 3,2 % Kalorien aus Fett; 0 mg Cholesterin; 15,2 g Protein; 68,5 g Gesamtkohlenhydrate; 2,9 g Zucker; 8 g Ballaststoffe; 967 mg Natrium; 71 mg Kalzium; 5,5 mg Eisen; 6,9 mg Vitamin C; 204 µg Beta-Carotin; 0,6 mg Vitamin E

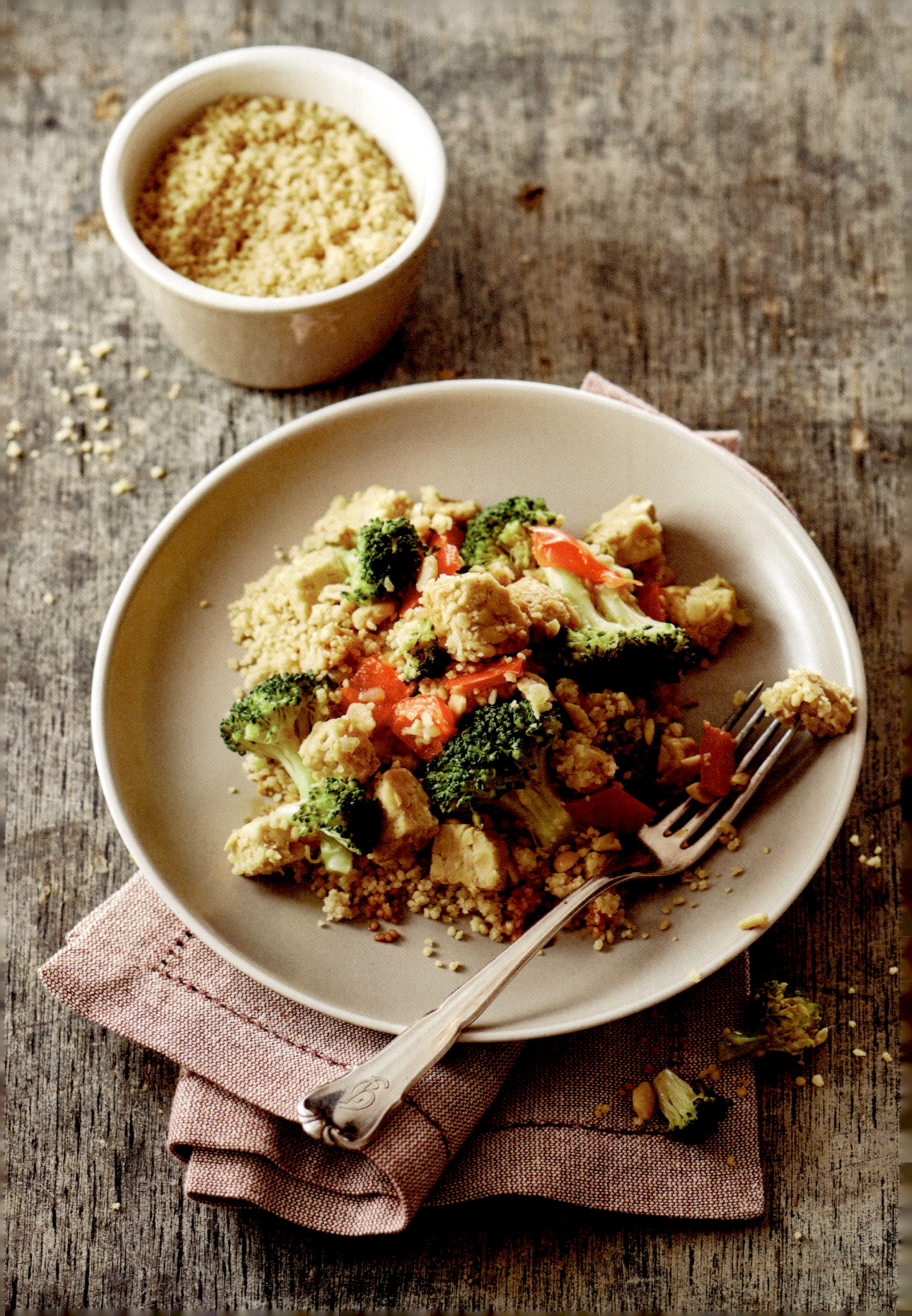

Tempeh-Brokkoli-Pfanne

Tempeh, das aus fermentierten Sojabohnen hergestellt wird, ist leicht verdaulich und unglaublich proteinreich. Schon eine Portion dieses Rezepts enthält 20 Gramm Protein. Der Brokkoli liefert darüber hinaus noch leicht absorbierbares Kalzium, und das ganze Gericht ist schon in wenigen Minuten zubereitet. Außer auf warmem Couscous können Sie dieses Gericht auch auf Naturreis (Seite 208) oder Ihrem Lieblingsgetreide servieren.

ZUTATEN

280 g	Tempeh
60 ml	Gemüsebrühe
2	Brokkoliköpfe oder 2 Tüten (je 450 g) gefrorene Brokkoliröschen
1	kleine Zwiebel, gewürfelt
1	rote Paprika, gewürfelt
1 EL	Knoblauch, fein gehackt oder zerdrückt
1 EL	frischer Ingwer, geschält und fein gehackt, oder 1 TL Ingwerpulver
1 EL	Sojasoße
400 g	gekochter Couscous (**Seite 212**), warm gehalten

ZUBEREITUNG

1. Tempeh in 1 cm große Würfel schneiden und 10 Minuten dünsten.
2. Gemüsebrühe in einer großen Pfanne erhitzen. Tempeh, Brokkoli, Zwiebel, Paprika, Knoblauch und Ingwer hineingeben. Auf mittlerer bis hoher Flamme schmoren, bis der Tempeh leicht gebräunt und das Gemüse bisszart ist.
3. Sojasoße kurz vor dem Servieren einrühren. Auf warmem Couscous servieren.
4. Reste halten sich in einem geschlossenem Behälter im Kühlschrank bis zu 3 Tage.

PRO PORTION: 285 Kalorien; 8,1 g Fett; 1,7 g gesättigte Fette; 25,5 % Kalorien aus Fett; 0 mg Cholesterin; 20,2 g Protein; 37,2 g Kohlenhydrate; 5,8 g Zucker; 7,1 g Ballaststoffe; 312 mg Natrium; 127 mg Kalzium; 3,1 mg Eisen; 86,4 mg Vitamin C; 1.293 μg 1,3 mg) Beta-Carotin; 2,3 mg Vitamin E

Süßsaure Gemüsepfanne

ERGIBT 8 PORTIONEN

Der Sellerie in diesem Rezept enthält die Substanz Luteolin. Wissenschaftliche Tests ergaben, dass Luteolin Darmkrebszellen eliminieren kann. Wenn Sie schon mehrere Pfannengerichte zubereitet haben, wissen Sie, dass das Kochen bzw. Braten eine sehr schnelle Angelegenheit ist. Das Geheimnis eines perfekten Pfannengerichts besteht darin, das Gemüse schon im Voraus zu schneiden, die Soße vorher zuzubereiten und alles in Griffnähe und nahe beim Herd bereitzustellen. Servieren Sie diese süßsaure Köstlichkeit auf Naturreis (Seite 208) oder Chinesischem pfannengebratenem Bulgur (Seite 211).

ZUTATEN

2 EL	rohe Sesamsamen
80 g	klein gehackte Ananas, frisch oder aus der Dose, mit Saft
125 ml	Apfelsaftkonzentrat
60 ml	Tomatensoße oder stückige Tomaten
2 EL	Sojasoße
2 EL	aromatisierter Reisessig
1½ TL	Speisestärke
¼ TL	gemahlener schwarzer Pfeffer
60 ml	Gemüsebrühe oder Wasser
1	Zwiebel, in dünne Scheiben geschnitten
2	Stangen Sellerie, diagonal in Scheiben geschnitten
1	Karotte, diagonal in Scheiben geschnitten
1	grüne Paprika, in Streifen geschnitten
180 ml	Wasser
4–5	Knoblauchzehen, fein gehackt oder zerdrückt
2 EL	frisches Basilikum, in dünne Streifen geschnitten, oder ½ TL getrocknetes Basilikum
150 g	Pilze, in Scheiben geschnitten
230 g	Seitan, in Streifen geschnitten

1. Sesamsamen in eine schwere Pfanne geben. Unter Rühren 2 bis 3 Minuten auf mittlerer Flamme rösten, bis die Samen duften und aufplatzen. Aus der Pfanne nehmen, in eine Schüssel geben und beiseitestellen.

2. Gehackte Ananas mit Saft, Apfelsaftkonzentrat, Tomatensoße, Sojasoße, Essig, Speisestärke und Pfeffer in einer Schüssel verquirlen. Beiseitestellen.

3. Gemüsebrühe in einem Wok oder in einer großen Pfanne erhitzen. Zwiebel hineingeben und 2 bis 3 Minuten auf hoher Flamme weich dünsten.

4. Sellerie, Karotte, Paprika, Wasser, Knoblauch und Basilikum hinzufügen. Unter Rühren 2 bis 3 Minuten garen, bis das Gemüse bisszart ist. Pilze und Seitan zugeben und weitere 3 Minuten garen, bis die Pilze weich sind.

5. Ananas-Mix einrühren und 2 Minuten köcheln lassen, bis die Soße eindickt. In eine große Schüssel geben und mit den gerösteten Sesamsamen bestreuen.

6. Reste halten sich in einem geschlossenen Behälter im Kühlschrank bis zu 3 Tage.

PRO PORTION: 113 Kalorien; 1,7 g Fett; 0,2 g gesättigte Fette; 13,4 % Kalorien aus Fett; 0 mg Cholesterin; 7,8 g Protein; 18,2 g Kohlenhydrate; 11,5 g Zucker; 1,8 g Ballaststoffe; 353 mg Natrium; 40 mg Kalzium; 1,4 mg Eisen; 15,9 mg Vitamin C; 703 µg Beta-Carotin; 0,3 mg Vitamin E

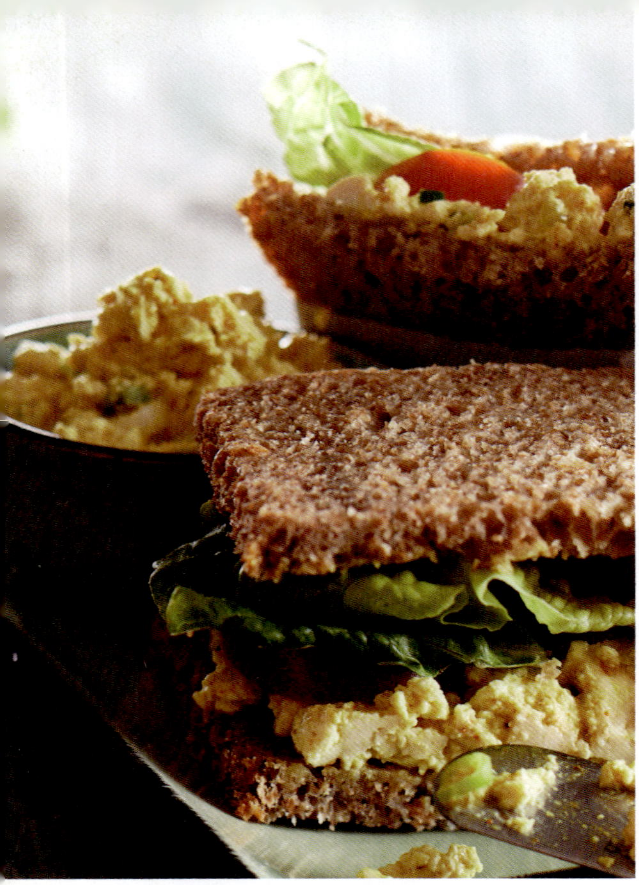

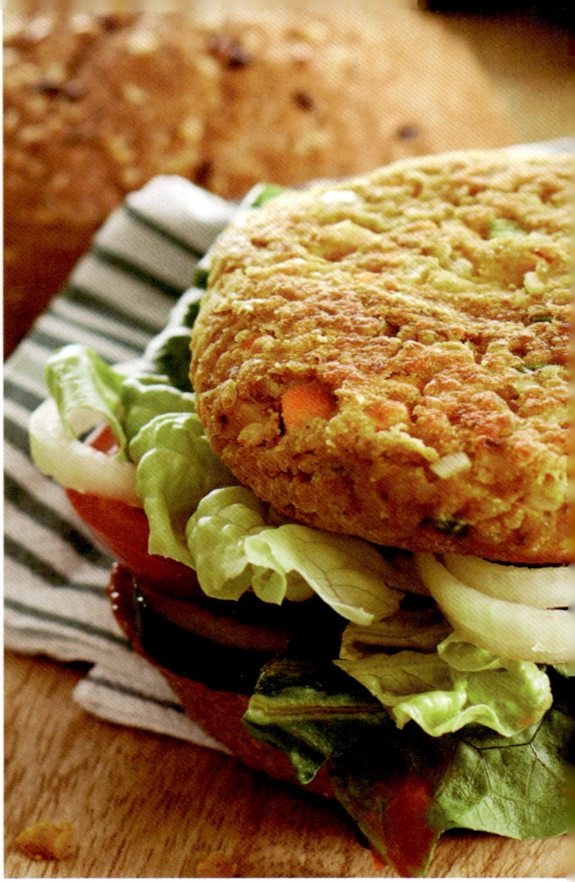

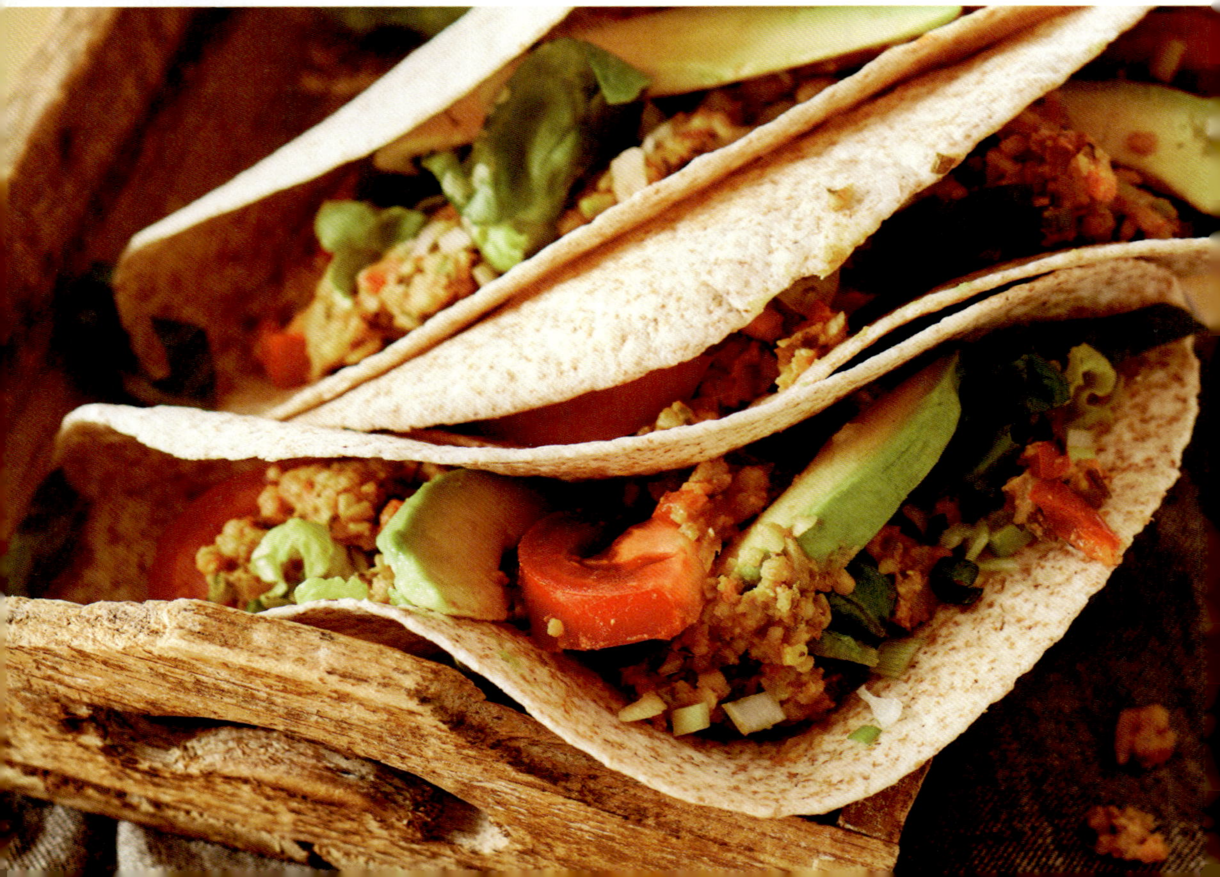

SANDWICHES UND WRAPS

Eilos-Salat-Sandwich

Die Füllung in diesem Sandwich schmeckt wie Eiersalat und sieht auch so aus, ist aber völlig eifrei und daher auch frei von Cholesterin und gesättigten Fetten.

ZUTATEN

450 g	fester fettreduzierter Seidentofu
1	Frühlingszwiebel, in dünne Ringe geschnitten
2 EL	Gurken-Relish
2 EL	fettfreie oder fettreduzierte vegane Mayonnaise
2 TL	Senf
1 TL	Salz
¼ TL	Kreuzkümmel, gemahlen
¼ TL	Kurkumapulver
¼ TL	Knoblauchpulver
12	Scheiben Vollkornbrot
6	Salatblätter
6	Tomatenscheiben

ZUBEREITUNG

1. Tofu mit einer Gabel oder einem Kartoffelstampfer zerdrücken und einige grobe Stücke darin lassen.
2. Frühlingszwiebel, Relish, Mayonnaise, Senf, Salz, Kreuzkümmel, Kurkuma und Knoblauchpulver unterrühren. Mischung auf das Brot streichen und mit Salatblatt und Tomatenscheibe garnieren.
3. Eilos-Salatreste (ohne Brot, Salat und Tomate) halten sich in einem geschlossenen Behälter im Kühlschrank bis zu 3 Tage.

PRO PORTION: 175 Kalorien; 3 g Fett; 0,6 g gesättigte Fette; 15,6 % Kalorien aus Fett; 0 mg Cholesterin; 9,1 g Protein; 30,5 g Kohlenhydrate; 8,9 g Zucker; 4,4 g Ballaststoffe; 827 mg Natrium; 67 mg Kalzium; 2,6 mg Eisen; 3,5 mg Vitamin C; 127 µg Beta-Carotin; 0,4 mg Vitamin E

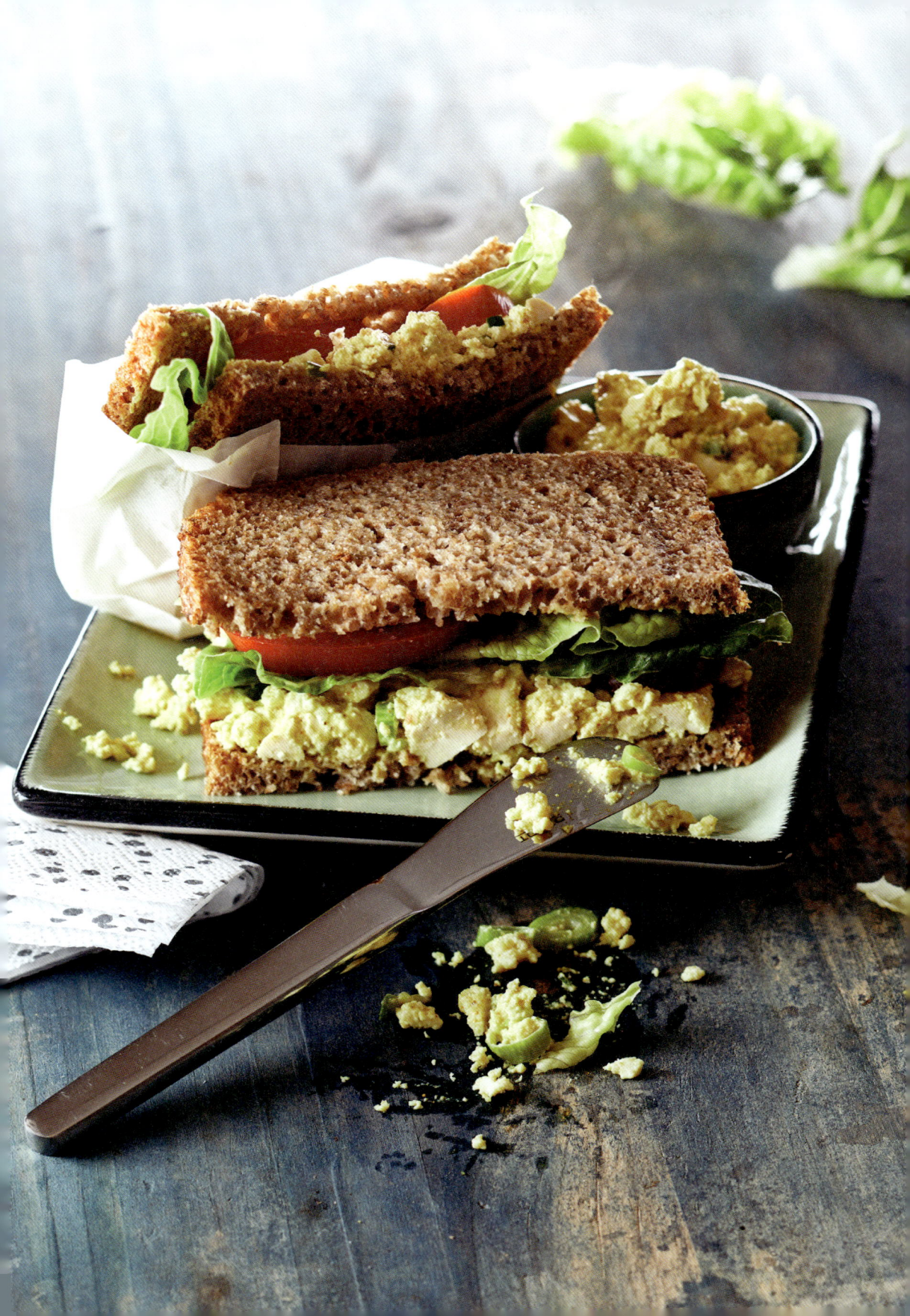

Grüne Kichererbsensalat-Wraps

ERGIBT 4 PORTIONEN

In diesem Rezept dienen Romana-Salatblätter als Wrapgrundlage für eine leckere Kichererbsenfüllung. Dieses erfrischend-knackige Fingerfood ist randvoll mit gesunden Ballaststoffen.

ZUTATEN

300 g	Kichererbsen, selbst gekocht oder aus der Dose, gespült und abgetropft	1 EL	Dijon-Senf
70 g	Karotte, fein gehackt oder gerieben	½ TL	Salz
60 g	Stangensellerie, fein gehackt	¼ TL	gemahlener schwarzer Pfeffer
3	Frühlingszwiebeln, gehackt	4	große Romana-Salatblätter
2–3 EL	fettfreie oder fettarme Mayonnaise	1	Tomate, in Scheiben geschnitten, oder 6–8 Kirschtomaten, halbiert

ZUBEREITUNG

1. Die Kichererbsen in eine große Schüssel geben und mit einer Gabel oder einem Kartoffelstampfer zerdrücken. Einige größere Stücke darin lassen. Karotte, Sellerie, Frühlingszwiebeln, Mayonnaise, Senf, Salz und Pfeffer zugeben und gut vermischen.
2. Etwa ein Viertel der Mischung auf jedes Salatblatt geben. Ein Viertel der Tomatenscheiben darüberlegen. Das Salatblatt zu einem Wrap aufrollen und servieren.
3. Reste der Füllung (ohne Salatblätter und Tomatenscheiben) halten sich in einem geschlossenen Behälter im Kühlschrank bis zu 3 Tage.

KICHERERBSENSALAT-SANDWICH: Ein Drittel der Mischung auf eine Scheibe Vollkornbrot streichen. Mit Salatblättern und Tomatenscheiben belegen und eine zweite Vollkornbrotscheibe darüberlegen. Insgesamt 3 Sandwiches zubereiten.

KICHERERBSENSALAT-TASCHEN: Ein Viertel der Mischung in eine Pitabrottasche füllen. Blattsalatstreifen und Gurken- und Tomatenscheiben hineinlegen. Ergibt insgesamt 4 Taschen.

PRO PORTION: 163 Kalorien; 4 g Fett; 0,5 g gesättigte Fette; 22 % Kalorien aus Fett; 0 mg Cholesterin; 8 g Protein; 25,6 g Kohlenhydrate; 3,5 g Zucker; 6,5 g Ballaststoffe; 525 mg Natrium; 72 mg Kalzium; 2,9 mg Eisen; 15,2 mg Vitamin C; 2.555 µg (2,6 mg) Beta-Carotin; 1,2 mg Vitamin E

Pfannengeschmorte Portobello-Pilze

Portobello-Pilze bzw. Riesenchampignons haben eine fleischartige Textur und sind einfach köstlich. Sie lassen sich wunderbar grillen und passen hervorragend zu Vollkorngetreide, Kartoffelstampf oder Vollkornbrötchen mit den typischen Burger-Toppings. Zudem enthalten sie keinerlei der Karzinogene, die entstehen, wenn Fleisch gegrillt wird. Portobello-Pilze sind darüber hinaus auch eine hervorragende Quelle von Folat, Selen und Zink.

ZUTATEN

4	große Portobello-Pilze
2 EL	Rotwein oder Wasser
2 EL	salzarme Sojasoße
1 EL	Balsamicoessig
2	Knoblauchzehen, fein gehackt oder zerdrückt
½ TL	getrockneter Oregano

ZUBEREITUNG

1. Pilze putzen und Stiele großzügig kürzen, sodass diese nicht über die Hüte herausragen.
2. Wein, Sojasoße, Essig, Knoblauch und Oregano in eine große Pfanne geben. Erhitzen, bis die Mischung beginnt, Blasen zu bilden. Pilze mit der oberen Hutseite nach unten in die Pfanne legen. Flamme niedrig stellen, abdecken und 3 Minuten schmoren. Wenn die Pfanne zu trocken wird, 2 bis 3 EL Wasser zugießen. Pilze wenden und 5 weitere Minuten schmoren, bis sie weich sind und sich leicht mit einem scharfen Messer anstechen lassen. Warm servieren.
3. Übrig gebliebene Pilze halten sich in einem geschlossenen Behälter im Kühlschrank bis zu 3 Tage.

PRO PORTION: 38 Kalorien; 0,5 g Fett; 0 g gesättigte Fette; 12,9 % Kalorien aus Fett; 0 mg Cholesterin; 3,3 g Protein; 4,9 g Gesamtkohlenhydrate; 0,2 g Zucker; 1,8 g Ballaststoffe; 273 mg Natrium; 10 mg Kalzium; 0,7 mg Eisen; 0,5 mg Vitamin C; 5 µg Beta-Carotin; 0 mg Vitamin E

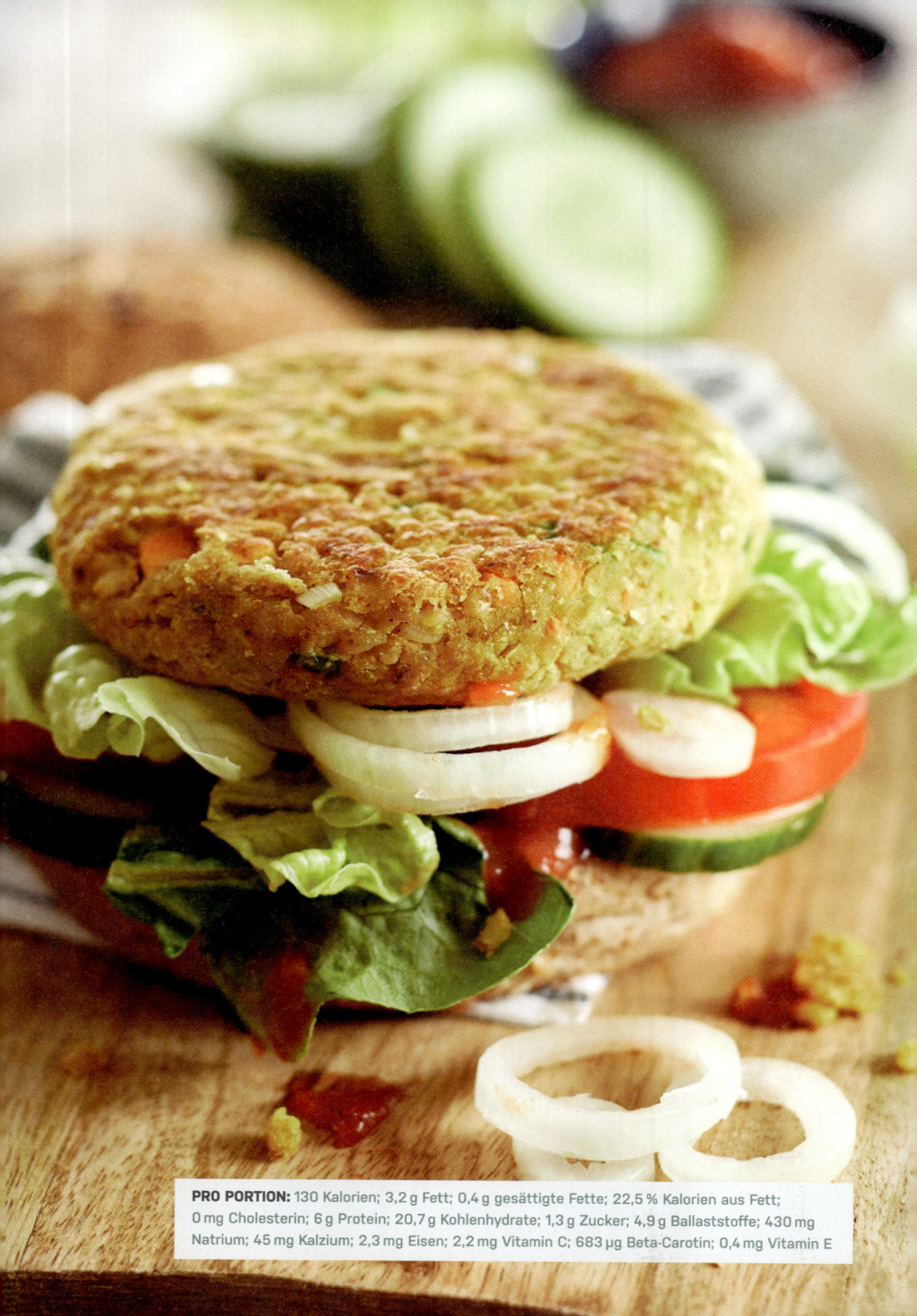

PRO PORTION: 130 Kalorien; 3,2 g Fett; 0,4 g gesättigte Fette; 22,5 % Kalorien aus Fett; 0 mg Cholesterin; 6 g Protein; 20,7 g Kohlenhydrate; 1,3 g Zucker; 4,9 g Ballaststoffe; 430 mg Natrium; 45 mg Kalzium; 2,3 mg Eisen; 2,2 mg Vitamin C; 683 μg Beta-Carotin; 0,4 mg Vitamin E

Kichererbsen-Burger

ERGIBT 6 BURGER-PATTYS (6 PORTIONEN)

Diese leckeren goldenen Burger-Pattys werden aus Kichererbsen gemacht. Kichererbsen haben einen köstlichen, nussähnlichen Geschmack, einen wunderbaren Biss und stecken voller gesundem pflanzlichem Protein. Wenn Sie Kichererbsen aus der Dose verwenden und die Zutaten in einer Küchenmaschine kleinhäckseln, sind die Pattys im Handumdrehen fertig. Servieren Sie diese Burger in Vollkorn-Burgerbrötchen mit Gemüsescheiben und Soßen oder probieren Sie sie mit Tex-Mex-Bulgur-Pilaw (Seite 220) und Salsa.

ZUTATEN

2 EL	rohe Sesamsamen
1	kleine Zwiebel, fein gehackt
1	kleine Karotte, fein gehackt
1	Selleriestange, fein gehackt
1	Knoblauchzehe, fein gehackt oder zerdrückt
300 g	Kichererbsen, selbst gekocht oder aus der Dose, gespült und abgetropft

100 g	gekochter Bulgur (Seite 211) oder Naturreis (Seite 208)
1 EL	Sojasoße
1½ TL	Currypulver
1 TL	Kreuzkümmel, gemahlen
½ TL	Salz
½ TL	Koriandersamen oder Kardamom, gemahlen
⅛ TL	Cayennepfeffer
4 EL	Kartoffelmehl, nach Bedarf

ZUBEREITUNG

1. Sesamsamen in eine schwere Pfanne geben. Auf mittlerer Flamme 2 bis 3 Minuten rösten, bis die Samen duften und aufplatzen. In einer Küchenmaschine mahlen und in eine große Schüssel geben. Zwiebel, Karotte, Sellerie und Knoblauch hinzufügen.

2. Kichererbsen in die Küchenmaschine geben und häckseln. Alternativ mit einem Kartoffelstampfer grob zerstampfen und einige größere Stücke darin lassen. Die gehäckselten oder zerstampften Kichererbsen zusammen mit dem Bulgur, der Sojasoße, dem Currypulver, Kreuzkümmel, Salz, Korianderpulver und Cayennepfeffer in die Schüssel geben. Alle Zutaten gut miteinander vermischen.

3. Gerade so viel Kartoffelmehl in die Mischung einrühren, dass ein fester Teig entsteht. 30 Sekunden durchkneten und 6 Pattys daraus formen.

4. Eine beschichtete Pfanne leicht mit Backspray einsprühen. Die Pattys in mehreren Durchgängen auf mittlerer Flamme ca. 2 Minuten braten, bis die Unterseite leicht gebräunt ist. Wenden und weitere 2 Minuten braten, bis auch die zweite Seite leicht gebräunt ist. Warm servieren.

5. Übrig gebliebene Kichererbsen-Burger halten sich in einem geschlossenen Behälter im Kühlschrank bis zu 3 Tage.

Schnelle Bohnen-Burritos

Diese Burritos bilden das perfekte Gleichgewicht aus Geschmack und gesunden Nährstoffen. Sie sind so wandlungsfähig, dass Sie problemlos alle Gemüse-, Getreide- und Bohnenreste dafür verwenden können, die Sie in Ihrem Kühlschrank finden.

ZUTATEN

1 Dose	(400 g) fettarmes Bohnenmus
4	Vollkornweizentortillas
1	große Handvoll Romana-Salat, in Streifen geschnitten
1 Portion	Calabacitas (**Seite 227**; optional)
125 ml	Mango Salsa (**Seite 151**) oder Ihre Lieblingssalsa
125 ml	fettarme Guacamole (**Seite 150**)
2	Frühlingszwiebeln, gehackt

ZUBEREITUNG

1. Das Bohnenmus in einer Pfanne oder der Mikrowelle erhitzen, bis es durchgewärmt ist.
2. Tortillas nacheinander in einer großen flachen Pfanne auf mittlerer Flamme erwärmen. Alternativ in der Mikrowelle aufwärmen.
3. Ein Viertel des Bohnenmuses in die Mitte jeder Tortilla streichen und mit den restlichen Zutaten belegen. Den Boden der Tortilla in Richtung Mitte umklappen und die Tortilla seitlich zu einem Burrito aufrollen. Alternativ alle Zutaten in Schüsseln auf einen Tisch stellen und die Gäste ihre eigenen Burritos zusammenstellen lassen.

PRO PORTION: 208 Kalorien; 3,1 g Fett; 0,5 g gesättigte Fette; 13,4 % Kalorien aus Fett; 0 mg Cholesterin; 10,1 g Protein; 37,9 g Kohlenhydrate; 2,4 g Zucker; 9,8 g Ballaststoffe; 713 mg Natrium; 57 mg Kalzium; 2,8 mg Eisen; 15,2 mg Vitamin C; 637 µg Beta-Carotin; 1.2 mg Vitamin E

Quinoa-Tacos

ERGIBT 12 TACOS (12 PORTIONEN)

Auch wenn Quinoa typischerweise wie ein Getreide zubereitet wird, ist sie eigentlich eine aus Südamerika stammende Samenart. Sie ist sehr proteinreich und kann wunderbar als Alternative für Reis verwendet werden.

ZUTATEN

1 l	Wasser
¼ TL	Salz
420 g	Quinoa, gespült und abgetropft
500 g	schwarze Bohnen, selbst gekocht oder aus der Dose, gespült und abgetropft
2	Knoblauchzehen, fein gehackt oder zerdrückt
12	Vollkornweizentortillas
500 ml	fettarme Guacamole (Seite 150)
3 EL	Koriandergrün, gehackt
250 g	Romana-Salat, gehackt
250 ml	Salsa

ZUBEREITUNG

1. Das Wasser zusammen mit dem Salz in einem Topf zum Kochen bringen. Quinoa einrühren, abdecken, Flamme auf mittlere Stufe herunterstellen und 20 Minuten kochen. Vom Herd nehmen und beiseitestellen.
2. Bohnen und Knoblauch in eine flache Pfanne geben und auf mittlerer Flamme ca. 5 Minuten durchwärmen.
3. Bei Bedarf die Tortillas einzeln in einer trockenen Pfanne auf mittlerer Flamme aufwärmen. Alternativ in der Mikrowelle aufwärmen.
4. Tortillas mit Quinoa, Bohnen, Guacamole und Koriandergrün füllen. Gehackten Salat und Salsa darübergeben und servieren.

PRO PORTION: 358 Kalorien; 7,5 g Fett; 1,4 g gesättigte Fette; 18,8 % Kalorien aus Fett; 0 mg Cholesterin; 13 g Protein; 61,1 g Kohlenhydrate; 4,5 g Zucker; 10 g Ballaststoffe; 1188 mg Natrium; 133 mg Kalzium; 5,9 mg Eisen; 8,6 mg Vitamin C; 791 µg Beta-Carotin; 1,3 mg Vitamin E

Weiche Tacos

ERGIBT 8 TACOS (8 PORTIONEN)

Wenn Sie mexikanisches Essen lieben, wird es Sie freuen, dass sich viele fleischfreie Tacofüllungen mit Veggie-Burgern zubereiten lassen, die Sie in der Tiefkühl- oder Kühlregalabteilung vieler Supermärkte finden können. Verwenden Sie einfach die veganen Burger-Pattys Ihrer Wahl und mexikanische Gewürze, so wie in diesem Rezept vorgeschlagen.

ZUTATEN

250 ml	Wasser
1	kleine Zwiebel, fein gehackt
½	Paprika, fein gehackt
½	Handvoll Koriandergrün, fein gehackt
2	Knoblauchzehen, fein gehackt oder zerdrückt
4	vegane Burger-Pattys (aufgetaut, falls gefroren), gehackt
125 ml	Tomatensoße oder stückige Tomaten
2–3 TL	Chilipulver
1 TL	Kreuzkümmel, gemahlen
¼ TL	getrockneter Oregano
½	Chipotle-Chilischote in Adobosoße, fein gehackt, oder ¼ TL Chiliflocken
8	Maistortillas oder Volkornweizentortillas
125– 250 ml	Salsa
3–4	Frühlingszwiebeln, gehackt
2	Handvoll Romana-Salat, gehackt
1–2	Tomaten, in Spalten geschnitten
1	Avocado, in 8 Spalten geschnitten (optional)

ZUBEREITUNG

1. 125 ml Wasser in einer großen Pfanne erhitzen. Zwiebel, Paprika, Koriander und Knoblauch hineingeben. Auf mittlerer Flamme unter Rühren 5 bis 10 Minuten dünsten, bis die Zwiebel weich ist.

2. Die restlichen 125 ml Wasser sowie die Burgerstücke, Tomatensoße, Chilipulver, Kreuzkümmel, Oregano und Chilischote einrühren. Flamme niedrig stellen und 2 bis 3 Minuten unter Rühren schmoren, bis die Mischung relativ trocken ist.

3. Tortillas nacheinander in einer trockenen Pfanne auf mittlerer Flamme aufwärmen. Tortilla immer wieder wenden, bis sie weich ist. Einen Löffel der Füllung in die Mitte der Tortilla geben, die Tortilla einmal falten und von jeder Seite 1 Minute in der Pfanne backen. Tortilla herausnehmen, kurz öffnen, um die weiteren aufgelisteten Zutaten hineinzugeben, und wieder zuklappen. Restliche Tortillas zubereiten.

PRO PORTION: 121 Kalorien; 1,5 g Fett; 0,2 g gesättigte Fette; 11,3 % Kalorien aus Fett; 0 mg Cholesterin; 8,9 g Protein; 21,1 g Kohlenhydrate; 4,1 g Zucker; 4,2 g Ballaststoffe; 371 mg Natrium; 104 mg Kalzium; 2,4 mg Eisen; 18,9 mg Vitamin C; 821 µg Beta-Carotin; 1,1 mg Vitamin E

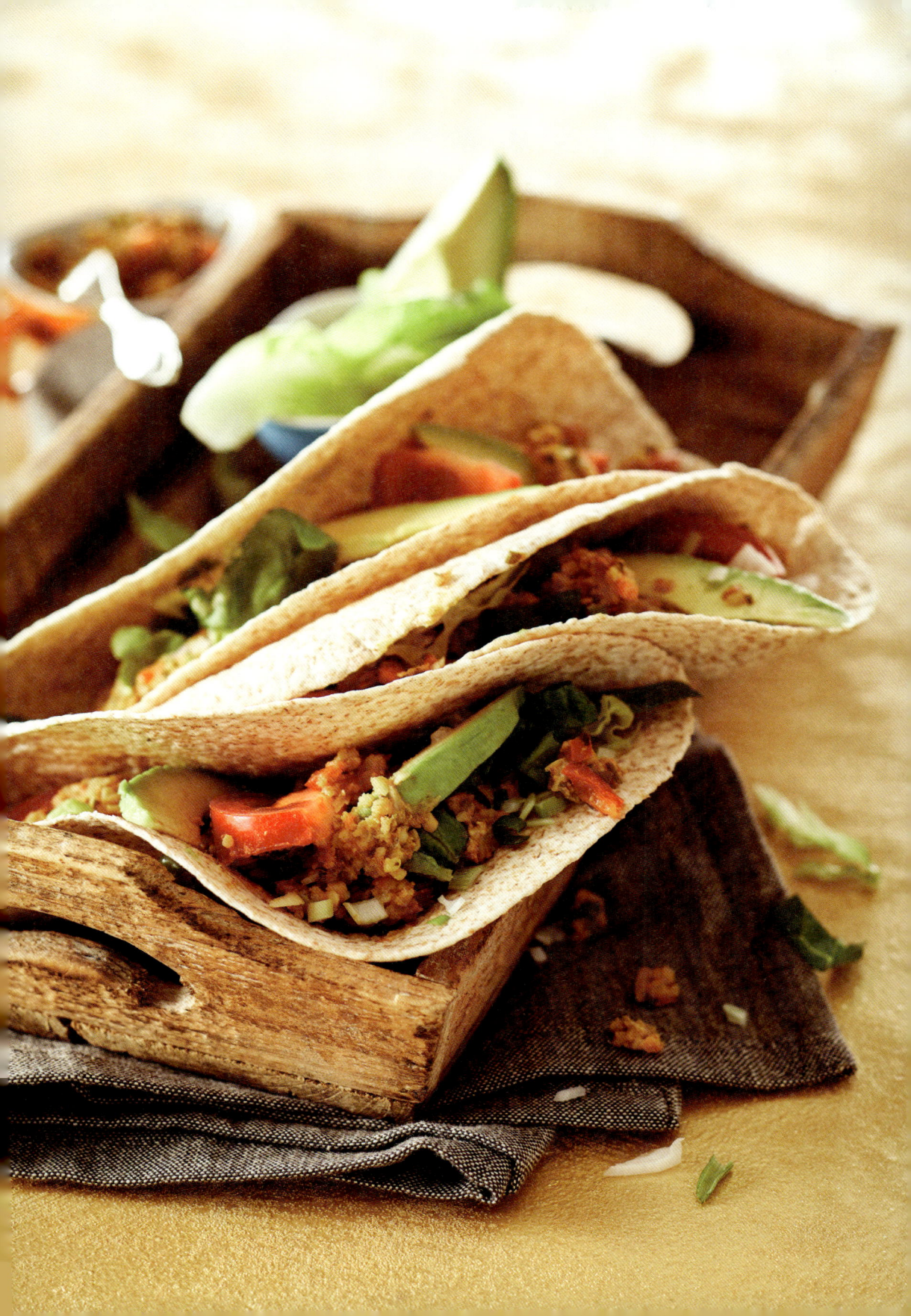

Rote-Bohnen-Wraps

Bereiten Sie sich, wenn Sie eine schnelle Mahlzeit brauchen, doch lieber diese vollwertigen Wraps zu, anstatt Fast Food zu kaufen. Sie schmecken sowohl warm wie auch kalt fantastisch und stecken randvoll mit gesunden Ballaststoffen. Die Chilischote bringt anregende Schärfe ins Spiel. Verwenden Sie davon je nach Vorliebe mehr oder weniger.

ZUTATEN

300 g	Kidney- oder Pintobohnen, selbst gekocht oder aus der Dose, gespült und abgegossen
½ Bund	Koriandergrün, gehackt
1	milde Peperoni, entsamt und fein gehackt
1	Knoblauchzehe, geschält
½ TL	Salz
4	Vollkornweizentortillas
125 ml	Salsa
1	Schalotte, fein gehackt
1	große Tomate, gehackt
1–2	Handvoll gemischter Blattsalat, gewaschen

ZUBEREITUNG

1. Bohnen, Koriander, Peperoni, Knoblauch und Salz in eine Küchenmaschine geben und zu einer glatten Masse pürieren.
2. Für warme Wraps die Masse in der Mikrowelle oder in einer Pfanne erwärmen. In einer zweiten trockenen Pfanne die Tortillas nacheinander auf mittlerer Flamme aufwärmen. Alternativ auch die Tortillas in der Mikrowelle aufwärmen. Ein Viertel der Bohnenmischung als Streifen in die Mitte jeder Tortilla geben. Die restlichen Zutaten darauf schichten und die Tortillas zu Wraps aufrollen.

PRO PORTION: 209 Kalorien; 1,8 g Fett; 0,3 g gesättigte Fette; 7,5 % Kalorien aus Fett; 0 mg Cholesterin; 10,9 g Protein; 40,6 g Kohlenhydrate; 4,6 g Zucker; 9,4 g Ballaststoffe; 791 mg Natrium; 64 mg Kalzium; 3,3 mg Eisen; 36,3 mg Vitamin C; 899 µg Beta-Carotin; 1,1 mg Vitamin E

10-Minuten-Tostadas

ERGIBT 2 PORTIONEN

Diese schnellen Tostadas schmecken großartig mit Tex-Mex-Bulgur-Pilaw (Seite 220) als Beilage. Vegetarisches Bohnenmus (Refried Beans) können Sie in vielen Supermärkten in der Spezialitätenabteilung finden.

ZUTATEN

1 Dose (400 g) fettfreies vegetarisches Bohnenmus (Refried Beans)
2 Maistortillas oder alternativ Vollkornweizentortillas
1–2 Frühlingszwiebeln, in Ringe geschnitten
2 Handvoll Romana-Salat, in dünne Streifen geschnitten, oder Blattsalatmischung, gewaschen
1 Tomate, gehackt
¼ Avocado, in Scheiben geschnitten (optional)
2 TL aromatisierter Reisessig
3 EL Salsa

ZUBEREITUNG

1. Das Bohnenmus in einer kleinen Pfanne oder in der Mikrowelle erhitzen, bis es sehr heiß ist.
2. Tortillas nacheinander in einer trockenen Pfanne auf mittlerer Flamme aufwärmen. Tortilla immer wieder wenden, bis sie weich ist. Auf einen Teller legen.
3. Jede Tortilla mit der Hälfte der Bohnenmasse bestreichen. Frühlingszwiebeln, Salatstreifen, Tomate und auf Wunsch Avocado darauflegen. Mit Essig und Salsa beträufeln.

PRO PORTION: 272 Kalorien; 2 g Fett; 0,3 g gesättigte Fette; 6,6 % Kalorien aus Fett; 0 mg Cholesterin; 14,7 g Protein; 52,2 g Kohlenhydrate; 6,5 g Zucker; 14,2 g Ballaststoffe; 1071 mg Natrium; 142 mg Kalzium; 4,1 mg Eisen; 27,4 mg Vitamin C; 2.369 µg (2,4 mg) Beta-Carotin; 1,9 mg Vitamin E

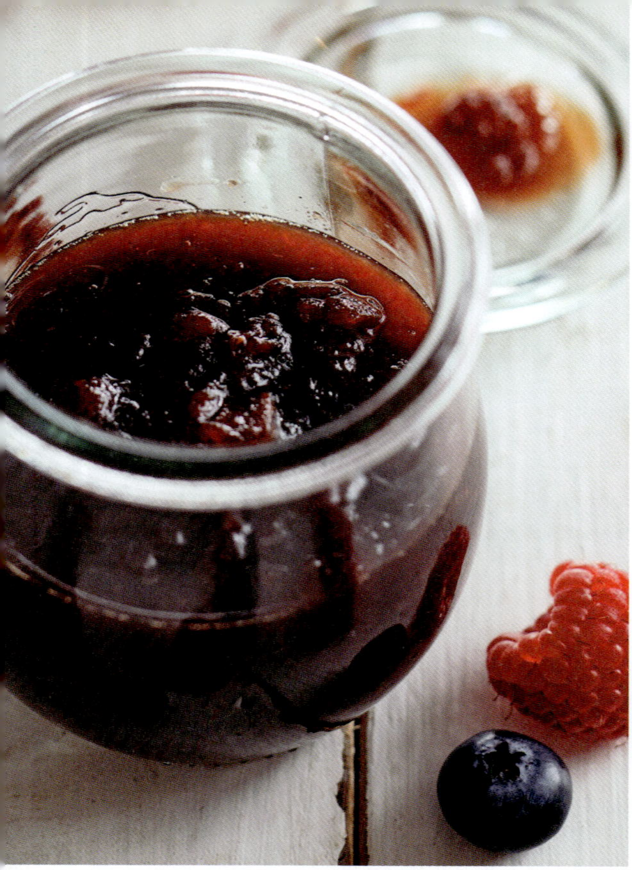

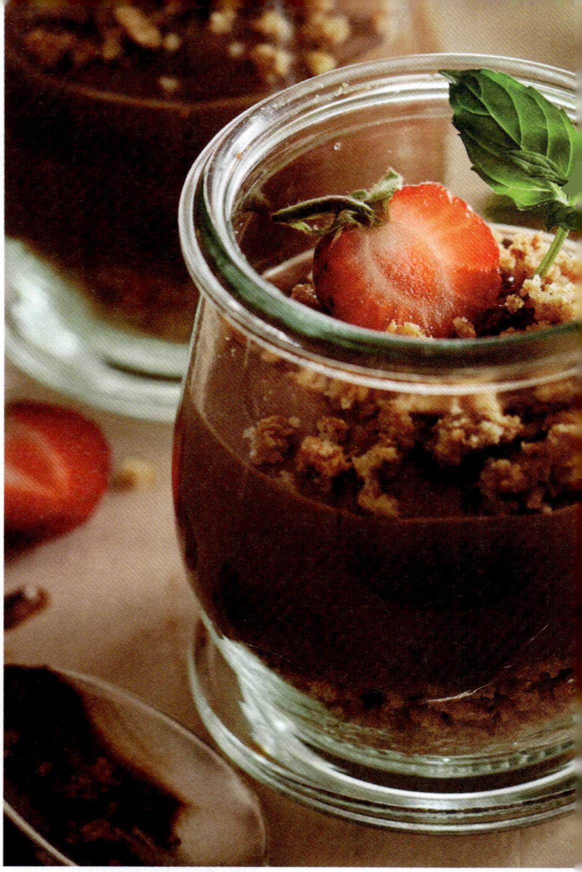

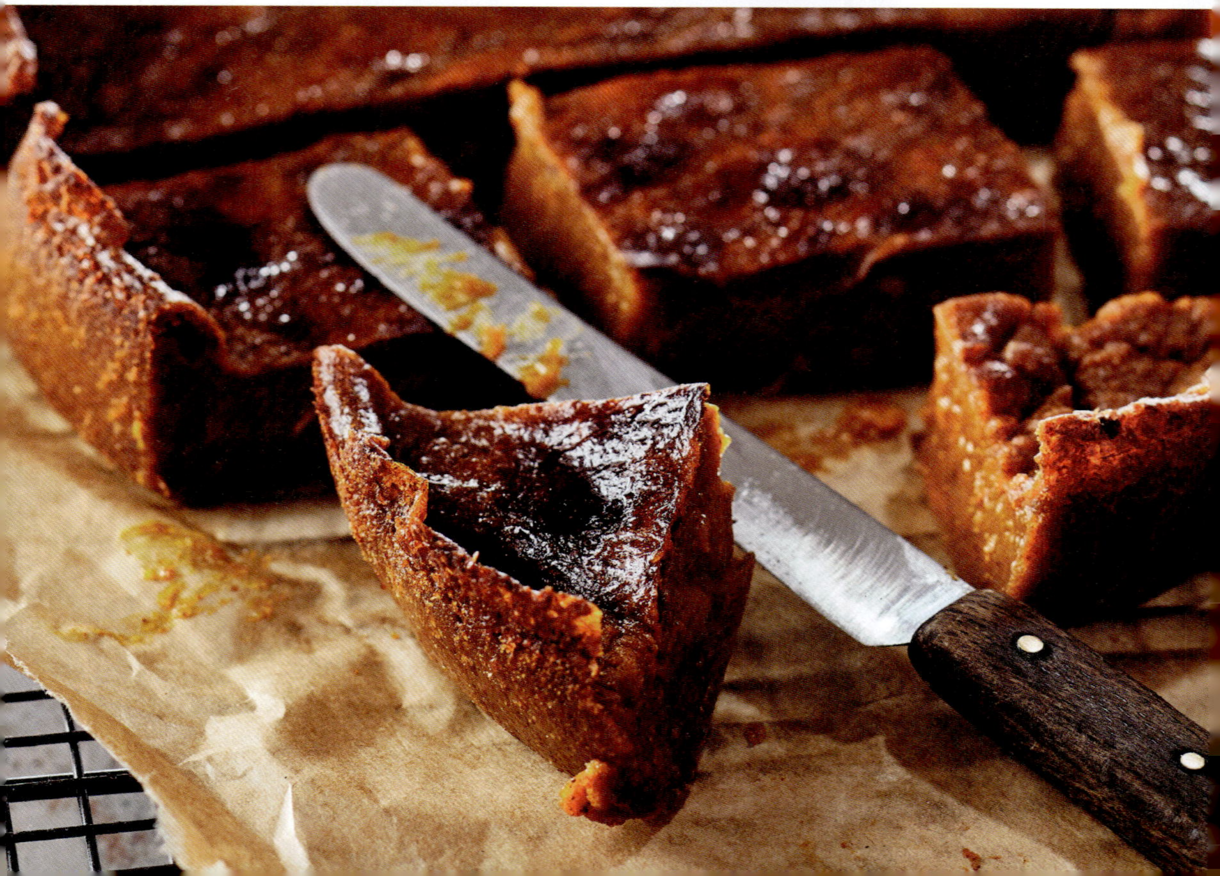

DESSERTS

Ambrosia

Dieser wunderschöne bunte Obstsalat kann auch einen Tag im Voraus zubereitet werden, wenn Sie die Banane erst kurz vor dem Servieren hinzufügen. Fruchtsüße Desserts stillen nicht nur den Appetit auf Süßes, sondern sind auch voller gesunder Antioxidantien. Nichts wie ran ans Dessert!

ZUTATEN

2	Orangen, geschält und gehackt
380 g	Ananas, klein gewürfelt
1	Banane, in Scheiben geschnitten
30 g	getrocknete Kokosflocken, ungesüßt
2–4 EL	getrocknete Cranberries
1 EL	Orangensaftkonzentrat
1 EL	Wasser
½ TL	Mandelextrakt

ZUBEREITUNG

1. Orangen, Ananas, Banane, Kokosflocken und Cranberries in eine mittelgroße Schüssel geben.
2. Orangensaftkonzentrat, Wasser und Mandelextrakt in einer kleinen Schüssel verquirlen. Über den Obstsalat gießen und gut vermischen, bis das Dressing gleichmäßig verteilt ist.
3. Ambrosiareste (ohne Banane) halten sich in einem geschlossenen Behälter im Kühlschrank bis zu 2 Tage.

PRO PORTION: 188 Kalorien; 2,4 g Fett; 1,9 g gesättigte Fette; 11,5 % Kalorien aus Fett; 0 mg Cholesterin; 1,8 g Protein; 43,3 g Kohlenhydrate; 35,3 g Zucker; 3,9 g Ballaststoffe; 17 mg Natrium; 49 mg Kalzium; 0,7 mg Eisen; 61,5 mg Vitamin C; 88 µg Beta-Carotin; 0,3 mg Vitamin E

Festliche gebackene Süßkartoffeln

Dieses Rezept enthält Pektin, einen löslichen Ballaststoff, der in Obst und Gemüse vorkommt und dabei hilft, Prostatakrebszellen zu zerstören. Die höchsten Pektinkonzentrationen finden sich in Äpfeln, Pfirsichen und Zitrusfrüchten. Dieses süße, fettarme Gericht eignet sich hervorragend als Beilage oder Dessert. Nutzen Sie es über die Feiertage als Gelegenheit, Ihr Immunsystem und Ihre Krebsresistenz stärken.

ZUTATEN

4	Süßkartoffeln oder Yams, geschält und in 3 cm große Würfel geschnitten
1	großer grüner Apfel, geschält und in Scheiben geschnitten
120 g	frische Cranberries oder 25 g getrocknete Cranberries
75 g	Rosinen
2 EL	Zucker oder ein anderes Süßungsmittel
125 ml	Orangensaft

ZUBEREITUNG

1. Den Ofen auf 180 °C vorheizen.
2. Süßkartoffelwürfel in eine ca. 23 × 33 cm große Auflaufform legen. Apfel, Cranberries und Rosinen darübergeben. Mit Zucker bestreuen und mit Orangensaft übergießen. Mit Aluminiumfolie abdecken und 1 Stunde 15 Minuten im Ofen backen, bis die Süßkartoffeln weich sind und sich leicht mit einer Gabel einstechen lassen.
3. Reste halten sich in einem geschlossenen Behälter im Kühlschrank bis zu 3 Tage.

PRO PORTION: 114 Kalorien; 0,2 g Fett; 0 g gesättigte Fette; 1,5 % Kalorien aus Fett; 0 mg Cholesterin; 1,6 g Protein; 28,2 g Kohlenhydrate; 17,6 g Zucker; 3,1 g Ballaststoffe; 23 mg Natrium; 33 mg Kalzium; 0,7 mg Eisen; 20,1 mg Vitamin C; 6.571 µg (6,6 mg) Beta-Carotin; 0,6 mg Vitamin E

Beeriges Apfelmus

Dieses leckere Apfelmus können Sie kalt und warm genießen. Die Beeren verleihen ihm eine herrliche tiefrote oder violette Farbe und jede Menge Antocyane, d. h. krebsbekämpfende Antioxidantien.

ZUTATEN

300 g	Äpfel, geschält, Kerngehäuse entfernt, gewürfelt
260 g	frische oder gefrorene Erd-, Heidel- oder Himbeeren
125 ml	gefrorenes Apfelsaftkonzentrat
1 TL	Zimtpulver

ZUBEREITUNG

1. Alle Zutaten in einen Topf geben. Vorsichtig zum Köcheln bringen, abdecken und auf sehr niedriger Flamme ca. 25 Minuten köcheln lassen, bis die Äpfel weich sind und sich leicht mit einer Gabel anstechen lassen. Leicht mit einem Kartoffelstampfer zerdrücken oder in einer Küchenmaschine glatt pürieren.
2. Apfelmusreste halten sich in einem geschlossenen Behälter im Kühlschrank bis zu 3 Tage.

PRO PORTION: 108 Kalorien; 0,4 g Fett; 0 g gesättigte Fette; 3,5 % Kalorien aus Fett; 0 mg Cholesterin; 0,8 g Protein; 26,9 g Kohlenhydrate; 20,1 g Zucker; 2,7 g Ballaststoffe; 11 mg Natrium; 29 mg Kalzium; 0,9 mg Eisen; 49,2 mg Vitamin C; 13 µg Beta-Carotin; 0,4 mg Vitamin E

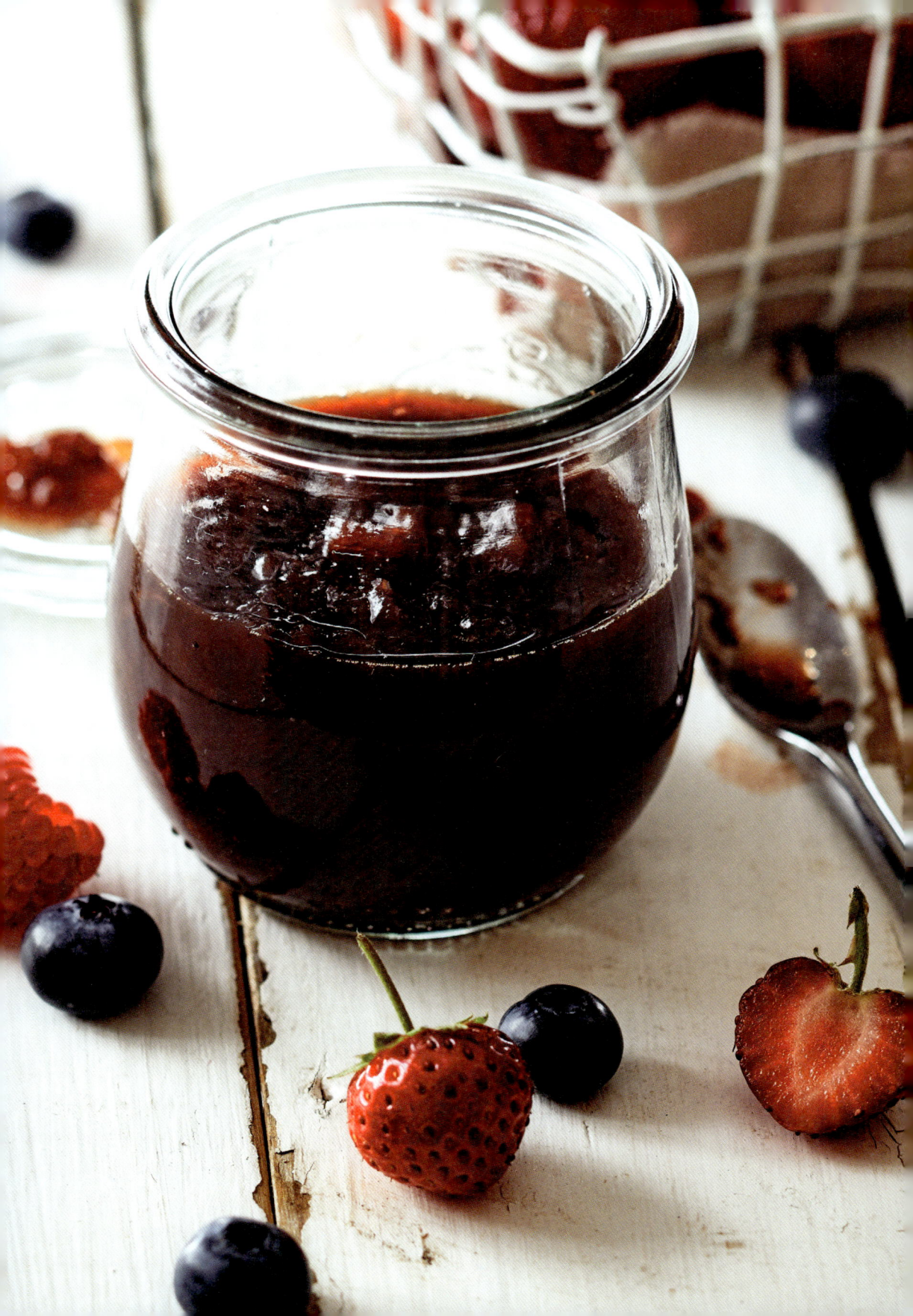

Lebkuchen

ERGIBT 12 PORTIONEN

Diese Lebkuchen sind schnell und einfach gemacht und ein unwiderstehlicher, fettarmer Genuss. Ein niedriger Fettkonsum ist äußerst wichtig, um hormonbedingten Krebsarten wie bspw. Brust- und Prostatakrebs vorzubeugen. Außerdem unterstützt er das Immunsystem dabei, seine volle Leistung zu bringen. Als süßen und vitaminreichen Aufstrich zum Verfeinern der Lebkuchen können Sie gern ungesüßtes Fruchtmus verwenden.

ZUTATEN

435 ml	Wasser
90 g	Zucker
75 g	Rosinen
2 TL	Zimtpulver
1 TL	Ingwerpulver
¾ TL	Muskatnuss, gerieben
½ TL	Salz
¼ TL	Nelken, gemahlen
240 g	Mehl

1 TL	Natron
1 TL	Backpulver
60 ml	Melasse
2 EL	mit Vitaminen, essenziellen Fettsäuren oder Kalzium angereicherte Sojamilch oder Wasser
1 EL	Puderzucker

ZUBEREITUNG

1. Wasser, Zucker, Rosinen, Zimt, Ingwer, Muskat, Salz und Nelken in einen großen Topf geben und zum Kochen bringen. 2 Minuten köcheln lassen. Vom Herd nehmen und vollständig abkühlen lassen. Entweder 45 Minuten im Kühlschrank oder 15 Minuten im Gefrierfach kalt stellen.
2. Ofen auf 180 °C vorheizen. Eine ca. 23 × 23 cm große Backform leicht mit Backspray einsprühen.
3. Mehl, Natron und Backpulver in einer Schüssel vermischen. Die Mehlmischung zusammen mit der Melasse und der Sojamilch nach und nach unter die abgekühlte Rosinenmischung rühren. Teig in die vorbereitete Backform streichen und 30 Minuten backen, bis ein Zahnstocher nach dem Einstechen in die Mitte sauber wieder herauskommt.
4. Vor dem Aufschneiden mit Zucker bestreuen.
5. Lebkuchenreste halten sich in einem geschlossenen Behälter im Kühlschrank bis zu 3 Tage und im Gefrierfach bis zu 1 Monat lang.

PRO PORTION: 165 Kalorien; 0,4 g Fett; 0,1 g gesättigte Fette; 2 % Kalorien aus Fett; 0 mg Cholesterin; 2,5 g Protein; 38,8 g Kohlenhydrate; 19,6 g Zucker; 1,2 g Ballaststoffe; 211 mg Natrium; 92 mg Kalzium; 2,5 mg Eisen; 0,3 mg Vitamin C; 0 µg Beta-Carotin; 0,1 mg Vitamin E

Melone mit Ingwerkick

Dieses erfrischende Rezept bringt dank Ingwer nicht nur Leben in die Melone, sondern hilft auch der Verdauung und oft auch gegen Übelkeit.

ZUTATEN

1	große Cantaloupe-Melone
1 EL	kandierter Ingwer, fein gehackt
½ TL	Ingwerpulver

ZUBEREITUNG

1. Cantaloupe-Melone halbieren. Samen herauslöffeln und das Fruchtfleisch grob würfeln. Fein gehackten kandierten Ingwer und Ingwerpulver über die Cantaloupe-Würfel streuen und gut vermischen. Vor dem Servieren im Kühlschrank gut durchkühlen lassen.

2. Reste halten sich in einem geschlossenen Behälter im Kühlschrank bis zu 2 Tage.

Hinweis: Zum Entfernen der Schale die Melone halbieren. Die Melonenhälften mit der aufgeschnittenen Seite nach unten auf ein Schneidebrett legen. Mit einem großen Küchen- oder gezackten Messer vorsichtig die Schale herunterschneiden. Dabei oben in der Mitte beginnen und nach unten in Richtung Schneidebrett schneiden. Die Melone so drehen, wie es am günstigsten ist, und dabei stets mit der freien Hand festhalten. Dabei die Finger einknicken und immer einen Abstand zum Messer lassen.

PRO PORTION: 54 Kalorien; 0,3 g Fett; 0,1 g gesättigte Fette; 4,6 % Kalorien aus Fett; 0 mg Cholesterin; 1,2 g Protein; 13,1 g Kohlenhydrate; 12,4 g Zucker; 1,3 g Ballaststoffe; 22 mg Natrium; 13 mg Kalzium; 0,3 mg Eisen; 49,9 mg Vitamin C; 2.741 µg (2,7 mg) Beta-Carotin; 0,1 mg Vitamin E

Schokomousse oder Schokomousse-Kuchen

In Maßen gegessen ist diese Version der traditionell sehr fett- und kalorienreichen französischen Delikatesse eine wesentlich gesündere Schlemmerei. Schokolade enthält die Phenolverbindungen Gallussäure und Epicatechin, zwei für die Krebsprävention sehr wichtige Antioxidantien. Wissenschaftler der Cornell University fanden heraus, dass Kakao fast doppelt so viele Antioxidantien wie Rotwein und bis zu dreimal so viele Antioxidantien wie grüner Tee enthält.

ZUTATEN

160 g	zartbittere Schokochips
250 ml	mit Vitaminen, essenziellen Fettsäuren oder Kalzium angereicherte Soja- oder andere Pflanzenmilch
2	Packungen (je 350 g) fettarmer Seidentofu
1 TL	Vanilleextrakt

1	Tortenboden (25 cm Durchmesser) aus zerkrümeltem veganem Vollkornzwieback (optional)
10	Erdbeeren, in Scheiben geschnitten
10	frische Minzstängel (optional)

ZUBEREITUNG

1. Schokochips und Sojamilch in eine hitzeresistente Schüssel geben und 1 Minute in der Mikrowelle erwärmen. 2 Minuten abkühlen lassen. Alternativ die Schüssel mit der Sojamilch und den Schokochips im Wasserbad unter Rühren erwärmen, bis die Schokochips schmelzen. Schüssel aus dem Wasserbad nehmen und kurz abkühlen lassen.
2. Schokochips-Sojamilch-Mix, Seidentofu und Vanilleextrakt in einen Mixer geben und glatt pürieren.
3. Falls verwendet auf den vorbereiteten Zwieback-Tortenboden geben, oder in Gläser löffeln und 2 Stunden im Kühlschrank oder 30 Minuten im Gefrierfach kalt stellen.
4. Kurz vor dem Servieren mit Erdbeerscheiben und auf Wunsch Minzstängeln garnieren.
5. Schokomousse- und Schokomousse-Kuchenreste halten sich in einem geschlossenen Behälter im Kühlschrank bis zu 3 Tage.

Variation: Eine gehackte Banane zusammen mit dem Seidentofu in den Mixer geben.

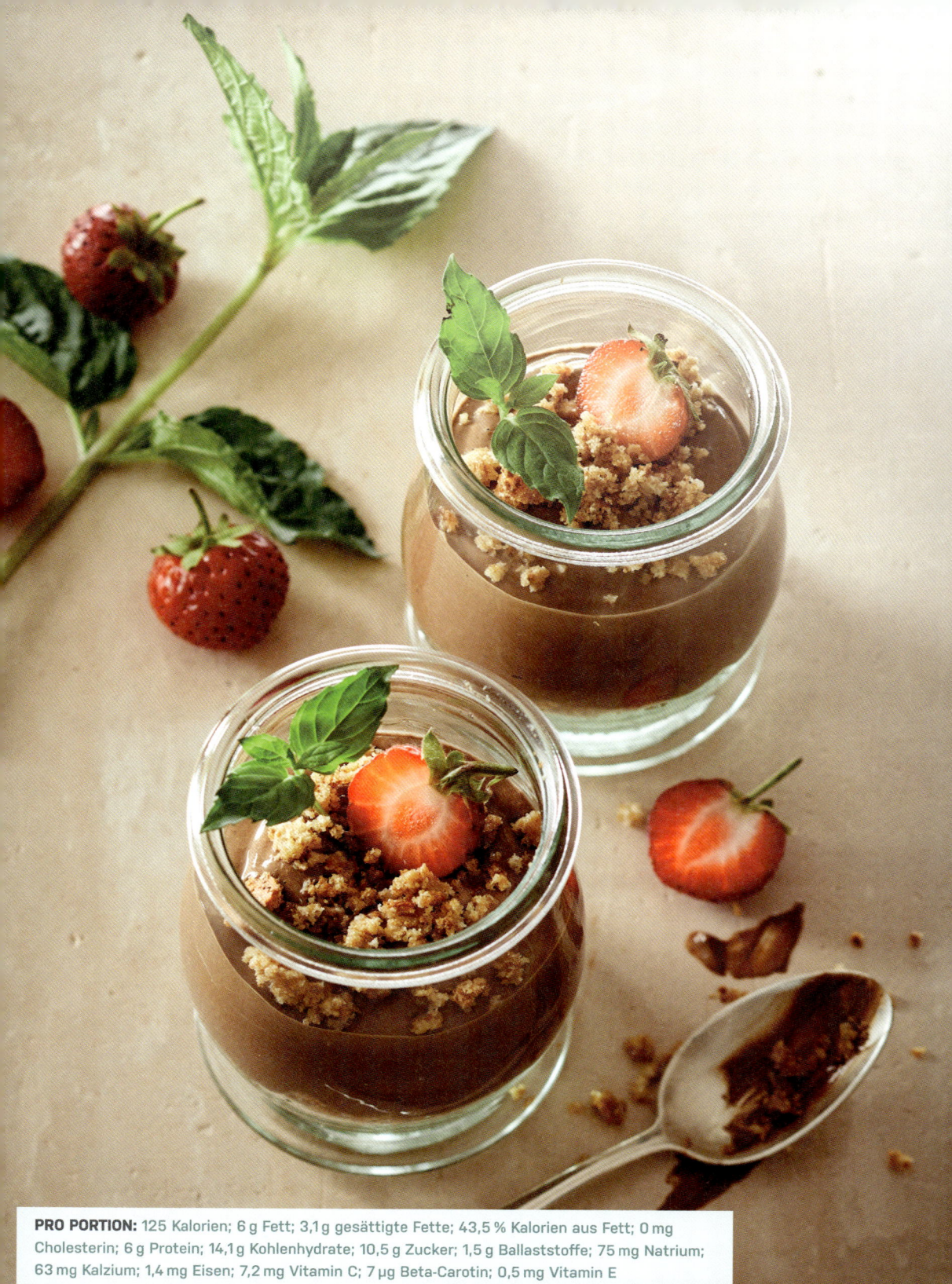

PRO PORTION: 125 Kalorien; 6 g Fett; 3,1 g gesättigte Fette; 43,5 % Kalorien aus Fett; 0 mg Cholesterin; 6 g Protein; 14,1 g Kohlenhydrate; 10,5 g Zucker; 1,5 g Ballaststoffe; 75 mg Natrium; 63 mg Kalzium; 1,4 mg Eisen; 7,2 mg Vitamin C; 7 µg Beta-Carotin; 0,5 mg Vitamin E

Erntepudding

Dieser Pudding ist unwiderstehlich, wenn es draußen sehr heiß ist. Wenn Sie ihn gekühlt servieren möchten, bereiten Sie einfach die doppelte Menge davon zu.

ZUTATEN

625 ml	mit Vitaminen, essenziellen Fettsäuren oder Kalzium angereicherte Soja- oder andere Pflanzenmilch
245 g	Kürbispüree (siehe Hinweis unten)
75 g	Maismehl
30 g	Zucker
2 EL	Melasse
½ TL	Zimtpulver
¼ TL	Ingwerpulver
¼ TL	Salz

ZUBEREITUNG

1. Alle Zutaten in einen Topf geben und mit einem Schneebesen glatt rühren. Auf mittlerer Flamme unter ständigem Rühren zu einem leichten Köcheln bringen. 15 Minuten unter Rühren köcheln lassen, bis die Mischung eindickt. In kleine Schüsseln füllen. Warm oder gekühlt servieren.
2. Puddingreste halten sich in einem geschlossenen Behälter im Kühlschrank bis zu 3 Tage.

Kürbispüree selbst herstellen: Butternuss- oder Muskatkürbis mit einem Esslöffel entkernen und auf ein Backblech setzen. Im Ofen bei 200 Grad (Umluft 180 Grad) auf der mittleren Schiene 45-60 Min. backen, bis das Kürbisfleisch weich ist. Kürbis aus dem Ofen nehmen und abkühlen lassen. Das Kürbisfleisch mit einem Esslöffel von der Schale kratzen, in ein hohes Gefäß geben und mit dem Pürierstab fein pürieren.

PRO PORTION: 173 Kalorien; 2 g Fett; 0,3 g gesättigte Fette; 10,3 % Kalorien aus Fett; 0 mg Cholesterin; 5 g Protein; 35,3 g Kohlenhydrate; 18,4 g Zucker; 2,9 g Ballaststoffe; 199 mg Natrium; 163 mg Kalzium; 2,7 mg Eisen; 2,1 mg Vitamin C; 2.846 µg (2,9 mg) Beta-Carotin; 1,8 mg Vitamin E

Reispudding

Jasmin- oder Basmati-Reis eignen sich besonders gut für dieses köstliche Dessert, das nicht nur als Nachtisch, sondern auch als Frühstück fantastisch schmeckt.

ZUTATEN

500 ml	Wasser
215 g	weißer Reis (vorzugsweise Jasmin- oder Basmati-Reis)
¼ TL	Salz
375 ml	mit Vitaminen, essenziellen Fettsäuren oder Kalzium angereicherte Soja- oder andere Pflanzenmilch
80 ml	Ahorn- oder Agavensirup
2 EL	ungesüßte getrocknete Kokosflocken
½ TL	Vanilleextrakt
75 g	Sultaninen oder getrocknete Aprikosen, gehackt

ZUBEREITUNG

1. Wasser, Reis und Salz in einem Topf vermischen und zum Kochen bringen. Abdecken und auf niedriger Flamme 15 Minuten köcheln lassen. Ab und zu nachschauen und ggf. eine kleine Menge Wasser hinzufügen, damit der Reis nicht ansetzt.

2. Sojamilch, Sirup, Kokosflocken und Vanilleextrakt einrühren. Abdecken und auf niedriger Flamme 20 Minuten köcheln lassen, bis der Pudding eindickt. Sultaninen einrühren. Warm oder gut gekühlt servieren.

3. Puddingreste halten sich in einem geschlossenen Behälter im Kühlschrank bis zu 3 Tage.

PRO PORTION: 250 Kalorien; 2 g Fett; 0,8 g gesättigte Fette; 7,4 % Kalorien aus Fett; 0 mg Cholesterin; 5,1 g Protein; 53,4 g Kohlenhydrate; 20,1 g Zucker; 1,5 g Ballaststoffe; 142 mg Natrium; 103 mg Kalzium; 2,2 mg Eisen; 0,5 mg Vitamin C; 1 µg Beta-Carotin; 0,9 mg Vitamin E

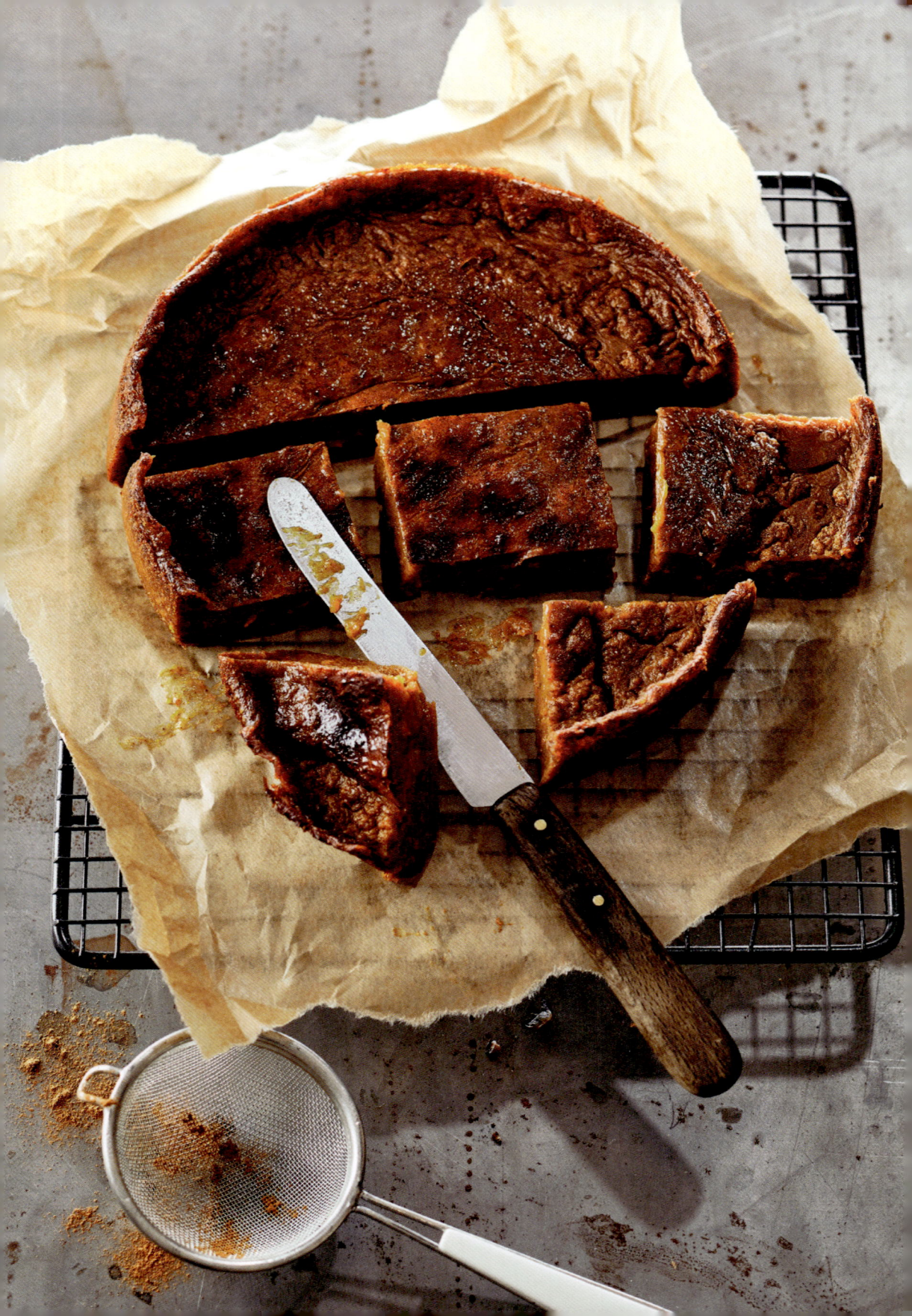

Kürbiskuchen oder Kürbiscreme

Wenn er wie in diesem Rezept zubereitet wird, ist Kürbiskuchen tatsächlich ein gesundes Gericht! Kürbis ist reich an Beta-Carotin, einem gut erforschten krebsbekämpfenden Inhaltsstoff, der auch für das Überleben von Krebs wichtig ist. In diesem Kuchen enthält nur der Boden Fett, weshalb die Nährstoffanalysen unten einmal mit und einmal ohne Boden aufgeführt sind, falls Sie dieses Dessert lieber ganz fettfrei und ohne Boden als Kürbiscreme servieren möchten.

ZUTATEN

375 ml	mit Vitaminen, essenziellen Fettsäuren oder Kalzium angereicherte Sojamilch
4 EL	Speisestärke
350 g	Kürbispüree oder gekochter Kürbis
65 g	Zucker
1 TL	Zimtpulver
½ TL	Ingwerpulver
½ TL	Salz
⅛ TL	Nelken, gemahlen
1	veganer Tortenboden (23 cm Durchmesser), ungebacken (optional)

ZUBEREITUNG

1. Ofen auf 190 °C vorheizen.
2. Sojamilch und Speisestärke in einer großen Schüssel verquirlen. Kürbis, Zucker, Zimt, Ingwer, Salz und Nelken einrühren. Auf Wunsch auf den Tortenboden streichen oder in eine Auflaufform geben. 45 Minuten im Ofen backen, bis die Kürbismasse fest ist. Vor dem Servieren abkühlen lassen.
3. Kürbiskuchen- oder Kürbiscremereste halten sich in einem geschlossenen Behälter im Kühlschrank bis zu 3 Tage.

PRO PORTION (MIT TORTENBODEN): 185 Kalorien; 6,1 g Fett; 1,5 g gesättigte Fette; 29,5 % Kalorien aus Fett; 0 mg Cholesterin; 3,2 g Protein; 30,6 g Gesamtkohlenhydrate; 14,5 g Zucker; 2,4 g Ballaststoffe; 283 mg Natrium; 84 mg Kalzium; 2 mg Eisen; 2,2 mg Vitamin C; 3.189 µg (3,2 mg) Beta-Carotin; 1,2 mg Vitamin E

PRO PORTION (OHNE TORTENBODEN): 103 Kalorien; 0,9 g Fett; 0,2 g gesättigte Fette; 7,9 % Kalorien aus Fett; 0 mg Cholesterin; 2,1 g Protein; 22,8 g total Kohlenhydrate; 14,5 g Zucker; 2,1 g Ballaststoffe; 181 mg Natrium; 83 mg Kalzium; 1,5 mg Eisen; 2,2 mg Vitamin C; 3.189 µg (3,2 mg) Beta-Carotin; 1,1 mg Vitamin E

Sommerobst-Kompott

Dieses perfekte Sommerdessert ist genau das Richtige, wenn Pfirsiche und Erdbeeren am reifsten und süßesten sind. Sie können es aber auch zu jeder anderen Jahreszeit aus gefrorenem Obst zubereiten.

ZUTATEN

2–3   frische Pfirsiche, (geschält oder ungeschält), in Scheiben geschnitten, oder gefrorene Pfirsichscheiben

300 g   frische Erdbeeren ohne Blütenkelch, oder gefrorene Erdbeeren

125 ml   weißes Traubensaft- oder Apfelsaftkonzentrat

ZUBEREITUNG

1. Alle Zutaten in einen großen Topf geben. Zum Köcheln bringen und ca. 5 Minuten köcheln lassen, bis das Obst weich wird.
2. Warm oder gut gekühlt allein oder mit pflanzlichem Vanilleeis servieren.
3. Kompottreste halten sich in einem geschlossenen Behälter im Kühlschrank bis zu 3 Tage.

PRO PORTION: 121 Kalorien; 0,5 g Fett; 0,1 g gesättigte Fette; 4 % Kalorien aus Fett; 0 mg Cholesterin; 1,5 g Protein; 29,6 g Kohlenhydrate; 26,3 g Zucker; 2,8 g Ballaststoffe; 3 mg Natrium; 21 mg Kalzium; 0,6 mg Eisen; 77,9 mg Vitamin C; 149 µg Beta-Carotin; 0,8 mg Vitamin E

Tapioka-Pudding

Tapioka ist eine Stärkeart, die aus der Wurzel der Cassava- bzw. Maniokpflanze gewonnen wird. Sie kann als Mehl in Backwaren oder als Verdickungsmittel in Gelees, Marmeladen und Kuchenfüllungen verwendet werden. Am besten kommt sie aber in diesem köstlichen Pudding zum Einsatz. Das Verwenden pflanzlicher Zutaten ist für die Gesundheit sehr wichtig, da die Forschung gezeigt hat, dass Milchprodukte mit Prostata-, Brust- und Eierstockkrebs in Zusammenhang stehen.

ZUTATEN

500 ml	mit Vitaminen, essenziellen Fettsäuren oder Kalzium angereicherte Soja- oder andere Pflanzenmilch	
	4 EL	Tapiokastärke
	3 EL	Zucker
	¼ TL	Salz
	1 TL	Vanilleextrakt

ZUBEREITUNG

1. Sojamilch, Tapioka, Zucker und Salz in einen Topf geben und gut verquirlen. 5 Minuten stehen lassen.
2. Auf mittlerer Flamme unter ständigem Rühren zum Kochen bringen. Vom Herd nehmen und 15 Minuten ziehen lassen. Der Pudding dickt beim Abkühlen ein. Vanilleextrakt einrühren. Warm oder gut gekühlt servieren.
3. Puddingreste halten sich in einem geschlossenen Behälter im Kühlschrank bis zu 3 Tage.

PRO PORTION: 150 Kalorien; 2 g Fett; 0,3 g gesättigte Fette; 12 % Kalorien aus Fett; 0 mg Cholesterin; 4,3 g Protein; 28,9 g Kohlenhydrate; 15,1 g Zucker; 1,4 g Ballaststoffe; 222 mg Natrium; 163 mg Kalzium; 1,6 mg Eisen; 0,4 mg Vitamin C; 1 µg Beta-Carotin; 1,7 mg Vitamin E

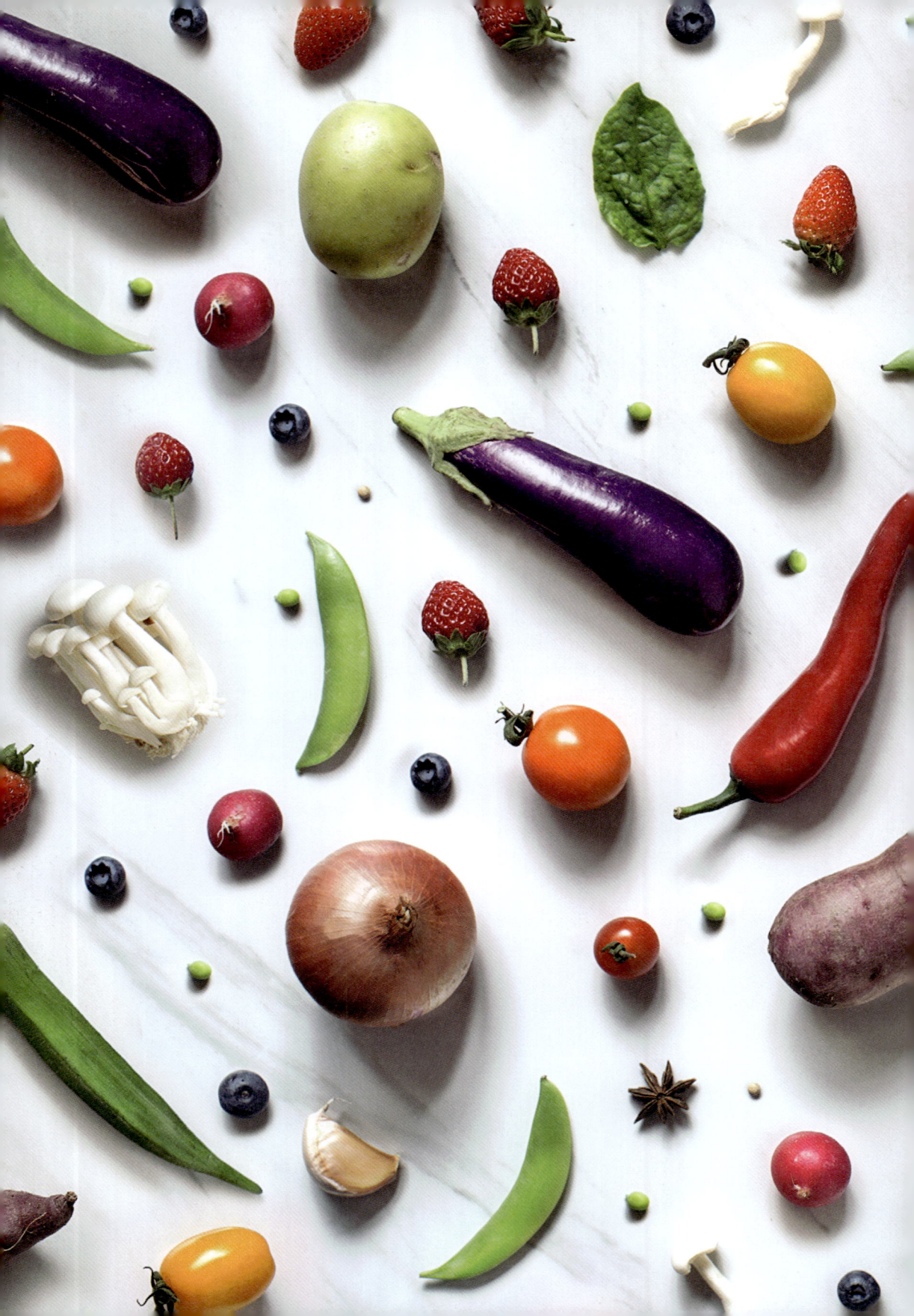

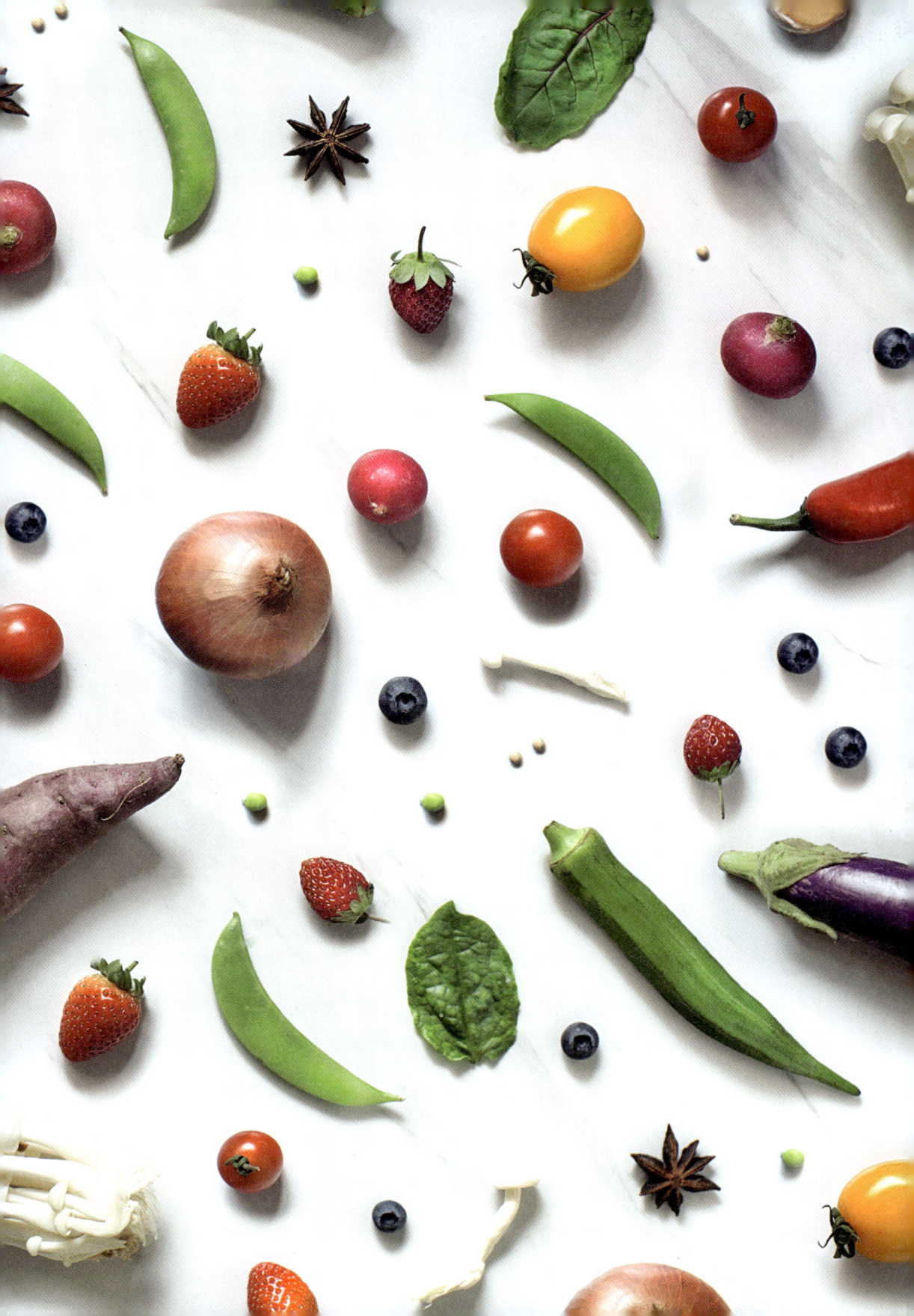

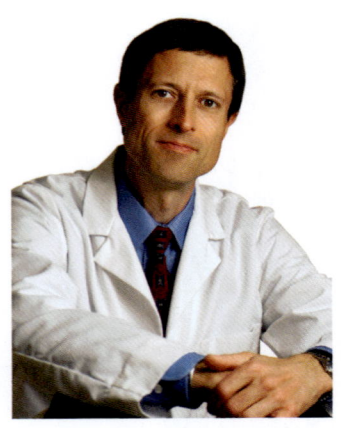

DR. NEAL BARNARD führt Forschungsarbeiten durch, um die Gesundheit von Menschen mit Diabetes, Fettleibigkeit und anderen ernsten gesundheitlichen Problemen zu verbessern, und setzt sich stark für eine verbesserte Ernährung in Schulen und am Arbeitsplatz ein. Er ist außerordentlicher Professor für Medizin an der George Washington University in Washington, D.C., und zertifiziert durch das American Board of Psychiatry and Neurology. Seine wegweisende Forschung, die von den National Institutes of Health gefördert wird, hat gezeigt, dass die Ernährung bei Diabetes eine wirksamere Behandlungsmethode als oral verabreichte Medikamente sein kann. Dr. Barnard erhielt seinen Doktortitel an der George Washington School of Medicine in Washington, D.C., wo er auch seine Facharztausbildung absolvierte. Er arbeitete am St. Vincent's Hospital in New York, bevor er nach Washington zurückkehrte und dort das Physicians Committee for Responsible Medicine (PCRM) gründete, um die präventive Medizin zu fördern, klinische Forschungsarbeiten durchzuführen und sich für höhere ethische Standards im Forschungsbereich einzusetzen.

Dr. Barnards Forschungsarbeiten wurden von der American Diabetes Association und der American Dietetic Association in offiziellen Stellungnahmen zu einer gesunden Ernährungsweise zitiert. Seine Artikel sind in Diabetes Care, The American Journal of Clinical Nutrition, The American Journal of Medicine, The Journal of Pediatrics und dem Journal of the American Dietetic Association (jetzt Journal of the Academy of Nutritition and Dietetics), Scientific American, The American Journal of Cardiology, Obstetrics & Gynecology, The Lancet Oncology, Preventive Medicine und vielen weiteren Fachzeitschriften erschienen. Dr. Barnard hält regelmäßig Vorträge bei wissenschaftlichen Gesellschaften und Verbänden und erstellt Peer Reviews für zahlreiche medizinische Fachzeitschriften. Er ist ein häufiger Gast in US-amerikanischen TV-Sendungen und präsentiert selbst drei Sendungen bei dem US-Sender PBS: Tackling Diabetes, Kickstart Your Health und Protect Your Memory. Dr. Barnard ist Autor von 17 Büchern, darunter Bestseller wie *Dr. Neal Barnards Revolutionäre Methode gegen Diabetes* und *The 21-Day Weight Loss Kickstart*.

ABBILDUNGSVERZEICHNIS

Bilder © Narayana Verlag GmbH, Jörg Wilhelm:
Rezeptfotos auf den Seiten v, vii, ix, xi sowie 120–290

Bilder von shutterstock.com:

Seiten ii, 46, 47, 294: © Peiling Lee

Seite xiii: © Yasonya

Seite xv: © NavinTar

Seite xvii: © udra11

Seite 3: © ifong

Seite 8: © Lu Mikhaylova

Seite 10: © nadianb

Seite 17: © Kriang kan

Seite 18: © aboikis

Seite 20: © Elena Veselova

Seite 25: © baibaz

Seite 27: © Hong Vo

Seite 30: © ILEISH ANNA

Seite 34: © Yulia von Eisenstein

Seite 36: © Jola1960

Seite 39: © StudioPhotoDFlorez

Seite 41: © Jiri Hera

Seite 42: © kzww

Seite 43: © Jakapan Kammanern

Seite 44: © SOMMAI

Seite 48: © digieye

Seite 49: © Olga Popova

Seite 54: © Avdeyukphoto

Seite 60: © bitt 24

Seite 65: © Wassana Panapute

Seite 68: © somrak jendee

Seite 70: © Iryna Kaliukina

Seite 75: © Seregam

Seite 76: © Sarsmis

Seite 79: © Flaffy

Seite 81: © Ines Behrens-Kunkel

Seite 82: © xpixel

Seiten 83, 84: © Fascinadora

Seite 84: © LAURA_VN

Seite 87: © ifong

Seite 90: © RomarioIen

Seite 92: © Kateryna Miroshnichenko

Seite 95: © Lotus Imagees

Seite 99 (unten): © Macefoto

Seite 99 (oben): © timquo

Seite 102: © Jaroslav74

Seite 105: © Eskymaks

Seite 106: © Christine Langer-Pueschel

Seite 110: © KMNPhoto

Seite 112: © Craevschii Family

Seite 116: © Madlen

Seite 118: © margoulliat photo

Seite 196: © Africa Studio

Seite 238: © Valentyn Volkov

STEPHANIE BEINE, ZERTIFIZIERTE ERNÄHRUNGSBERATERIN Polenta-Grundrezept, Quinoa-Pilaw, Himbeer-Dressing

EVELISSE CAPO Naturreis mit schwarzen Bohnen, Gegrillte Kochbananen, Latein-amerikanischer Seitantopf, Quinoa-Tacos

DR. AMY LANOU Bunter Asia-Salat, Frühstücks-Kartoffelpfanne, Calabacitas, Schoko-mousse oder Schokomousse-Kuchen, Zitrus-Basilikum-Salat, Cremiger Spinat-Dip, Gurke-Mango-Spinat-Salat, Fettarme Guacamole, Getreide-Blumenkohl-Stampf, Beerenmix-Smoothie, Pilzsoße, Penne mit Grünkohl, Tomaten und Oliven, Schnelle Bohnen-Burritos, Spinatsalat mit Zitrusfrüchten, Tomate-Gurke-Basilikum-Salat, Knackige Gemüseröllchen, Temperamentvolle Yamswurzeln und Kohlblätter

JENNIFER RAYMOND, MASTER OF SCIENCE, ZERTIFIZIERTE ERNÄHRUNGSBERATERIN Ambrosia, Apfelmus-Muffins, Unwiderstehlicher Asiatischer Krautsalat, Gebacke-ner Tofu, Gebackene Tortilla-Chips, Balsamico-Vinaigrette, Bananen-Dattel-Muffins, Bananen-Hafer-Pancakes, Helle Soße, Beeriges Apfelmus, Heidelbeer-Smoothie, Ge-schmorter Grünkohl, Frühstücks-Rührtofu, Brokkoli à la King, Brokkoli oder Blumen-kohl mit Sesamsalz, Brokkoli-Salat, Naturreis, Naturreis und Gerste, Naturreis-Pilaw, Buchweizenpasta mit Seitan, Bulgur, Bulgur-Orangen-Salat, Kichererbsen-Burger, Grüne Kichererbsensalat-Wraps, Chinesischer Pfannengebratener Bulgur, Stückige Ratatouille-Soße, Couscous, Brokkoli-Cremesuppe, Cremiges Dilldressing, Cremige Wurzelgemüsesuppe, Eilos-Salat-Sandwich, Auberginen-Lasagne, Festliche Gebackene Süßkartoffeln, Fiesta-Salat, Fruchtige Frühstücks-Quinoa, Knoblauch-Kartoffelpüree, Erntepudding, »Hoppin' John«-Salat, Warmer oder Kalter Rote-Bete-Salat, Linsen-Reis-Suppe, Linsen-Bulgur-Salat, Mango-Salsa, Misosuppe mit Shiitake-Pilzen, Pilz-Perlgraupen-Suppe, Pilze Stroganoff auf Fettuccine, Pflanzlicher Hackbraten, Orange Julius, Pfannengeschmorte Portobello-Pilze, Kartoffel-Pastinaken-Püree, Pikantes Dressing, Portugiesische Grünkohl-Kartoffel-Suppe, Kartoffel-Blumenkohl-Curry, Kartoffelschiffchen mit Spinatfüllung, Kartoffelsalat, Kürbiskuchen oder -creme, Rote-Bohnen-Wraps, Reis-Karotten-Pilaw, Reispudding, Kohlrüben-Kartoffel-Püree, Würziges Grünes Blattgemüse mit Früchten und Pinienkernen, Einfache Dunkle Soße, Weiche Tacos, Bohnensalat nach Südweststaatenart, Sojabohnen-Snacks (Edamame),

Spinatsalat mit Orange, Radicchio und Sesamsamen, Erdbeer-Smoothie, Gefüllte Champignons, Sommerobst-Kompott, Süßkartoffel-Muffins, Süßsaure Gemüsepfanne, Süßsaurer Gemüseeintopf, Tapioka-Pudding, 10-Minuten-Tostadas, Texas-Kaviar, Tex-Mex-Bulgur-Pilaw, Drei-Bohnen-Chili, Tofu Arme Ritter, Tomatensuppe mit weißen Bohnen, Tropical Freeze

JENNIFER REILLY, ZERTIFIZIERTE ERNÄHRUNGSBERATERIN Gemüse-Kokos-Curry, Schwarze-Bohnen-Dip, Bunte Mais-Salsa, Einfacher Bohnensalat, Lebkuchen, Melone mit Ingwerkick, Grüner Gute-Laune-Smoothie, Grüner-Tee-Smoothie, Lasagne für Faule, Linsen-Artischocken-Eintopf, Hummus mit gerösteter roter Paprika, Einfache Marinara-Soße, Weiße-Bohnen-Aufstrich mit sonnengetrockneten Tomaten

BRANDI REDO Schwarze-Bohnen-Chili, Spaghettikürbis mit Soße, Tempeh-Brokkoli-Pfanne

BRIE TURNER-MCGRIEVY, MASTER OF SCIENCE, ZERTIFIZIERTE ERNÄHRUNGSBERATERIN Kohlblätter mit Mandeln, Süßkartoffel-Curry-Suppe, Einfache Gemüsepfanne, Deftige Zucchini mit Pintobohnen, Rote-Bohnen-Auflauf, Geröstete Süßkartoffelstifte, Scharfe Schwarze Bohnen und Tomaten, Ofengeröstetes Gemüse

Kapitel 1.
Pflanzenbasierte Energie tanken

1. Yager JD, Davidson NE. Estrogen carcinogenesis in breast cancer. The New England Journal of Medicine, 354(2006)3: 270-282. doi: 10.1056/NEJMra050776. Verfügbar unter: https://pdfs.semantic-scholar.org/43e8/dee9b73e429d8639c-ba09571cf63c6435e1f.pdf

2. Prentice R, Thompson D, Clifford C, Gorbach S, Goldin B, Byar D. Dietary fat reduction and plasma estradiol concentration in healthy postmenopausal women. The Women's Health Trial Study Group. Journal of the National Cancer Institute, 82(1990)2: 129-134. doi: 10.1093/jnci/82.2.129.

3. Heber D, Ashley JM, Leaf DA, Barnard RJ. Reduction of serum estradiol in postmenopausal women given free access to low-fat high-Kohlenhydrate diet. Nutrition, 7(1991)2: 137-139.

4. Prentice RL, Caan B, Chlebowski RT, u. a. Low-fat dietary pattern and risk of invasive breast cancer: the Women's Health Initiative Randomized Controlled Dietary Modification Trial. JAMA., 295(2006)6: 629-642. doi: 10.1001/jama.295.6.629. Verfügbar unter: https://jamanetwork.com/journals/jama/fullarticle/202338

5. Gregorio DI, Emrich LJ, Graham S, Marshall JR, Nemoto T. Dietary fat consumption and survival among women with breast cancer. Journal of the National Cancer Institute, 75(1985)1: 37-41. doi: 10.1093/jnci/75.1.37.

6. Chlebowski RT. Dietary fat reduction in postmenopausal women with primary breast cancer: Phase III Women's Intervention Nutrition Study (WINS). Paper presented at: American Society of Clinical Oncology Annual Meeting; 16. Mai 2005; Torrance, CA.

7. Fradet Y, Meyer F, Bairati I, Shadmani R. Dietary fat and prostate cancer progression and survival. European Urology, 35(1999)5-6: 388-391. doi: 10.1159/000019913.

8. Saxe GA, Hebert JR, Carmody JF, u. a. Can diet in conjunction with stress reduction affect the rate of increase in prostate specific antigen after biochemical recurrence of prostate cancer? The Journal of Urology, 166(2001)6: 2202-2207. doi: 10.1016/S0022-5347(05)65535-8.

9. Tymchuk CN, Barnard RJ, Ngo TH, Aronson WJ. Role of testosterone, estradiol, and insulin in diet- and exercise-induced reductions in serum-stimulated prostate cancer cell growth in vitro. Nutrition and Cancer 42(2002)1: 112-116. doi: 10.1207/S15327914NC421_15.

10. Tymchuk CN, Barnard RJ, Heber, D, Aronson WJ. Evidence of an inhibitory effect of diet and exercise on prostate cancer cell growth. The Journal of Urology, 166(2001)3: 1185-1189. doi: 10.1016/S0022-5347(05)65943-5.

Kapitel 2.
Ballaststoffe sind die Besten

1. Ben Q, Sun Y, Chai R, Qian A, Xu B, Yuan Y. Dietary fiber intake reduces risk for colorectal adenoma: a meta-analysis.

Gastroenterology, 146(2014)3: 689-699. doi: 10.1053/j.gastro.2013.11.003. Verfügbar unter: http://www.gastrojournal.org/article/S0016-5085(13)01586-2/pdf

2. Chan CW, Lee PH. Association between dietary fibre intake with cancer and all-cause mortality among 15 740 adults: the National Health and Nutrition Examination Survey III. Journal of Human Nutrition and Dietetics, Juni 2016. doi: 10.1111/jhn.12389.

Kapitel 3.
Milchalternativen entdecken

1. Giovannucci E, Rimm EB, Wolk A, u. a. Calcium and intake in relation to risk of prostate cancer. Cancer Research, 58(1998)3: 442-447. Verfügbar unter: http://cancerres.aacrjournals.org/content/canres/58/3/442.full.pdf

2. Chan JM, Stampfer MJ, Ma J, Gann PH, Gaziano JM, Giovannucci E. Dairy products, , and prostate cancer risk in the Physicians' Health Study. The American Journal of Clinical Nutrition 74(2001)4: 549-554. Verfügbar unter: http://ajcn.nutrition.org/content/74/4/549.full.pdf+html

3. Cadogan J, Eastell R, Jones N, Barker ME. Milk intake and bone mineral acquisit, on in adolescent girls: randomised, controlled intervention trial. British Medical Journal, 315(1997)7118: 1255-1260. doi: 10.1136/bmj.315.7118.1255. Verfügbar unter: https://www.ncbi.nlm.nih.gov/pmc/articles/PMC2127785/pdf/9390050.pdf

4. Heaney RP, McCarron DA, Dawson-Hughes B, u. a. Dietary changes favorably affect bone remodeling in older adults. Journal of The American Dietetic Association, 99(1999)10: 1228-1233. doi: 10.1016/S0002-8223(99)00302-8.

5. Cohen P. Serum insulin-like growth factor-I levels and prostate cancer risk—interpreting the evidence. Journal of the National Cancer Institute, 90(1998)12: 876-879. doi: 10.1093/jnci/90.12.876. Verfügbar unter: https://watermark.silverchair.com/90-12-876.pdf?token=AQECAHi208BE49Ooan9k-khW_Ercy7Dm3ZL_9Cf3qfKAc485ys-gAAAaswggGnBgkqhkiG9w0BBwagg-gGYMIIBlAIBADCCAY0GCSqGSIb3DQEHA-TAeBglghkgBZQMEAS4wEQQMwaqa-ed8g4tzPXsq7AgEQgIIBXkoiBbn9uFmF9-xlpBKYwmJnnSm8bVGndKJYl1NGy-Ju0YMClIv81w4LzNT2RJg79Nopb-kfgLrFCYhGnl-izpuFij61QvOTR-BXu-O2bsgFO5z6oLbMm8EymTkDOv-pEIuFoNaR3aqN6zvz3-4aG_ja0pH_rQA-gwPJEjfhiK_GmHllxSqw0iJ1816i14ZF-gilPkRZ3aYpL_POgxwbV7ENhiA9aaf-FUqToWBXRqeHoXLX1Zj4d2X16Y_-BDSdmp6SGWuWc9jPnk2tnmrXQxjAc-QFFHZWzBq-eFRd1IrTK5tdP-1IVE5xH-h3ObQzywuDrOFH4xgOUBAaKjE5f-v2x-LgzmK7UbLT0vmqP_jzdZFCdCgydh-HOf6m1_vvi8S5pHMwTRVSzE6EPOW-b5hj6RqrOjsowtD5H-OxW9AC2rNr4M-WK6JAKPMq7BuolrO9roo4bc04Pi0RTx-QFqYZKxG6hpbkkdf4

6. Bradbury KE, Balkwill A, Tipper SJ, u. a. The association of plasma IGF-I with dietary, lifestyle, anthropometric, and early life factors in postmenopausal women. Growth Hormone & IGF Research, 25(2015)2: 90-95. doi: 10.1016/j.ghir.2015.01.001.

7. Ahearn TU, Tchrakian N, Wilson KM, u. a. Calcium-sensing receptor tumor expression and lethal prostate cancer progression. The Journal of Clinical Endocrinology & Metabolism, 101(2016)6: 2520-2527. doi: 10.1210/jc.2016-1082. Verfügbar unter:http://bit.ly/2slCuoO

8. Aune D, Rosenblatt DAN, Chan DSM, u. a. Dairy products, calcium, and prostate cancer risk: a systematic review and meta-analysis of cohort studies. The American Journal of Clinical Nutri-

tion, 101(2015)1: 87-117. doi: 10.3945/ajcn.113.067157. Verfügbar unter: http://ajcn.nutrition.org/content/101/1/87.full.pdf+html

9. Yan L, Spitznagel EL. Soy consumption and prostate cancer risk in men: a revisit of a meta-analysis. The American Journal of Clinical Nutrition, 89(2009)4: 1155-1163. doi: 10.3945/ajcn.2008.27029. Verfügbar unter: http://ajcn.nutrition.org/content/89/4/1155.full.pdf+html

10. Larsson SC, Orsini N, Wolk A. Milk, milk products and lactose intake and ovarian cancer risk: a meta-analysis of epidemiological studies. International Journal of Cancer, 118(2006)2: 431-441. doi: 10.1002/ijc.21305. Verfügbar unter: http://onlinelibrary.wiley.com/doi/10.1002/ijc.21305/epdf

11. Genkinger JM, Hunter DJ, Spiegelman D, u. a. Dairy products and ovarian cancer: a pooled analysis of 12 cohort studies. Cancer Epidemiology Biomarkers and Prevention, 15(2006)2: 364-372. doi: 10.1158/1055-9965.EPI-05-0484.

12. Insulin-like growth factor 1 (IGF1), IGF binding protein 3 (IGFBP3), and breast cancer risk: pooled individual data analysis of 17 prospective studies. The Endogenous Hormones and Breast Cancer Collaborative Group. The Lancet Oncology, 11(2010)6: 530-542. doi: 10.1016/S1470-2045(10)70095-4. Verfügbar unter: http://www.thelancet.com/pdfs/journals/lanonc/PIIS1470-2045(10)70095-4.pdf

13. Merritt MA, Tzoulaki I, van den Brandt PA, u. a. Nutrient-wide association study of 57 foods/nutrients and epithelial ovarian cancer in the European Prospective Investigation into Cancer and Nutrition study and the Netherlands Cohort Study. The American Journal of Clinical Nutrition, 10(2016)1: 161-167. doi: 10.3945/ajcn.115.118588. Verfügbar

unter: http://ajcn.nutrition.org/content/103/1/161.full.pdf+html

14. Lloyd T, Chinchilli VM, Johnson-Rollings N, Kieselhorst K, Eggli DF, Marcus R. Adult female hip bone density reflects teenage sports-exercise patterns but not teenage calcium intake. Pediatrics, 106(2000)1: 40-44. doi: 10.1542/peds.106.1.40. Verfügbar unter: https://www.researchgate.net/publication/12441122_Adult_Female_Hip_Bone_Density_Reflects_Teenage_Sports-Exercise_Patterns_But_Not_Teenage_Calcium_Intake

15. Feskanich D, Willett WC, Colditz GA. Calcium, vitamin D, milk consumption, and hip fractures: a prospective study among postmenopausal women. The American Journal of Clinical Nutrition, 77(2003)2: 504-511. Verfügbar unter: https://pdfs.semanticscholar.org/bf73/e7b237b-701b561a676e57e3350cd3df1aa1f.pdf

Kapitel 4.
Fleisch ersetzen

1. Thorogood M, Mann J, Appleby P, McPherson K. Risk of death from cancer and ischaemic heart disease in meat and non-meat eaters. British Medical Journal, 308(1994)6945: 1667-1670. doi: 10.1136/bmj.308.6945.1667. Verfügbar unter: https://www.ncbi.nlm.nih.gov/pmc/articles/PMC2540657/pdf/bmj00446-0021.pdf

2. Chang-Claude J, Frentzel-Beyme R, Eilber U. Mortality patterns of German vegetarians after 11 years of follow-up. Epidemiology, 3(1992)5: 395-401.

3. Tantamango-Bartley Y, Jaceldo-Siegl K, Fan J, Fraser G. Vegetarian diets and the incidence of cancer in a low-risk population. Cancer Epidemiology Biomarkers and Prevention, 22(2013)2: 286-294. doi: 10.1158/1055-9965.EPI-12-1060. Verfügbar unter: http://cebp.aacrjournals.org/content/22/2/286.full-text.pdf

4. Huang T, Yang B, Zheng J, Li G, Wahlqvist ML, Li D. Cardiovascular disease mortality and cancer incidence in vegetarians: a meta-analysis and systematic review. Annals of Nutrition and Metabolism, 60(2012)4: 233-240. doi: 10.1159/000337301. Verfügbar unter: https://www.karger.com/Article/FullText/337301

5. World Cancer Research Fund and American Institute for Cancer Research. Food, Nutrition, Physical Activity and the Prevention of Cancer: a Global Perspective. Continuous Update Project. Washington, DC: AICR; 2011.

6. Vargas AJ, Thompson PA. Diet and nutrient factors in colorectal cancer risk. Nutrition in Clinical Practice, 27(2012)5: 613-623. doi: 10.1177/0884533612454885.

7. Rohrmann S, Overvad K, Bueno-de-Mesquita HB, u. a. Meat products consumption and mortality-results from the European Prospective Investigation into Cancer and Nutrition. BMC Medicine. 11(2013): 63-75. doi: 10.1186/1741-7015-11-63. Verfügbar unter: https://bmcmedicine.biomedcentral.com/track/pdf/10.1186/1741-7015-11-63?site=bmc-medicine.biomedcentral.com

8. Chan DSM, Lau R, Aune D, u. a. Red and processed meat products and colorectal cancer incidence: meta-analysis of prospective studies. PLoS One, 6(2011)6: e20456. doi: 10.1371/journal.pone.0020456. Verfügbar unter: https://www.ncbi.nlm.nih.gov/pmc/articles/PMC3108955/pdf/pone.0020456.pdf

9. Fraser GE. Associations between diet and cancer, ischemic heart disease, and all-cause mortality in non-Hispanic white California Seventh-day Adventists. The American Journal of Clinical Nutrition, 70(1999)3: 532–538. Verfügbar unter: http://ajcn.nutrition.org/content/70/3/532s.full.pdf+html

10. Ward HA, Norat T, Overvad K, u. a. Pre-diagnostic meat and fibre intakes in relation to colorectal cancer survival in the European Prospective Investigation into Cancer and Nutrition. British Journal of Nutrition, 116(2016)2: 3116-3325. doi: 10.1017/S0007114516001859. Verfügbar unter: https://www.cambridge.org/core/services/aop-cambridge-core/content/view/57C-3452BC5A7CA6B$_{15213}$D45120D422E/S0007114516001859a.pdf/prediagnostic_meat_and_fibre_intakes_in_relation_to_colorectal_cancer_survival_in_the_european_prospective_investigation_into_cancer_and_nutrition.pdf

11. Lewin MH, Bailey N, Bandaletova T, u. a. Red meat enhances the colonic formation of the DNA adduct O6-carboxymethyl guanine: implications for colorectal cancer risk. Cancer Research, 66(2006)3: 1859-1865. doi: 10.1158/0008-5472.CAN-05-2237. Verfügbar unter: http://cancerres.aacrjournals.org/content/canres/66/3/1859.full.pdf

12. Sinha R, Rothman N, Brown ED, u. a. High concentrations of the carcinogen 2-amino-1-methyl-6-phenylimidazo- [4,5-b] pyridine (PhIP) occur in chicken but are dependent on the cooking method. Cancer Research, 55(1995)20: 4516-4519. Verfügbar unter: http://cancerres.aacrjournals.org/content/canres/55/20/4516.full.pdf

13. Melina V, Craig W, Levin S. Position of the Academy of Nutrition and Dietetics: vegetarian diets. Journal of the Academy of Nutrition and Dietetics, 116(2016)12: 1970-1980. doi: 10.1016/j.jand.2016.09.025. Verfügbar unter: http://www.promiseland.it/wp-content/uploads/2016/12/AND-2016_position_veg.pdf

Kapitel 5.
Krebsbekämpfende Substanzen und immunstärkende Lebensmittel

1. Rock CL, Demark-Wahnefried W. Nutrition and survival after the diagnosis of breast cancer: a review of the evidence. Journal of Clinical Oncology, 20(2002)15: 3302-3316. doi: 10.1200/JCO.2002.03.008. Verfügbar unter: https://www.ncbi.nlm.nih.gov/pmc/articles/PMC1557657/pdf/nihms11645.pdf

2. Murillo G, Mehta RG. Cruciferous vegetables and cancer prevention. Nutrition and Cancer, 41(2001)1-2: 17-28. doi: 10.1080/01635581.2001.9680607. Verfügbar unter: https://www.researchgate.net/publication/11280514_Cruciferous_Vegetables_and_Cancer_Prevention

3. Bendich A. Carotenoids and the immune response. The Journal of Nutrition, 119(1989)1: 112-115.

4. Watson RR, Prabhala RH, Plezia PM, Alberts DS. Effect of beta-carotene on lymphocyte subpopulations in elderly humans: evidence for a dose-response relationship. The American Journal of Clinical Nutrition, 53(1991)1: 90-94.

5. Dietary Reference Intakes for Vitamin A, Vitamin K, Arsenic, Boron, Chromium, Copper, Iodine, Iron, Manganese, Molybdenum, Nickel, Silicon, Vanadium, and Zinc. Institute of Medicine (US) Panel on Micronutrients. National Academy Press, Washington, DC, 2001.

6. Giovannucci E, Rimm EB, Liu Y, Stampfer MJ, Willett WC. A prospective study of tomato products, lycopene, and prostate cancer risk. Journal of the National Cancer Institute, 94(2002)5: 391-398. doi: 10.1093/jnci/94.5.391. Verfügbar unter: https://watermark.silverchair.com/391.pdf?token=AQECAHi208BE49Ooan9kkhW_Ercy7Dm-3ZL_9Cf3qfKAc485ysgAAAaMwggGfBgkqhkiG9w0BBwagggGQMIIBjAIBADCCAYUGCSqGSIb3DQEHATAeBglgh-kgBZQMEAS4wEQQMJPv_o9lXW-Zea6MOWAgEQgIIBVkF87a8f-OfarIT-JVIXYODTMEV0d3wgZXNtaOFsc-SUpOA_bisDQ4LYV-xd92xA-RiBpVQX-PnZszWKb_JTX6T2BXfR3SUalZ-K_2SanrT6sl3ibWJmsDEuOkVZvBGnU-wF5pYOdLq6XyzP14gTRls11BsiQ9de-2pGAcD-k2tyCAOtWHJbdm3TDOfBhs-jw6yRNzf_i1TbnOUYG6hSBF0P8x0N-6qfLFhlq4Z3HlfxBKJoZPi8XRvGDRg-j9ecik7vb_mR21CvuFpKaS2X2gTwM-Hxju974WDHUKaYjgcAeQ__31Q4cM-FBpoOHK_P21Jauum82Ge6p4_ov-nL-HfeQMJ9_Y-1AniyQB$_7$hjDy4WG-z0s9f7q0V2afMobVdiVKHwyRLhU-vUx1-IaalhiyAjrWWMVHIVHvRX4yD-FmGW8rZT9xcSVzWwfvQD87Sb6LjVZ-RH2mMbRP-GLAIJyoGfw

7. Wang Y, Cui R, Xiao Y, Fang J, Xu Q. Effect of carotene and lycopene on the risk of prostate cancer: a systematic review and dose-response meta-analysis of observational studies. PLoS One, 10(2015)9: e0137427. doi: 10.1371/journal.pone.0137427. Verfügbar unter: http://journals.plos.org/plosone/article/file?id=10.1371/journal.pone.0137427&type=printable

8. Saintot M, Matthieu-Daude H, Astre C, Grenier J, Simony-Lafontaine J, Gerber M. Oxidant-antioxidant status in relation to survival among breast cancer patients. International Journal of Cancer, 97(2002)5: 574-579. doi: 10.1002/ijc.1009. Verfügbar unter: http://onlinelibrary.wiley.com/doi/10.1002/ijc.10099/epdf

9. Chandra RK. Nutrition and the immune system from birth to old age. European Journal of Clinical Nutrition, 56(2002)3: 73-76. doi: 10.1038/sj.ejcn.1601492. Verfügbar unter: http://www.nature.com/articles/1601492.pdf

10. Kensler TW, Chen JG, Egner PA, u. a. Effects of glucosinolate-rich broccoli sprouts on urinary levels of aflatoxin-DNA adducts and phenanthrene

tetraols in a randomized clinical trial in He Zuo township, Qidong, People's Republic of China. Cancer Epidemiology Biomarkers and Prevention, 14(2005)11: 2605-2613. doi: 10.1158/1055-9965.EPI-05-0368. Verfügbar unter: http://cebp.aacrjournals.org/content/cebp/14/11/2605.full.pdf

11. Chuang LT, Mogattash ST, Greatz HF, Nezhat F, Rahaman J, Chiao JW. Sulforaphane induces growth arrest and apoptosis in human ovarian cancer cells. Acta Obstetricia et Gynecologica Scandinavica, 86(2017)10: 1263-1268. doi: 10.1080/00016340701552459.

12. Byun S, Shin SH, Park J, u. a. Sulforaphene suppresses growth of colon cancer-derived tumors via induction of glutathione depletion and microtubule depolymerization. Molecular Nutrition & Food Research 60(2016)5: 1068-1078. doi: 10.1002/mnfr.201501011.

13. Bell MC, Crowley-Nowick P, Bradlow HL, u. a. Placebo-controlled trial ,-3-carbinol in the treatment of CIN. Gynecologic Oncology, 78(2000)2: 123-129. doi: 10.1006/gyno.2000.5847. Verfügbar unter: https://www.researchgate.net/publication/12393265_Placebo-Controlled_Trial_of_Indole-3-Carbinol_in_the_Treatment_of_CIN

14. Turati F, Pelucchi C, Guercio V, La Vecchia C, Galeone C. Allium vegetable intake and gastric cancer: a case-control study and meta-analysis. Molecular Nutrition & Food Research, 59(2015)1: 171-179. doi: 10.1002/mnfr.201400496.

15. Xiao D, Pinto JT, Gundersen GG, Weinstein IB. Effects of a series of organosulfur compounds on mitotic arrest and induction of apoptosis in colon cancer cells. Molecular Cancer Therapeutics, 4(2005)9: 1388-1398. doi: 10.1158/1535-7163.MCT-05-0152. Verfügbar unter: http://mct.aacrjournals.org/content/4/9/1388.full-text.pdf

16. Nagourney RA. Garlic: Medicinal food or nutritious medicine? Journal of Medicinal Food, 1(1998)1: 13-28. doi: 10.1089/jmf.1998.1.13.

17. Song K, Milner JA. The influence of heating on the anticancer properties of garlic. Journal of Nutrition, 131(2001)3: 1054–1057. Verfügbar unter: http://jn.nutrition.org/content/131/3/1054S.full.pdf+html

18. Adom KK, Liu RH. Antioxidant activity of grains. Journal of Agricultural and Food Chemistry, 50(2002)21: 6182-6187. doi: 10.1021/jf0205099.

19. Dardenne M. Zinc and immune function. European Journal of Clinical Nutrition, 56(2002)3: 20-23. doi: 10.1038/sj.ejcn.1601479. Verfügbar unter: http://www.nature.com/articles/1601479.pdf

20. Bogden JD, Oleske JM, Lavenhar MA, u. a. Effects of one year of supplementation with zinc and other micronutrients on cellular immunity in the elderly. Journal of the American College of Nutrition, 1990;9(3):214-225. doi: 10.1080/07315724.1990.10720372.

21. Hawley HP, Gordon GB. The effects of long chain free fatty acids on human neutrophil function and structure. Laboratory Investigation, 34(1976)2: 216-222.

22. Nordenstrom J, Jarstrand C, Wiernik A. Decreased chemotactic and random migration of leukocytes during intralipid infusion. The American Journal of Clinical Nutrition, 32(1979)12: 2416-2422.

23. Von Schacky CS, Fischer S, Weber PC. Long-term effect of dietary marine omega-3 fatty acids upon plasma and cellular lipids, platelet function, and eicosanoid formation in humans. Journal of Clinical Investigation, 76(1985)4: 1626-1631. doi: 10.1172/JCI112147. Verfügbar unter: https://www.ncbi.nlm.nih.gov/pmc/articles/PMC424148/pdf/jcinvest00124-0344.pdf

24. Endres S, Ghorbani R, Kelley VE, u. a. The effect of dietary supplementation with n-3 polyunsaturated fatty acids on the synthesis of interleukin-1 and tumor necrosis factor by mononuclear cells. The New England Journal of Medicine, 320(1989)5: 265-271. doi: 10.1056/NEJM198902023200501.

25. Lamas O, Marti A, Martinez JA. Obesity and immunocompetence. European Journal of Clinical Nutrition, 56(2002)3: 42-45. doi: 10.1038/sj.ejcn.1601484. Verfügbar unter: http://www.nature.com/articles/1601484.pdf

26. Malter M, Schriever G, Eilber U. Natural killer cells, vitamins, and other blood components of vegetarian and omnivorous men. Nutrition and Cancer, 12(1989)3: 271-278. doi: 10.1080/01635588909514026.

Kapitel 6.
Ein gesundes Gewicht halten

1. Patterson RE, Cadmus LA, Emond JA, Pierce JP. Physical activity, diet, adiposity and female breast cancer prognosis: a review of the epidemiologic literature. Maturitas. 66(201)1: 5-15. doi: 10.1016/j.maturitas.2010.01.004. Verfügbar unter: http://www.maturitas.org/article/S0378-5122(10)00005-8/pdf

2. Cleveland RJ, Eng SM, Abrahamson PE, Britton JA, u. a. Weight gain prior to diagnosis and survival from breast cancer. Cancer Epidemiology Biomarkers and Prevention, 16(2007)9: 1803-1811. doi: 10.1158/1055-9965.EPI-06-0889. Verfügbar unter: http://cebp.aacrjournals.org/content/16/9/1803.full-text.pdf

3. Crispo A, Grimaldi M, Daiuto M, u. a. BMI and breast cancer prognosis benefit: mammography screening reveals differences between normal weight and overweight women. Breast, 24(2015)1: 86-89. doi: 10.1016/j.breast.2014.11.005.

4. Rock CL, Demark-Wahnefried W. Nutrition and survival after the diagnosis of breast cancer: a review of the evidence. Journal of Clinical Oncology, 20(2002)15: 3302-3316. doi: 10.1200/JCO.2002.03.008. Verfügbar unter: https://www.ncbi.nlm.nih.gov/pmc/articles/PMC1557657/pdf/nihms11645.pdf

5. Lamas O, Marti A, Martinez JA. Obesity and immunocompetence. European Journal of Clinical Nutrition, 56(2002)3: 42-45. doi: 10.1038/sj.ejcn.1601484. Verfügbar unter: http://www.nature.com/articles/1601484.pdf

6. Howarth NC, Saltzman E, Roberts SB. Dietary fiber and weight regulation. Nutrition Reviews, 59(2001)5: 129-139. doi: 10.1111/j.1753-4887.2001.tb07001.x.

7. Barnard ND, Scialli AR, Turner-McGrevy G, Lanou AJ, Glass J. The effects of a low-fat, plant-based dietary intervention on body weight, metabolism, and insulin sensitivity. The American Journal of Medicine, 118(2005)9: 991-997. doi: 10.1016/j.amjmed.2005.03.039. Verfügbar unter: http://www.pcrm.org/sites/default/files/pdfs/health/medstudents/The%20effects%20of%20a%20low-fat%20plant-based%20dietary%20intervention%20on%20body%20weight%20metabolism%20and%20insulin%20sensitivity%20.pdf

8. Barnard ND, Scialli AR, Hurlock D, Bertron P. Diet and sex-hormone binding globulin, dysmenorrhea, and premenstrual symptoms. Obstetrics & Gynecology, 95(2000)2: 245-250. doi: 10.1016/S0029-7844(99)00525-6. Verfügbar unter: https://pdfs.semanticscholar.org/f932/7b19b6f41ed14515cf1f-b34a4e4aa90f6a17.pdf

9. Barnard ND, Cohen J, Jenkins DJ, u. a. A low-fat vegan diet improves glycemic control and cardiovascular risk factors in a randomized clinical trial in individuals with type 2 diabetes. Diabetes

Care, 29(2006)8: 1777–1783. doi: 10.2337/dc06-0606. Verfügbar unter: http://care.diabetesjournals.org/content/29/8/1777.full-text.pdf

10. Barnard ND, Levin SM, Yokoyama Y. A systematic review and meta-analysis of changes in body weight in clinical trials of vegetarian diets. Journal of the Academy of Nutrition and Dietetics, 115(2015)6: 954-969. doi: 10.1016/j.jand.2014.11.016.

11. Reddy ST, Wang CY, Sakhaee K, Brinkley L, Pak CY. Effect of low-carbohydrate high-protein diets on acid-base balance, stone-forming propensity, and calcium metabolism. American Journal of Kidney Diseases, 40(200)2: 265-274. doi: 10.1053/ajkd.2002.34504.

12. Willett WC, Stampfer MJ, Colditz GA, Rosner BA, Speizer FE. Relation of meat, fat, and fiber intake to the risk of colon cancer in a prospective study among women. The New England Journal of Medicine, 323(1990)24: 1664-1672. doi: 10.1056/NEJM199012133232404. Verfügbar unter: http://www.nejm.org/doi/pdf/10.1056/NEJM199012133232404.

13. Giovannucci E, Rimm EB, Stampfer MJ, Colditz GA, Ascherio A, Willett WC. Intake of fat, meat, and fiber in relation to risk of colon cancer in men. Cancer Research, 54(1994)9: 2390-2397. Verfügbar unter: http://cancerres.aacrjournals.org/content/canres/54/9/2390.full.pdf

Kapitel 7.
Lebensmittel gegen Brustkrebs

1. Wynder EL, Kajitani T, Kuno J, Lucas JC Jr, DePalo A, Farrow J. A comparison of survival rates between American and Japanese patients with breast cancer. Surgery, Gynecology & Obstetrics, 117(1963): 196-200.

2. Chan DS, Vieira AR, Aune D, u. a. Body mass index and survival in women with breast cancer-systematic literature review and meta-analysis of 82 follow-up studies. Annals of Oncology, 25(2014)10: 1901-1914. doi: 10.1093/annonc/mdu042. Verfügbar unter: http://bit.ly/2kZnqWL

3. Tao MH, Shu XO, Ruan ZX, Gao YT, Zheng W. Association of overweight with breast cancer survival. American Journal of Epidemiology, 163(2006)2: 101-107. doi: 10.1093/aje/kwj017. Verfügbar unter: http://bit.ly/2Blc2vi

4. Rock CL, Demark-Wahnefried W. Nutrition and survival after the diagnosis of breast cancer: a review of the evidence. Journal of Clinical Oncology, 20(2002)15: 3302-3316. doi: 10.1200/JCO.2002.03.008. Verfügbar unter: https://www.ncbi.nlm.nih.gov/pmc/articles/PMC1557657/pdf/nihms11645.pdf

5. Verreault R, Brisson J, Deschenes L, Naud F, Meyer F, Belanger L. Dietary fat in relation to prognostic indicators in breast cancer. Journal of the National Cancer Institute, 80(1988)11: 819-825. doi: 10.1093/jnci/80.11.819.

6. Hebert JR, Toporoff E. Dietary exposures and other factors of possible prognostic significance in relation to tumour size and nodal involvement in early-stage breast cancer. International Journal of Epidemiology, 18(1989)3: 518-526. doi: 10.1093/ije/18.3.518.

7. Gregorio DI, Emrich LJ, Graham S, Marshall JR, Nemoto T. Dietary fat consumption and survival among women with breast cancer. Journal of the National Cancer Institute, 75(1985)1: 37-41. doi: 10.1093/jnci/75.1.37.

8. Nomura A, Le Marchand L, Kolonel LN, Hankin JH. The effect of dietary fat on breast cancer survival among Caucasian and japanese women in Hawaii. Breast Cancer Research and Treatment, 18(1991)1: 135-141.

9. Holm LE, Nordevang E, Hjalmar ML, Lidbrink E, Callmer E, Nilsson B. Treat-

ment failure and dietary habits in women with breast cancer. Journal of the National Cancer Institute, 85(1993)1: 32-36. doi: 10.1093/jnci/85.1.32.

10. Jain M, Miller AB, To T. Premorbid diet and the prognosis of women with breast cancer. Journal of the National Cancer Institute, 86(1994)18: 1390-1397. doi: 10.1093/jnci/86.18.1390.

11. Zhang S, Folsom AR, Sellers TA, Kushi LH, Potter JD. Better breast cancer survival for postmenopausal women who are less overweight and eat less fat. The Iowa women's health study. Cancer, 76(1995)2: 275-283. doi: 10.1002/1097-0142(19950715)76:2<275. Verfügbar unter: http://onlinelibrary.wiley.com/doi/10.1002/1097-0142(19950715)76:2 %3C275::AID-CNCR2820760218 %3E3.0.CO;2-6/epdf

12. Rohan TE, Hiller JE, McMichael AJ. Dietary factors and survival from breast cancer. Nutrition and Cancer, 20(1993)2: 167-177. doi: 10.1080/01635589309514283.

13. Kyogoku S, Hirohata T, Nomura Y, Shigematsu T, Takeshita S, Hirohata I. Diet and prognosis of breast cancer. Nutrition and Cancer, 3(1992)17: 271-277. doi: 10.1080/01635589209514196.

14. Newman SC, Miller AB, Howe GR. A study of the effect of weight and dietary fat on breast cancer survival time. American Journal of Epidemiology, 123(1986)5: 767-774. doi: 10.1093/oxfordjournals.aje.a114305.

15. Ewertz M, Gillanders S, Meyer L, Zedeler K. Survival of breast cancer patients in relation to factors which affect the risk of developing breast cancer. International Journal of Cancer, 49(1991)4: 526-530. doi: 10.1002/ijc.2910490409.

16. Chlebowski RT, Blackburn GL, Thomson CA, u.a. Dietary fat reduction and breast cancer outcome: interim efficacy results from the Women's Intervention Nutrition Study. Journal of the National Cancer Institute 98(2006)24: 1767-1776. doi: 10.1093/jnci/djj494. Verfügbar unter: http://bit.ly/2DusMll

17. Prentice RI, Caan B, Chlebowski RT, u.a. Low-fat dietary pattern and risk of invasive breast cancer: the Women's Health Initiative Randomized Controlled Dietary Modification Trial. JAMA. 295(2006)6: 629-642. doi: 10.1001/jama.295.6.629. Verfügbar unter: https://jamanetwork.com/journals/jama/fullarticle/202338

18. Holm LE, Callmer E, Hjalmar ML, Lidbrink E, Nilsson B, Skoog L. Dietary habits and prognostic factors in breast cancer. Journal of the National Cancer Institute, 81(1989)16: 1218-1223. doi: 10.1093/jnci/81.16.1218

19. Murillo G, Mehta RG. Cruciferous vegetables and cancer prevention. Nutrition and Cancer, 41(2001)1-2: 17-28. doi: 10.1080/01635581.2001.9680607. Verfügbar unter: https://www.researchgate.net/publication/11280514_Cruciferous_Vegetables_and_Cancer_Prevention

20. Ingram D. Diet and subsequent survival in women with breast cancer. British Journal of Cancer, 69(1994)3: 592-595. Verfügbar unter: https://www.ncbi.nlm.nih.gov/pmc/articles/PMC1968856/pdf/brjcancer00193-0186.pdf

21. Tartter PI, Papatestas AE, Ioannovich J, Mulvihill MN, Lesnick G, Aufses AH. Cholesterin and obesity as prognostic factors in breast cancer. Cancer. 47(1981)9: 2222-2227. doi:10.1002/1097-0142(19810501)47:9<2222::AID-CNCR2820470919>3.0.CO;2-5. Verfügbar unter: http://onlinelibrary.wiley.com/doi/10.1002/1097-0142(19810501)47:9 %3C2222::AID-CNCR2820470919 %3E3.0.CO;2-5/epdf

22. Pierce JP, Faerber S, Wright FA, u.a. A randomized trial of the effect of a plant-based dietary pattern on additional breast cancer events and survival: the

Women's Healthy Eating and Living (WHEL) Study. Controlled Clinical Trials, 23(2002)6: 728-756. doi: 10.1016/S0197-2456(02)00241-6.

23. Rock CL, Flatt SW, Thomson CA, u. a. Effects of a high-fiber, low-fat diet intervention on serum concentrations of reproductive steroid hormones in women with a history of breast cancer. Journal of Clinical Oncology, 22(2004)12: 2379-2387. doi: 10.1200/JCO.2004.09.025. Verfügbar unter: http://ascopubs.org/doi/pdf/10.1200/JCO.2004.09.025

24. Rock CL. Flatt SW, Natarajan L, u. a. Plasma carotenoids and recurrence-free survival in women with a history of breast cancer. Journal of Clinical Oncology, 23(2005)27: 6631-6638. doi: 10.1200/JCO.2005.19.505. Verfügbar unter: http://ascopubs.org/doi/pdf/10.1200/JCO.2005.19.505

25. Pierce JP, Stefanick ML, Flatt SW, u. a. Greater survival after breast cancer in physically active women with high vegetable-fruit intake regardless of obesity. Journal of Clinical Oncology, 25(2007)17: 2345-2351. doi: 10.1200/JCO.2006.08.6819. Verfügbar unter: http://ascopubs.org/doi/pdf/10.1200/JCO.2006.08.6819

26. Pierce JP, Natarajan L, Caan BJ, u. a. Influence of a diet very high in vegetables, fruit, and fiber and low in fat on prognosis following treatment for breast cancer: the Women's Healthy Eating and Living (WHEL) randomized trial. JAMA, 298(2007)3: 289-298. doi: 10.1001/jama.298.3.289. Verfügbar unter: https://www.ncbi.nlm.nih.gov/pmc/articles/PMC2083253/pdf/nihms30912.pdf

27. Wu AH, Yu, MC, Tseng CC, Pike MC. Epidemiology of soy exposures and breast cancer risk. British Journal of Cancer, 98(2008)1: 9-14. doi: 10.1038/sj.bjc.6604145. Verfügbar unter: http://www.nature.com/articles/6604145.pdf

28. Chen M, Rao Y, Zheng Y, u. a. Association between soy isoflavone intake and breast cancer risk for pre- and post-menopausal women: a meta-analysis of epidemiological studies. PLoS One. 9(2014)2: e89288. doi: 10.1371/journal.pone.0089288. Verfügbar unter: https://www.ncbi.nlm.nih.gov/pmc/articles/PMC3930722/pdf/pone.0089288.pdf

29. Nechuta SJ, Caan BJ, Chen WY, u. a. Soy food intake after diagnosis of breast cancer and survival: an in-depth analysis of combined evidence from cohort studies of US and Chinese women. The American Journal of Clinical Nutrition, 96(2012)1: 123-132. doi: 10.3945/ajcn.112.035972. Verfügbar unter: https://www.ncbi.nlm.nih.gov/pmc/articles/PMC3374736/pdf/ajcn9610123.pdf

30. Lahart IM, Metsios GS, Nevill AM, Carmichael AR. Physical activity, risk of death and recurrence in breast cancer survivors: A systematic review and meta-analysis of epidemiological studies. Acta Oncologica, 54(2015)5: 635-654. doi: 10.3109/0284186X.2014.998275. Verfügbar unter: http://www.tandfonline.com/doi/full/10.3109/0284186X.2014.998275

Kapitel 8.
Lebensmittel gegen Prostatakrebs

1. Breslow N, Chan CW, Dhom G, u. a. Latent carcinoma of prostate at autopsy in seven areas. The International Agency for Research on Cancer, Lyons, France. International Journal of Cancer, 20(1977)5: 680-688. doi: 10.1002/ijc.2910200506.

2. Fradet Y, Meyer F, Bairati I, Shadmani R. Dietary fat and prostate cancer progression and survival. European Urology, 35(1999)5-6: 388-391. doi: 10.1159/000019913.

3. Kim DJ, Gallagher RP, Hislop TG, u. a. Premorbid diet in relation to survival

from prostate cancer (Canada). Cancer Causes & Control, 11(200)1: 65-77. doi: 10.1023/A:1008913620344.

4. Ornish D, Weidner G, Fair WR, u. a. Intensive lifestyle changes may affect the progression of prostate cancer. The Journal of Urology, 174(2005)3: 1065-1070. doi: 10.1097/01.ju.0000169487.49018.73. Verfügbar unter: https://www.ornish.com/wp-content/uploads/Intensive_Lifestyle_Changes_and_Prostate_Cancer.pdf

5. Carter JP, Saxe GP, Newbold V, Peres CE, Campeau RJ, Bernal-Green L. Hypothesis: Dietary management may improve survival from nutritionally linked cancers based on analysis of representative cases. Journal of the American College of Nutrition, 12(1993)3: 209-226. doi: 10.1080/07315724.1993.10718303.

6. Saxe GA, Hebert JR, Carmody JF, u. a. Can diet in conjunction with stress reduction affect the rate of increase in prostate specific antigen after biochemical recurrence of prostate cancer? The Journal of Urology, 166(2001)6: 2202-2207. doi: 10.1016/S0022-5347(05)65535-8.

7. Tymchuk CN, Barnard RJ, Ngo TH, Aronson WJ. Role of testosterone, estradiol, and insulin in diet- and exercise-induced reductions in serum-stimulated prostate cancer cell growth in vitro. Nutrition and Cancer 42(2002)1: 112-116. doi: 10.1207/S15327914NC421_15.

8. Tymchuk CN, Barnard RJ, Heber, D, Aronson WJ. Evidence of an inhibitory effect of diet and exercise on prostate cancer cell growth. The Journal of Urology, 166(2001)3: 1185-1189. doi: 10.1016/S0022-5347(05)65943-5.

9. Giovannucci E, Ascherio A, Rimm EB, u. a. Intake of carotenoids and retinol in relation to risk of prostate cancer. Journal of the National Cancer Institute, 87(1995)23: 1767-1776. doi: 10.1093/jnci/87.23.1767.

10. Giovannucci E, Rimm EB, Liu Y, u. a. A prospective study of tomato products, lycopene, and prostate cancer risk. Journal of the National Cancer Institute, 94(2002)5: 391-398. doi: 10.1093/jnci/94.5.391. Verfügbar unter: https://watermark.silverchair.com/391.pdf?token=AQEC-AHi208BE49Ooan9kkhW_Ercy7Dm-3ZL_9Cf3qfKAc485ysgAAAaMwggGfB-gkqhkiG9w0BBwagggGQMIIBjAIBADC-CAYUGCSqGSIb3DQEHATAeBglghkg-BZQMEAS4wEQQM7765yA4F7RH-wiGZQAgEQgIIBVp6UT2_r9sEwIZl-C9m3r8zL0r8AagsAm3UE65ZvHkcg_dq_9GGC9zKC_s0MvQqmfMPU77SzZm-muT2SCndPlcCdygZNjkNu8QT8FPt0H-c7rxpUMrWQ_ykypkXn1i1c-1Vqr2U-zHzo6AHMx7UtzqId--ax-ay-Ghq1YUx-aQeo4dtmVyT5vk61vtbE0YiUlbVJcR6g-cPIqrv0-cJcCoUIZwoGP9zAHaYORVtu-imVp6imPdEsoWHuE7NJtGXybZ-f7g-mJl_ngeS0R0tckjqAkyBMOhoP21PKLE-fYsvRkqlrCPYVyFADNs_xgAAXazNxM-br4K9yiOvnNy8Uau5I5kkFrmE-mhwI-yWqa-q21ftn4JyGqG1lTXNH8oy9170R-T7_3SVMKNzIlFrkZIL4_Hw99MmxZt-kVyZde__mV7HEs5hdkH_ZIzwX3OsI_P9Df8WPyghtb3ZTQvSkUa5A

11. Hackshaw-McGeagh LE, Perry RE, Leach VA, u. a. A systematic review of dietary, nutritional, and physical activity interventions for the prevention of prostate cancer progression and mortality. Cancer Causes & Control, 26(2015)11: 1521-1550. doi: 10.1007/s10552-015-0659-4. Verfügbar unter: https://www.ncbi.nlm.nih.gov/pmc/articles/PMC4596907/pdf/10552_2015_Article_659.pdf

12. Wang Y, Cui R, Xiao Y, Fang J, Xu Q. Effect of carotene and on the risk of prostate cancer: a systematic review and dose-response meta-analysis of observational studies. PLoS One. 10(2015)9: e0137427. doi: 10.1371/journal.pone.0137427. Verfügbar unter: http://journals.plos.org/plosone/article/file?id=10.1371/journal.pone.0137427&type=printable

13. Kucuk O, Sarkar FH, Djuric Z, u. a. Effects of lycopene supplementation in patients with localized prostate cancer. Experimental Biology and Medicine, 227(2002)10: 881-885.

Kapitel 10.
Fragen und Antworten zu Lebensmitteln und der Prävention und dem Überleben von Krebs

1. Smith-Warner SA, Spiegelman D, Yaun SS, u. a. Alcohol and breast cancer in women: a pooled analysis of cohort studies. JAMA, 279(1998)7: 535-540. doi:10.1001/jama.279.7.535. Verfügbar unter: https://www.researchgate.net/publication/13751955_Alcohol_and_breast_cancer_in_women_a_pooled_analysis_of_cohort_studies

2. Gonzales JF, Barnard ND, Jenkins DJ, u. a. Applying the precautionary principle to nutrition and cancer. Journal of the American College of Nutrition, 33(2014)3: 239-246. doi: 10.1080/07315724.2013.866527.

3. Loomis D, Guyton KZ, Grosse Y, u. a. Carcinogenicity of drinking coffee, mate, and very hot beverages. Lancet Oncology, 17(2016)7: 877-878. doi: 10.1016/S1470-2045(16)30239-X.

4. World Cancer Research Fund and American Institute for Cancer Research. Food, Nutrition, and the Prevention of Cancer: A Global Perspective. Washington, DC: AICR; 2007. Verfügbar unter: http://www.aicr.org/assets/docs/pdf/reports/Second_Expert_Report.pdf

5. Chow WH, Swanson CA, Lissowska J, u. a. Risk of stomach cancer in relation to consumption of cigarettes, alcohol, tea and coffee in Warsaw, Poland. International Journal of Cancer, 81(1999)6 :871-876. doi: 10.1002/(SICI)1097-0215(19990611)81:6<871::AID-IJC6>3.0.CO;2-#. Verfügbar unter: http://onlinelibrary.wiley.com/doi/10.1002/(SICI)1097-0215(19990611)81:6 %3C871::AID-IJC6 %3E3.0.CO;2-%23/epdf

6. Qin LQ, Xu JY, Wang PY, Kaneko T, Hoshi K, Sato A. Milk consumption is a risk factor for prostate cancer: meta-analysis of case-control studies. Nutrition and Cancer, 48(200)1: 22-27. doi: 10.1207/s15327914nc4801_4.

7. Cohen P. Serum insulin-like growth factor-I levels and prostate cancer risk—interpreting the evidence. Journal of the National Cancer Institute, 90(1998)12: 876-879. doi: 10.1093/jnci/90.12.876. Verfügbar unter: https://watermark.silverchair.com/90-12-876.pdf?token=AQECAHi208BE49Ooan9k-khW_Ercy7Dm3ZL_9Cf3qfKAc485ys-gAAAaswggGnBgkqhkiG9w0BBwaggg-GYMIIBlAIBADCCAY0GCSqGSIb3DQEHA-TAeBglghkgBZQMEAS4wEQQMwaqa-ed8g4tzPXsq7AgEQgIIBXkoiBbn9uFmF9-xlpBKYwmJnnSm8bVGndKJYl1NGy-Ju0YMClIv81w4LzNT2RJg79NopbkfgL-rFCYhGnl-izpuFij61QvOTRBXu-O2bsg-FO5z6oLbMm8EymTkDOvpEIuFoNa-R3aqN6zvz3-4aG_ja0pH_rQAgwPJE-jfhiK_GmHllxSqw0iJ1816i14ZFgilP-kRZ3aYpL_POgxwbV7ENhiA9aaf-FUqToWBXRqeHoXLX1Zj4d2X16Y_BDSdmp6SGWuWc9jPnk2tnmrXQx-jAcQFFHZWzBq-eFRd1IrTK5tdP-1IV-E5xHh3ObQzywuDrOFH4xgOUBAaK-jE5f-v2xLgzmK7UbLT0vmqP_jzdZFCd-CgydhHOf6m1_vvi8S5pHMwTRVSzE6E-POWb5hj6RqrOjsowtD5H-OxW9AC2rN-r4MWK6JAKPMq7Buolr09roo4b-c04Pi0RTxQFqYZKxG6hpbkkdf4

8. Frazier AL, Ryan CT, Rockett H, Willett WC, Colditz GA. Adolescent diet and risk of breast cancer. Breast Cancer Research, 5(2003)3: 59-64. doi: 10.1023/B:CACO.0000016617.57120.df. Verfügbar unter: https://breast-cancer-research.biomedcentral.com/track/

pdf/10.1186/bcr583?site=breast-cancer-research.biomedcentral.com

9. Stoll BA. Western diet, early puberty, and breast cancer risk. Breast Cancer Research and Treatment, 49(1998)3: 187-193.

10. Link LB, Potter JD. Raw versus cooked vegetables and cancer risk. Cancer Epidemiology Biomarkers and Prevention, 13(2004)9: 1422-1435. Verfügbar unter: http://cebp.aacrjournals.org/content/cebp/13/9/1422.full.pdf

11. Canaries in the Kitchen: Teflon Toxicosis: DuPont has known for 50 years. (15.05.2003) The Environmental Working Group. Verfügbar unter: http://www.ewg.org/ research/canaries-kitchen/dupont-has-known-50- years.

12. Washburn ST, Binman TS, Braithwaite SK, u. a.. Exposure assessment and risk characterization for perfluorooctanoate in selected consumer articles. Environmental Science & Technology, 39(2005)11: 3904-3910. doi: 10.1021/es048353b.

13. Darbre PD. Aluminium, antiperspirants and breast cancer. Journal of Inorganic Biochemistry, 99(2005)9: 1912-1919. DOI: 10.1016/j.jinorgbio.2005.06.001.

14. Prentice RL, Caan B, Chlebowski RT, u. a. Low-fat dietary pattern and risk of invasive breast cancer: the Women's Health Initiative Randomized Controlled Dietary Modification Trial. JAMA, 295(2006)6: 629-642. doi: 10.1001/jama.295.6.629. Verfügbar unter: https://jamanetwork.com/journals/jama/fullarticle/202338

15. Fradet Y, Meyer F, Bairati I, Shadmani R. Dietary fat and prostate cancer progression and survival. European Urology, 35(1999)5-6: 388-391. doi: 10.1159/000019913.

16. Hunter JE. n-3 Fatty acids from vegetable oils. The American Journal of Clinical Nutrition, 51(1990)5: 809-814.

17. Fraser GE. Risk factors for all-cause and coronary heart disease and mortality in the oldest old. The Adventist Health Study. Archives of Internal Medicine, 53(1999)8: 585-590. doi:10.1001/archinte.1997.00440400099012

18. Keum N, Lee DH, Marchand N, u. a. Egg intake and cancers of the breast, ovary and prostate: a dose-response meta-analysis of prospective observational studies. British Journal of Nutrition, 114(2015)7: 1099-1107. doi: 10.1017/S0007114515002135. Verfügbar unter: https://www.cambridge.org/core/services/aop-cambridge-core/content/view/736186CC1BF856A17D-A8C3B7D309C1F4/S0007114515002135a.pdf/egg_intake_and_cancers_of_the_breast_ovary_and_prostate_a_doseresponse_metaanalysis_of_prospective_observational_studies.pdf

19. Aune D, De Stefani E, Ronco AL, u. a. Egg consumption and the risk of cancer: a multisite case-control study in Uruguay. Asian Pacific Journal of Cancer Prevention, 10(2009)5: 869-876. Verfügbar unter: http://journal.waocp.org/article_25026_924298a5808046cb-de31be2694bdc195.pdf

20. Radosavljevic V, Jankovic S, Marinkovic J, Dokic M. Diet and bladder cancer: a case-control study. International Urology and Nephrology, 37(2005)2: 283-289. doi: 10.1007/s11255-004-4710-8. Verfügbar unter: https://www.researchgate.net/profile/Jelena_Marinkovic2/publication/7617966_Diet_and_Bladder_Cancer_A_Case-Control_Study/links/54732faa0cf216f8cfaeafaa/Diet-and-Bladder-Cancer-A-Case-Control-Study.pdf

21. Lam TK, Gallicchio L, Lindsley K, u. a. Cruciferous vegetable consumption and lung cancer risk: a systematic review. Cancer Epidemiology Biomarkers and Prevention, 18(2009)1: 184-195. doi: 10.1158/1055-9965.EPI-08-0710. Verfüg-

bar unter: https://pdfs.semanticscholar.org/018f/c2e0c6ce8a6a700ec05c5bff-c1478d97dcc6.pdf

22. Kushi LH, Cunningham JE, Hebert JR, Lerman RH, Bandera EV, Teas J. The macrobiotic diet in cancer. Journal of Nutrition, 131(2001)11: 3056–3064. Verfügbar unter: http://jn.nutrition.org/content/131/11/3056S.full.pdf+html

23. The Environmental Working Group. EWG's 2016 Shopper's Guide to Pesticides in Produce. Available at https://www.ewg.org/foodnews/index.php. Accessed August 3, 2016.

24. NTP (National Toxicology Program). 14th Report on Carcinogens. U. S. Department of Health and Human Services. 3. November 2016. Verfügbar unter: https://ntp.niehs.nih.gov/pubhealth/roc/index-1.html#toc1

25. D'Elia L, Galletti F, Strazzullo P. Dietary salt intake and risk of gastric cancer. Cancer Treatment and Research, 159(2014): 83-95. doi: 10.1007/978-3-642-38007-5_6.

26. Krone CA, Ely JT. Controlling hyperglycemia as an adjunct to cancer therapy. Integrative Cancer Therapies, 4(2005)1: 25-31. Verfügbar unter: http://journals.sagepub.com/doi/pdf/10.1177/1534735404274167

27. Michaud DS, Liu S, Giovannucci E, Willett WC, Colditz GA, Fuchs CS. Dietary sugar, glycemic load, and pancreatic cancer risk in a prospective study. Journal of the National Cancer Institute, 94(2002)17: 1293-1300. Verfügbar unter: http://bit.ly/2BznoA5

28. Boehm K, Borrelli F, Ernst E, u. a. Green tea (Camellia sinensis) for the prevention of cancer. The Cochrane Database of Systematic Reviews, 8(2009)3: CD005004. doi: 10.1002/14651858.CD005004.pub2.

29. Liu J, Liu S, Zhou, u. a. Association of green tea consumption with mortality from all-cause, cardiovascular disease and cancer in a Chinese cohort of 165,000 adult men. European Journal of Epidemiology, 31(2016)9: 853–865. doi: 10.1007/s10654-016-0173-3

ZUSÄTZLICHE RESSOURCEN

BÜCHER

- Barnard, Neal. *Schmerzen lindern durch richtige Ernährung. Wirksame Hilfe gegen akute und chronische Schmerzen.* Bern, München, Wien: Scherz, 1999.
- Barnard, Neal. *Dr. Barnards revolutionäre Methode gegen Diabetes.* Kandern: Narayana Verlag, 2017.
- Nixon, Lindsay. *Happy Vegan. 150 Rezepte zum Abnehmen und Glücklichsein.* Kandern: Narayana Verlag, 2017.
- Sroufe, Del. *Gabel statt Skalpell. Das Vegan-Kochbuch. Über 300 Rezepte für gesunden Genuss.* Berlin, München: Scorpio, 2013.
- Esselstyn, Caldwell. *Essen gegen Herzinfarkt.* Stuttgart: TRIAS, 2015.
- Ornish, Dean. *Revolution in der Herztherapie. Der Weg zur vollkommenen Gesundheit.* Bielefeld: Lüchow, 2010.
- Burton, Dreena. *Familien mit Pflanzenpower. Über 100 kinderprobte, vegane Vollwertrezepte.* Kandern: Narayana Verlag, 2016.
- McDougall, John. *Die High-Carb-Diät. Abnehmen mit den richtigen Kohlenhydraten.* München: Riva, 2015.
- Barnard, Neal. *21-Day Weight Loss Kickstart*, Grand Central Life & Style, 2013.
- Barnard, Neal. *Turn off the Fat Genes*, Harmony Books, 2001.
- Barnard, Neal, and Webb, Robyn. *The Get Healthy, Go Vegan Cookbook*, Da Capo Press, 2010.
- Davis, Brenda, and Melina, Vesanto. *Becoming Vegan*, Book Publishing Company, 2014.
- Esselstyn, Caldwell. *The Prevent and Reverse Heart Disease Cookbook*, Penguin Group, 2007.
- McDougall, John. *The McDougall Program*, Plume Books, 1991.
- McDougall, Mary, and John McDougall. *The McDougall Quick & Easy Cookbook*, Plume, 1999.
- Muelrath, Lani. *The Plant-Based Journey: A Step-by-Step Guide for Transitioning to a Healthy Lifestyle and Achieving Your Ideal Weight.* BenBella Books, 2015.
- World Cancer Research Fund and American Institute for Cancer Research. *Food, Nutrition, and the Prevention of Cancer: A Global Perspective*, American Institute for Cancer Research, 2007.

NEWSLETTER (auf Englisch)

- *Breaking Medical News* ist ein kostenfreies, englischsprachiges Informations-angebot des *Physicians Committee for Responsible Medicine*. Dort finden Sie die neuesten Forschungsergebnisse oftmals, noch bevor diese über Medline oder andere computergestützte Abfragesysteme erhältlich sind.
- *Food for Life News You Need* ist jeden Monat neu in elektronischer Form erhältlich.
- *Recipe of the Week* ist ein wöchentlicher Newsletter, der wöchentlich jeweils ein köstliches und gesundes Rezept bereitstellt.

Um die oben genannten Newsletter oder Nachrichten zu abonnieren, besuchen Sie www.PCRM.org/Community im Internet.

WEBSITES (auf Englisch)

- *FFLClasses.org* (Food-for-Life-Kurse)
  Hier finden Sie genauere Informationen zu den »Food for Life«-Ernährungs- und Kochkursen zur Vorbeugung und zum Überleben von Krebs und den neu-esten Forschungsergebnissen zum Thema Krebs und Ernährung sowie weitere hilfreiche Ressourcen.
- *NutritionMD.org*
  Diese Website unterstützt beim Umstieg auf eine gesündere Ernährungsweise mit wissenschaftlichen Informationen, Rezeptvorschlägen und der Beantwor-tung von Fragen.
- *PCRM.org*
  Erfahren Sie durch die Nutzung der umfassenden englischsprachigen Ressour-cen des *Physicians Committee for Responsible Medicine* mehr über Ernährung als Präventivmedizin für zahlreiche Gesundheitsprobleme und Krankheiten.

INDEX

Bezugsquellen

Die meisten der im Buch erwähnten Produkte wie Reisessig, Quinoa, Ahornsirup oder verschiedene Gewürze sind in gängigen Naturkostläden erhältlich.

Sie können sie auch direkt über unseren Online-Shop www.unimedica.de in der Kategorie »Gesunde Ernährung« erhalten. Dort finden Sie ein großes Sortiment an Naturkostprodukten, u. a. auch Produkte wie z.B. Hefeflocken.

Auch die für die Rezepte notwendigen Küchengeräte sowie veganes Bio-Proteinpulver und viele Superfoods sind dort erhältlich.

Dr. Neal D. Barnard & Jennifer K. Reilly
Den Krebs überleben
Mit gezielter Ernährung den Heilungsprozess unterstützen
1. deutsche Auflage 2018
ISBN: 978-3-946566-92-2
© 2018, Narayana Verlag GmbH

Titel der Originalausgabe:
The Cancer Survivor's Guide
Foods that help you fight back!
© 2008, 2017 Physicians Committee for Responsible Medicine
Book Publishing Company, Summertown, TN

Übersetzung aus dem Englischen: Julia Augustin
Layout: Nicole Laka, www.nima-typografik.de
Satz: Linda Brummack
Coverlayout: Claudia Prange
Coverabbildungen Vorderseite:
Obst ©VIKUSCHKA, Foto oben ©wavebreakmedia
Coverabbildungen Rückseite: © Narayana Verlag GmbH, Fotograf Jörg Wilhelm

Herausgeber:
Unimedica im Narayana Verlag GmbH, Blumenplatz 2, 79400 Kandern
Tel.: +49 7626 974 970–0
E-Mail: info@unimedica.de
www.unimedica.de

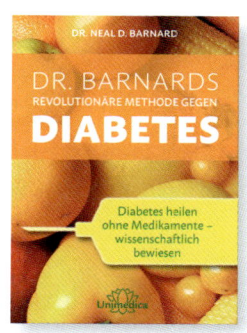

Dr. Neal D. Barnard

DR. BARNARDS REVOLUTIONÄRE METHODE GEGEN DIABETES

Diabetes heilen ohne Medikamente – wissenschaftlich bewiesen

368 Seiten, geb., € 23,80

Diabetes galt lange als unheilbar. Viele Jahre waren sich Mediziner darüber einig, dass eine Insulinsensitivität, wenn sie einmal verloren ist, nicht wiederhergestellt werden kann und der Diabetes unaufhaltsam fortschreitet. In diesem revolutionären Buch zeigt Dr. Barnard, Professor für Medizin und Autor: Das ist einfach nicht wahr! In einer Serie staatlich geförderter Studien konnte Dr. Barnard beweisen, dass es möglich ist, Insulinsensitivität zurückzuerlangen und Diabetes Typ 2 zu lindern und teilweise sogar zu heilen. Dr. Barnard weist den Weg aus dem Teufelskreis von immer mehr Medikamenten, Gewichtszunahme und den bekannten Komplikationen der Zuckerkrankheit. Der Mediziner konzentriert sich dabei voll und ganz auf eine Ernährungsumstellung, nicht auf Medikamente. Er erklärt, welchen Einfluss die Nahrung auf die Funktionsweise der Bauchspeicheldrüse hat, welche Lebensmittel für Diabeteserkrankte besonders wertvoll sind und welche gemieden werden sollten. Mit 55 Einsteigerrezepten sowie ausgewogenen Menüvorschlägen geht die Umstellung leicht von der Hand.

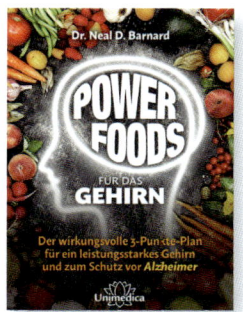

Dr. Neal D. Barnard

POWERFOODS FÜR DAS GEHIRN

Der wirkungsvolle 3-Punkte-Plan für ein leistungsstarkes Gehirn und zum Schutz vor Alzheimer

327 Seiten, geb., € 24,80

Jeder weiß, dass gesundes Essen unverzichtbar für einen gesunden Körper ist. Doch wissen Sie auch, dass Sie mit Essen Ihr Gehirn wirksam schützen und wesentlich leistungsfähiger machen können? Der international renommierte Arzt, Wissenschaftler und Bestseller-Autor Dr. Neal Barnard präsentiert in diesem bahnbrechenden Buch die aktuellsten Forschungsergebnisse und verrät, mit welchen Lebensmitteln Sie Ihr Gedächtnis stärken, Ihre Denk-, Reaktions- und Problemlösungsfähigkeit verbessern und gleichzeitig das Risiko für Alzheimer, Schlaganfälle und andere ernste Risiken deutlich verringern können. Zusätzlich klärt Dr. Barnard darüber auf, welche Lebensmittel Ihrem Gehirn weitaus mehr schaden als nutzen, wie bspw. Fleisch- und Milchprodukte und die darin enthaltenen giftigen Metalle. Mit diesem Buch schärfen Sie nicht nur Ihren Geist und Ihr Gedächtnis, sondern tun auch Ihrem Körper und Ihrer allgemeinen Gesundheit enorm viel Gutes.

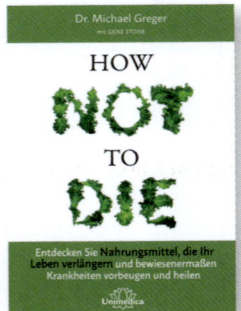

Dr. Michael Greger / Gene Stone

HOW NOT TO DIE

Entdecken Sie Nahrungsmittel, die Ihr Leben verlängern – und bewiesenermaßen Krankheiten vorbeugen und heilen

521 Seiten, geb., € 24,80

Die meisten aller frühzeitigen Todesfälle lassen sich verhindern – und zwar, so überraschend es klingen mag, durch einfache Änderungen der eigenen Lebens- und Ernährungsweise. Dr. Michael Greger, international renommierter Arzt und Ernährungswissenschaftler, lüftet in seinem weltweit außergewöhnlich erfolgreichen Bestseller das am besten gehütete Geheimnis der Medizin: Wenn die Grundbedingungen stimmen, kann sich der menschliche Körper selbst heilen. In HOW NOT TO DIE analysiert Greger die häufigsten 15 Todesursachen der westlichen Welt, zu denen z. B. Herzerkrankungen, Krebs, Diabetes, Bluthochdruck und Parkinson zählen, und erläutert auf Basis der neuesten wissenschaftlichen Forschungsergebnisse, wie diese verhindert, in ihrer Entstehung aufgehalten oder sogar rückgängig gemacht werden können. Darüber hinaus erklärt er auf verständliche und enorm fesselnde, aber stets wissenschaftlich fundierte Weise, welche Lebensmittel besonders wertvoll und gesund für die verschiedenen Organe und Funktionen des menschlichen Körpers sind und wie diese am besten kombiniert und verzehrt werden können.

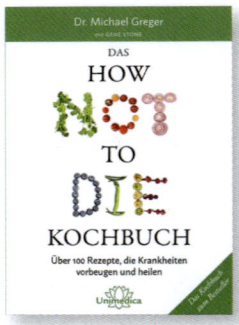

Dr. Michael Greger / Gene Stone

DAS HOW NOT TO DIE KOCHBUCH

Mehr als 100 Rezepte, die helfen Krankheiten vorzubeugen und zu heilen

296 Seiten, geb., € 29,-

Dieses ungeduldig erwartete Kochbuch enthält über 120 Rezepte für köstliche pflanzenbasierte Gerichte, die so gesund sind, dass sie Leben retten. Die verwendeten Zutaten basieren überwiegend auf dem „Täglichen Dutzend" – den Lebensmitteln und Energielieferanten, die am nährstoffreichsten sind und reichlich Abwehrstoffe enthalten.

Einführend erläutert Greger die Gründe für seine ernährungswissenschaftliche Mission, geht auf die 15 häufigsten Todesursachen der westlichen Welt ein und verrät die beste Strategie, um diesen zu entkommen: eine vollwertige, pflanzenbasierte Ernährung.

In diesem Buch finden Sie Rezepte für sämtliche Tageszeiten und Anlässe, von leckeren Ideen für Frühstück, Mittag- und Abendessen über Snacks für zwischendurch, Vorspeisen, Salate, Suppen und Beilagen bis hin zu Desserts oder Getränken. Verführerische Fotos werden Ihnen das Wasser im Mund zusammenlaufen lassen und Lust aufs Nachkochen machen.

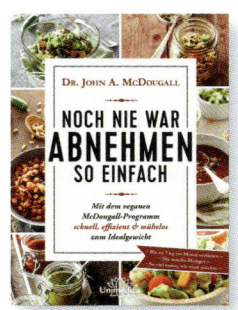

John McDougall

NOCH NIE WAR ABNEHMEN SO EINFACH

Mit dem veganen McDougall- Programm schnell, effizient und mühelos zum Idealgewicht

424 Seiten, geb., € 24,80

Deutlich an Gewicht verlieren, so viel essen, wie Sie wollen, sich dabei gesund fühlen und auch noch großartig aussehen – alles nicht mehr als ein unerfüllbarer Traum? Dank diesem Bestseller des international renommierten Arztes und Ernährungsexperten Dr. John McDougall ist dieser Traum schon für Tausende Menschen Realität geworden. In seinem bahnbrechenden Buch präsentiert Dr. McDougall einen einfachen, leicht umsetzbaren Plan zum Abnehmen, der auf den neuesten wissenschaftlichen Informationen zu den Themen Ernährung, Stoffwechsel und Hunger basiert. Er beweist, wie wichtig Kohlenhydrate nicht nur zum Stillen des Hungers, sondern auch für die Gesundheit sind, und wie Lebensmittel wie Hülsenfrüchte, Vollkornprodukte, Kartoffeln und Gemüse die Pfunde schmelzen lassen. Mit dem erprobten Mc-Dougall-Programm erreichen und halten Sie nicht nur Ihr Idealgewicht, sondern bringen auch Ihre Gesundheit und Ihr Selbstvertrauen zum Aufblühen.

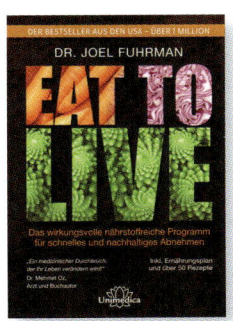

Dr. Joel Fuhrman

EAT TO LIVE

Das wirkungsvolle, nährstoffreiche Programm für schnelles und nachhaltiges Abnehmen

432 Seiten, geb., € 24,80

EAT TO LIVE ist das Grundlagenwerk für gesunde Ernährung. Der amerikanische Erfolgsautor und Arzt Dr. Fuhrman stellt damit ein mächtiges Werkzeug zur Verfügung, um dauerhaft Gewicht zu verlieren und die Gesundheit wiederzuerlangen. In den USA ist es ein Dauerbrenner, über 1 Million verkaufte Bücher sprechen für sich. Joel Fuhrman zeigt, wie allein mit der richtigen Ernährung Bluthochdruck, Diabetes, Autoimmunkrankheiten, Migräne, Asthma und Allergien dauerhaft geheilt werden können. Mit seinem 6-Wochen-Plan kann man Heißhungerattacken und Verlangen nach Junkfood hinter sich lassen. Das Geheimnis liegt in der Nährstoffdichte, das bedeutet die Einnahme von viel nährstoffreicher Nahrung. Übergewichtige sind trotz Überernährung meistens damit unterversorgt. Das Buch revolutioniert unser Denken und unsere Essgewohnheiten.